人工智能与肿瘤
（Artificial Intelligence and Tumors）

程玉峰　王建波　主编

U0238721

山东大学出版社
SHANDONG UNIVERSITY PRESS
·济南·

图书在版编目(CIP)数据

人工智能与肿瘤/程玉峰,王建波主编.—济南:
山东大学出版社,2022.8
ISBN 978-7-5607-7577-7

Ⅰ.①人… Ⅱ.①程…②王… Ⅲ.①人工智能—应
用—肿瘤—诊疗—教材 Ⅳ.①R73-39

中国版本图书馆 CIP 数据核字(2022)第 147367 号

策划编辑　徐　翔
责任编辑　毕文霞
文案编辑　毕玉璇
封面设计　张　荔

人工智能与肿瘤
RENGONGZHINENG YU ZHONGLIU

出版发行	山东大学出版社
社　　址	山东省济南市山大南路 20 号
邮政编码	250100
发行热线	(0531)88363008
经　　销	新华书店
印　　刷	山东新华印务有限公司
规　　格	787 毫米×1092 毫米　1/16
	16.25 印张　386 千字
版　　次	2022 年 8 月第 1 版
印　　次	2022 年 8 月第 1 次印刷
定　　价	78.00 元

《人工智能与肿瘤》
编委会

前言 PREFACE

　　肿瘤学是一门古老而又年轻的学科,说它古老,是因为它已有 3000 余年的历史,在商代即有相关记载,说它年轻则是因为在近代医学出现以后,随着科学技术的迅速发展,肿瘤学领域取得了一系列突破性进展,人们对肿瘤的认识不断加深,肿瘤治疗的技术也在不断进步,疗效不断提高,肿瘤逐渐从绝症向慢性病的方向转变。

　　在近代医学出现以后,每一次重要的科学技术创新都催生了一系列肿瘤学领域的重要突破。在当前信息时代,人工智能正成为推动人类社会进入智能时代的决定性力量。人工智能正在以惊人的速度在医学领域拓展,临床医师和科学家们开始重视将人工智能进一步应用到肿瘤学领域。仅靠医生难以满足海量的肿瘤患者就诊需求,并且仅依靠医生的模式已经不再适用于当下的大环境,人工智能辅助诊疗已是必然举措。人工智能凭借着其不知疲倦、不受干扰的深度学习、大数据处理、超强运算等功能,直接应对有着极高复杂度的肿瘤诊疗、千变万化的患者病情和医疗资源不平衡等问题,可以为肿瘤规范诊疗带来新的解决方案。

　　通过了解人工智能的优势和局限性,临床医师可以利用其计算能力来简化工作流程并改善患者预后。临床医师对临床需求有精准的认识,但是缺乏利用人工智能改进工作流程的能力,而计算机科学家和数据分析师可以提供解决方案,但他们往往无法轻松获知临床中实际需要解决的医学问题。本书是讲述人工智能在肿瘤学领域应用的首本国内医学教材,提供了人工智能与肿瘤学的重要背景知识,面对的读者对象包括医科类及工科类本科生及研究生、临床医师、生物信息学家、生物工程师、数据科学家等,旨在培养掌握医学和人工智能的复合型人才,促

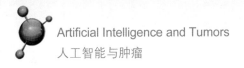

进人工智能在肿瘤学领域的发展和应用。

　　本书中个别外文单词或字母缩写暂无正式中文译名,为避免讹误,未翻译为中文。本书的出版离不开各位编者的辛苦付出,感谢为此书提供过帮助的全体人员! 尽管我们做了很大的努力,但由于各位编者都是首次编写医工交叉教材,经验有限,对医工融合的程度把握尚有欠缺,再加上时间仓促,本书难免存在不足之处。虽然编写工作已经告一段落,但教学工作还要继续,因此,敬请各位同仁及同学们不吝批评,积极指出本书存在的问题,以便再版时加以更正,使本书可以不断得到完善!

程玉峰

2022 年 7 月

目录 CONTENTS

医工交叉在肿瘤领域中的应用概述

第一节 肿瘤的概念

学习目的

1.了解从古到今人们对肿瘤的认知。

2.掌握肿瘤的基本概念。

肿瘤是人体中正在发育或成熟的正常细胞在某些致癌环境的不断刺激下过度增生或异常分化而生成的新生物,它与正常的组织及细胞最本质的区别在于生长不受约束和控制,无限繁殖,以至于破坏正常组织器官的结构并影响其功能。举个例子,海拉细胞系是源自一位美国黑人妇女 Henrietta Lacks 的宫颈癌细胞的细胞系,一位外科医生 1951 年从她的肿瘤上取下组织样本,6 个月后,拉克斯女士去世,但是她的肿瘤细胞系现在仍在大量科学家的实验室中进行不间断的培养,每隔 24 小时细胞数量就增加 1 倍。也就是说,只要有合适的培养环境,肿瘤细胞就能无限分裂下去,永不灭绝。

肿瘤是否是现在才有的疾病呢? 事实上,这一疾病自古就有,历史悠久,甲骨文就有"瘤"字,只是受限于当时的医疗水平,无法做进一步的识别。可以说,自有文字记载以来,就有对肿瘤相关的描述,《黄帝内经》中所述"昔瘤""肠覃""石瘕""癥瘕""癖结""膈中""下膈"等病症的描述与现代医学中的某些肿瘤的症状相类似,如"噎膈不通,食饮不下"与食管癌、贲门癌所致梗阻症状相似[1]。《黄帝内经》对肿瘤的发病机制给出中医的解释,认为肿瘤形成与正气虚弱、外邪侵袭、七情内伤均有关系[2]。《灵枢·九针》云:"四时八风之客于经络之中,为瘤病者也",认为外邪侵袭人体,可致肿瘤发生[3]。《灵枢·百病始生》云:"内伤于忧怒,则气上逆,气上逆则六输不通,温气不行,凝血蕴里而不散,津液涩渗,著而不去,而积皆成矣",指出情志不畅,心情郁结,忧郁寡欢,或者是容易发怒,脾气暴躁,则易患肿瘤疾患。古人见微知著的观察总结与现代临床系统研究所认知的肿瘤病因有很大的相似性。但是,受限于当时的技术发展,古人对肿瘤的诊断停留在对症状的描述和总结上,而对于病因,常归于生活习惯所致的外因。

人类对肿瘤的认知从近代开始才有了质的飞跃,这和显微镜的发明密切相关。自从 1590 年复式光学显微镜问世以来,生物微细构造的神秘面纱才被逐渐揭开。1665 年,英

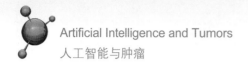
国物理学家 Hooke 自制了一架由上下两块透镜组成的复合显微镜,胡克用这台显微镜第一次发现了细胞,揭开了探究生物体组成的序章。显微镜是人类最伟大的发明之一,在它出现之前,人类对于周围世界的观察局限于用肉眼,或者用肉眼通过手持透镜看到的东西。显微镜把一个全新的世界展现在人类的视野里,人们第一次看到了数以百计的"新的"微小动物和植物,以及从人体到植物纤维等各种物体的内部构造。然而在这种光学显微镜下,大部分胞器的详细构造是无法看清楚的,为了寻求进一步的突破,科学家们终于在20世纪30年代发明出电子显微镜,这突破了光学显微镜的极限,使许多更细微的胞器、病毒甚至 DNA 的分子构造呈现在人们的眼前。1947 年,Porter 和 Thompson 首先使用电子显微镜观察恶性肿瘤细胞,使人们认识到肿瘤细胞是一群无序的、形态发生变化的细胞,是产生癌症的病源,并且癌细胞与正常细胞不同,有无限增殖、可转化和易转移三大特点,能够无限增殖并破坏正常的细胞组织,因此难以被消灭。同时,肿瘤并不是全然一样的,也分很多不同的病理类型,在显微镜下表现为不同的形态,如腺癌中瘤细胞异形性明显,结构不一,呈实性团块或小条索状排列,有的可见腺腔形成,有的排列成管状或腺样结构;而鳞状细胞癌的主要特点为癌巢可见角化,癌细胞间可见细胞间桥及核异形及多形等。此外,还有大细胞癌、小细胞癌、肉瘤等其他类型的肿瘤。自此之后,电子显微镜应用于人类及动物肿瘤的研究成为一股热潮,电子显微镜成了肿瘤诊断不可缺少的工具。

虽然人类对肿瘤的认知大大增强了,但是依然无法提高患者的生存期。因为恶性肿瘤常常长在身体深部,只有少数肿瘤如恶性黑色素瘤等长在皮肤表面能够被肉眼看见,所以人们期望拥有透视技术,能透过皮肤、肌肉等组织来看到藏在深处的肿瘤。影像技术的发展解决了这一难题,但影像技术的发展并不是医学发展的产物,而是物理学等理工科学科发展的重要延伸。1895 年,德国物理学家 Röntgen 无意中发现了 X 线,并用 X 线拍摄了其夫人手部的照片,展现了 X 线强大的穿透能力。后来,伦琴又用 X 线拍摄了解剖学家 Albertvon Kölliker 的手,自此,X 线开始在医学领域得到广泛应用[4]。由于人体正常组织与病变组织在厚度、结构、密度等方面均存在差别,对 X 线的敏感度不同,因此,当 X 线穿透人体时,就构成了一幅反映组织密度变化的解剖图像。然而,X 线成像对密度比相对较低的组织分辨率不高,这就限制了其诊断肿瘤的能力。计算机断层扫描(computed tomography,CT)影像是 X 线影像的一个进步和发展。CT 的问世在医学放射界引起了爆炸性的轰动,被认为是继伦琴发现 X 线后,工程界对放射医学诊断的又一划时代贡献。CT 是在 X 线的基础上,利用 X 线束对人体某一选定体层进行层面扫描,由探测器接受该层面的 X 线,经测定并数字化后,经计算机处理得出各组织单位容积的吸收系数,从而使断面的解剖结构图清晰地呈现出来。CT 可对人体进行三维空间的观察,包括进行横断面的摄像;同时,CT 又具有很高的密度分辨率和空间分辨率,提高了图像的清晰度;它还能使人体各种内脏器官的横断图像在几秒钟内便显示在荧光屏上,一目了然[5]。CT 影像技术不断发展,后续又出现了滑环 CT、螺旋 CT、双螺旋 CT、亚毫米扫描、实时扫描、亚秒扫描等技术。如今,CT 影像技术的扫描速度及成像速度均有大幅度提高,在多种肿瘤的早期诊断和疗效评价中具有举足轻重的地位[6]。

近几年,图像融合技术的发展又在 CT 的基础上做了进一步的创新,如正电子发射计算机断层显像(positron emission tomography-computed tomography,PET/CT)等技术具有较高的临床应用价值。PET/CT 的工作原理是把 PET 和 CT 的硬件和软件有机地结合在一起,进行联合扫描。常规的 PET/CT 技术是利用肿瘤对葡萄糖高摄取的特点,用放射性元素标记葡萄糖并提取注射入患者体内,在 CT 扫描的同时可采集活体内放射性标记的葡萄糖发出的 γ 射线,从而能够对与疾病有关的分子改变进行成像并量化分析。随着核工业的迅速发展以及相应的成像设备的不断改进,现已发展到人体各重要脏器均能利用不同的放射性核素失踪剂选择性地显影[7]。PET/CT 影像在肿瘤诊断中有非常独特的优势,有助于 CT 所见占位病变的定性诊断,有助于淋巴结的良恶性鉴别诊断,有助于发现已有功能代谢异常但尚未形成形态结构改变的早期病变,在诊断一些肿瘤方面起着不可替代的作用[8]。

X 线、CT 及 PET/CT 等影像技术的缺点之一是对人体有辐射,而磁共振成像(magnetic resonance imaging,MRI)和超声的检查手段更为安全。磁共振成像是随着计算机技术、电子电路技术、超导体技术的发展而迅速发展起来的一种生物磁学核自旋成像技术。与 1901 年获得诺贝尔物理学奖的普通 X 线或 1979 年获得诺贝尔生理学或医学奖的计算机层析成像相比,磁共振成像的最大优点是它是目前少有的对人体没有任何伤害的安全、快速、准确的临床诊断方法,且对软组织的分辨率优于 CT[9]。超声是利用组织对声波回声模式的不同而发展出来的影像诊断技术,是区分囊肿和实体瘤的一个好方法。超声在很多情况下非常有用,因为它通常可以很快完成,而且不会使操作者和被检查者受到辐射,因此,超声常常和手术设备融合,进行实时超声引导。超声和消化内镜的融合、超声和活检穿刺设备的融合等均已应用于临床,医生在移动手术设备的同时观察超声屏幕,可以看到手术器械向肿瘤移动并进入肿瘤,大大提高了微创手术的精准度和可视化[10]。但是,声波不能通过空气(如肺部)或骨骼,所以它在身体某些部位的使用会受到限制,对含有气体较多的器官如肺、肠道等的病变显示较差。

由此可知,癌症诊断、治疗指导及治疗效果评价都离不开影像技术的进步,从 X 线到计算机断层扫描算法、磁共振成像、超声成像(ultrasonography,US)技术,无一不是医工交叉融合的创新成果,是生物医学科学家、工科科学家和工程师通力合作的结晶,实现了从解剖成像至分子、功能成像的转变,促进了对人体各个系统的研究进展,以及对肿瘤本质及其演变规律的认识,大幅提高了肿瘤诊断的准确性[11]。可以说,工科影像技术的加入,是诊断治疗肿瘤疾病的一个重要里程碑。

肿瘤治疗的不断进步也离不开工科技术的发展。古时的医学家们已经在不断尝试治疗肿瘤,如唐代孙思邈的《千金要方》和同朝代的《外台秘要》已有使用虫类药物如蜈蚣、全蝎、僵蚕等治疗肿瘤的药方以及病例的记载。这些中医药方体现出我国古代医学家高超的水平,有些延用至今,有些药材依然作为抗肿瘤的药物在现代临床中使用。但肿瘤治疗技术的实质性提高还是在近代,依托工科技术的发展而不断发展。手术、化疗及放射治疗是当前肿瘤治疗的三大基石。19 世纪时,因缺乏麻醉措施,外科医生奉行闪电般快手原则,手术死亡率极高。而化学家发现了一氧化氮和乙醚的镇痛麻醉作用,是

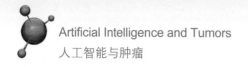

现代吸入性麻醉技术的雏形,大大提高了手术的成功率和患者的就医体验。20 世纪 40 年代,氮芥和甲氨蝶呤揭开了现代癌症化疗的序幕,多种化疗药物被应用在肿瘤治疗中,它们的统一作用都是干扰 DNA 的完整性、干扰 DNA 的复制,作用于有丝分裂纺锤体中的微管,抑制有丝分裂,阻止癌细胞的增殖、浸润、转移。但是,化疗药物无法特异性区分正常组织和肿瘤组织,在杀死癌细胞的同时也会杀死大量人体正常细胞,都有非常严重的副作用。为解决这一瓶颈而进行的很多探索都依赖于工科技术的发展。例如,纳米材料作为药物载体是现代药剂学发展的重要方向之一。物理、化学和材料学家们发现纳米尺度下隔离出来的可数原子或者分子,表现出了很多全新的特性,而利用这些全新的特性制造具有特定功能的设备技术或者材料,就是所谓的"纳米技术"。纳米技术在化疗领域的应用包括合成运载传统化疗药物的纳米载体以及制备纳米态的化疗药物[12],这些新形态的化疗药物可以控制药物的释放、改善药物的稳定性、提高生物利用度、增加药物的靶向性并且减轻药物的不良反应等,是肿瘤化疗领域的重要进步和未来发展的方向之一[13]。放射治疗是指用放射线照射肿瘤,原理是放射线可直接破坏或通过电离作用间接破坏肿瘤细胞的 DNA,造成肿瘤细胞死亡。放射治疗的发展更是和工科理论技术的发展直接相关。医学上最开始将镭用于肿瘤放射治疗时,仅能用于身体的浅表部位,治疗效果差,副反应大,且会对医护人员的身体造成极大伤害。因此,镭疗就逐渐被放弃,转而开发新的放射源,如钴-60,但是钴-60 和镭类似,辐射风险高,防护问题得不到解决,因此其放射治疗始终未被推广开来[14]。放疗发展迎来了里程碑式发展是因为物理学领域取得了一个重要进步,即物理学家发现了速度调制原理,并发明了加速管、谐振腔、速调管等关键部件,最终研发出直线加速器。直线加速器被迅速应用于肿瘤治疗领域。1957 年,世界上首例基于直线加速器的肿瘤放射治疗成功实现,患者是个患有视网膜母细胞瘤的 2 岁男孩,右眼已经被摘除,同时左眼也有一个局部病灶。为了保住左眼,医生使用加速器对其左眼病灶进行了放射治疗,治疗非常成功,小男孩保住了视力,同时治愈了肿瘤。

工科领域新技术的发展也在不断扩宽肿瘤治疗领域,发展出一些颠覆传统认知的全新肿瘤治疗技术,有些已经应用于临床并取得了良好的治疗效果,如 3D 打印技术及人工智能技术(artificial intelligence,AI)等。3D 打印技术是一种新兴的工业制造技术,在医药卫生、生物医学工程等领域发挥着越来越重要的作用。通过计算机辅助设计或断层扫描数据,按照逐层叠加的原理重现组织器官的三维模型,并利用特定的可塑材料打印出相同的三维结构立体模型,可极大限度地模拟人体的解剖结构、轮廓外形、肿瘤解剖结构及其他危及器官等解剖结构,对肿瘤治疗的规范化治疗和质量控制具有重要价值,同时在其他多种疾病的临床应用上具有重大意义[15]。人工智能,顾名思义,就是使计算机或者机器人智能地思考,该学科是生物领域、信息领域、计算机领域、物理领域及材料领域等多种学科结合形成的一门新学科,通过研究人类大脑思考、学习、决定和工作等原理,旨在开发出模拟人类智能、可以自行思考、发现并解决问题的软件、计算机和机器人。人工智能也已经被迅速地引入医疗领域并大有作为[16]。人工智能时代,以医学影像为纽带,利用人工智能为驱动引擎,在肿瘤的"检—诊—疗"的一体化过程中,运用以人工智能为核心的 IQQA 赋能平台,抓住癌症"检—诊—疗"三个关键环节,在肿瘤早期发现、术前

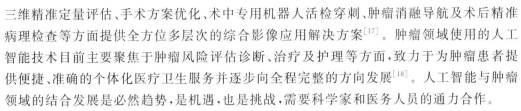

三维精准定量评估、手术方案优化、术中专用机器人活检穿刺、肿瘤消融导航及术后精准病理检查等方面提供全方位多层次的综合影像应用解决方案[17]。肿瘤领域使用的人工智能技术目前主要聚焦于肿瘤风险评估诊断、治疗及护理等方面,致力于为肿瘤患者提供便捷、准确的个体化医疗卫生服务并逐步向全程完整的方向发展[18]。人工智能与肿瘤领域的结合发展是必然趋势,是机遇,也是挑战,需要科学家和医务人员的通力合作。

医学向前发展的每一小步都是人类健康向前迈进的一大步。全球恶性肿瘤的发病率呈现逐年上升趋势,带来了严重的经济和社会负担。本教材中,我们需要认识到最重要的一点是肿瘤医学的发展并不是孤立的,回望肿瘤医学领域的重要进步,其实很多都是物理、化学、计算机等领域重要技术突破在医学领域的应用过程中催化产生的。随着医疗科技创新的高速发展,迫切需要医工结合及学科交叉融合,肿瘤学日趋成为全球医工融合的热点应用领域和热门交叉学科。近年来,医工交叉融合推动着医学技术的不断创新,推动着癌症精准医疗的不断发展,然而,在这一研究道路上,有许多的难题需要解决,很多技术还有待完善,还需要更深入的探索与发现[14]。但是,医工学科理论和技术的不断发展和交叉,必将进一步提高肿瘤的诊断精度,为探查肿瘤的发病机制及靶点的筛选提供有力的技术保障。

参考文献

[1]王大鹏,关徐涛,于冬冬.《黄帝内经》肿瘤病理论浅谈[J].新中医,2021,53(6):85-88.

[2]张军力,饶燮卿,花宝金,等.先秦两汉时期中医古籍肿瘤防治认知源流述要[J].北京中医药,2018,37(12):1198-1203.

[3]杨柱,陈学习.肿瘤的中医病因病机初探[J].中国民族民间医药杂志,2004(6):321-323.

[4]聂伟霞,刘鹏程,邹立秋.恶性肿瘤的影像学研究进展[J].中外医疗,2011,30(26):180-182.

[5]TOLONEN A,PAKARINEN T,SASSI A,et al. Methodology,clinical applications,and future directions of body composition analysis using computed tomography (CT) images:A review[J]. European Journal of Radiology,2021,145:109943.

[6]马占芳.几种影像技术在肿瘤治疗方面的研究进展[J].中国卫生产业,2013(16):191-192.

[7]刘金烨,李敏.PET/CT 技术用于肿瘤诊断的研究进展[J].甘肃医药,2012,31(10):743-748.

[8]EL-GALALY T C,GORMSEN L C,HUTCHINGS M. PET/CT for staging:past,present,and future[J]. Semin Nucl Med,2018,48(1):4-16.

[9]徐良斌.计算机核磁共振成像技术研究[J].世界最新医学信息文摘,2018,18(59):166-167.

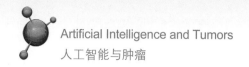
［10］WANG Z，HE X，CHEN S，et al. Recent advances in metal-based magnetic composites as high-efficiency candidates for ultrasound-assisted effects in cancer therapy ［J］. International Journal of Molecular Sciences，2021，22（19）：10461.

［11］陈杨，刘冀龙，耿培亮.肿瘤诊疗领域医学与工程学融合发展的现状与趋势［J］.中国医学装备，2021，18（3）：177-180.

［12］TAKAHASHI H，BABA Y，YASUI T. Oxide nanowire microfluidics addressing previously-unattainable analytical methods for biomolecules towards liquid biopsy［J］. Chemical Communications，2021，57（98）：13234-13245.

［13］尹翼鹏晨，张琴，傅小龙.纳米材料在肿瘤诊疗中的应用研究进展［J］.中国癌症杂志，2019，29（5）：328-337.

［14］康静波，聂青.肿瘤放射治疗物理学的进展［J］.海军总医院学报，2005（4）：227-230.

［15］BHUSKUTE H，SHENDE P，PRABHAKAR B. 3D printed personalized medicine for cancer：Applications for betterment of diagnosis，prognosis and treatment ［J］. AAPS Pharm Sci Tech，2021，23（1）：8.

［16］BI W L，HOSNY A，SCHABATH M B，et al. Artificial intelligence in cancer imaging：Clinical challenges and applications［J］. CA Cancer J Clin，2019，69（2）：127-157.

［17］XU L，SANDERS L，LI K，et al. Chatbot for health care and oncology applications using artificial intelligence and machine learning：Systematic review［J］. JMIR Cancer，2021，7（4）：e27850.

［18］王轲，毕轩懿，王婧婷.人工智能在肿瘤领域应用现状及发展前景［J］.医学信息学杂志，2020，41（6）：8-14.

第二节　中国肿瘤流行病学

学习目的

了解国内外肿瘤的发病特点。

肿瘤一直是全世界人口疾病死亡的主要原因。中国的情况一直不容乐观，部分原因是人口的快速增长和社会经济发展。国家癌症中心的报告显示，恶性肿瘤已经成为严重威胁中国人群健康的主要公共卫生问题之一。截至2022年初，最新的统计数据显示，恶性肿瘤死亡占居民全部死因的23.91％，且近十几年来恶性肿瘤的发病死亡均呈持续上升态势，每年恶性肿瘤所致的医疗花费超过2200亿元，防控形势严峻。

中国的肿瘤模式是公共卫生的重要焦点。首先，中国是世界上人口最多的国家，人口约14.4亿（第七次全国人口普查），患病基数大，2015年恶性肿瘤发病约392.9万人，死亡约

233.8 万人。平均每天超过 1 万人被确诊为癌症,每分钟有 7.5 人被确诊为癌症。与历史数据相比,癌症负担呈持续上升态势。近 10 余年来,恶性肿瘤发病率每年保持约 3.9% 的增幅,死亡率每年保持 2.5% 的增幅,到 2020 年已有大约 451 万例肿瘤确诊病例和 304 万例肿瘤死亡病例[1]。其次,由于社会和经济的快速发展,肿瘤流行病学的转变在中国最为突出,表现为肿瘤患病数量的增加与常见肿瘤类型的增加,这加大了在中国进行肿瘤控制的难度。最后,中国有些地区居民由于当地生活习惯,更容易患上某些特定类型的肿瘤,更多地了解这些肿瘤风险因素可能有助于改善肿瘤负担。例如,江苏省启东地区的肝癌发病率较高,这可能与当地乙型肝炎病毒(hepatitis B virus,HBV)感染率高以及玉米由于天气条件和在启东的储存方式而受到真菌黄曲霉毒素的污染有关。中国南方鼻咽癌(NPC)的风险非常高,可能与盐腌鱼的高消费量和 EB 病毒(Epstein-Barr virus,EBV)感染的高患病率有关[2]。据全球癌症流行病学数据库(GLOBCAN)2018 年的报告,西方国家的肿瘤发病率和死亡率通过几十年来在肿瘤预防和控制方面的艰苦努力呈下降趋势。然而,近年来中国的肿瘤负担虽然稳定,但仍然处于较高水平。

在我国,男性恶性肿瘤发病率为 305.47/10 万,女性恶性肿瘤发病率为 265.21/10 万。2018 年,中国男性中最常诊断出的肿瘤以肺癌(占总病例数的 21.9%)、胃癌(13.5%)、结直肠癌(12.8%)、肝癌(12.4%)和食道癌(9.0%)为主,中国女性为乳腺癌(占总病例数的 19.2%)、肺癌(13.3%)、结直肠癌(11.3%)、甲状腺癌(7.7%)和胃癌(7.1%)。将两性最常诊断出的肿瘤结合,中国的常见肿瘤病例数量与英国(34.8%)和美国(29.0%)相当,肺癌、结直肠癌和女性乳腺癌占总病例的 38.9%,但感染相关性肿瘤的比例更高(占肝癌和胃癌的 17.8%)。对于中国男性,肿瘤相关死亡的五个最常见原因是肺癌(占肿瘤死亡总数的 26.4%)、肝癌(15.2%)、胃癌(15.1%)、食道癌(11.0%)和结直肠癌(8.0%);而在女性中,它们是肺癌(占肿瘤死亡总数的 20.3%)、胃癌(11.1%)、结直肠癌(9.8%)、乳腺癌(9.1%)和肝癌(8.9%)。2021 年男性和女性最常见的肿瘤中,前列腺癌、肺癌和支气管癌(以下简称"肺癌")以及结直肠癌(CRC)占男性所有发病病例的 46%,仅前列腺癌就占 26%。对于女性来说,乳腺癌、肺癌和 CRC 占所有新诊断病例的 50%,仅乳腺癌就占女性肿瘤的 30%[2]。

男性恶性肿瘤死亡率为 210.10/10 万,中标率为 139.13/10 万,世标率为 138.57/10 万,累积率(0～74 岁)为 15.79%。女性恶性肿瘤死亡率为 128.00/10 万,中标率为 75.92/10 万,世标率为 74.81/10 万,累积率(0～74 岁)为 8.13%。

中国正在经历从发展中国家向发达国家的过渡期,就常见肿瘤类型而言,这与结直肠癌、前列腺癌、女性乳腺癌的肿瘤负担迅速增加以及感染相关肿瘤和消化道癌的高发病率同时出现。消化道癌主要是胃癌(13.6%)、肝癌(12.9%)和食道癌(9.9%),占中国肿瘤相关死亡人数的 36.4%,不足美国或英国肿瘤死亡总数的 5%。根据 2015 年中国肿瘤统计,2000～2011 年,中国整体年龄标准化肿瘤发病率和死亡率保持稳定。但在同一时期,主要肿瘤或最常诊断的肿瘤在时间趋势上存在明显的异质性。男性和女性结直肠癌的发病率和死亡率增加,但食道癌、胃癌和肝癌的发病率和死亡率下降。同时,"西化生活方式相关肿瘤"的发病率,即男性前列腺癌和膀胱癌,以及肥胖和激素暴露相关肿

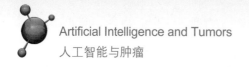

瘤,即女性甲状腺癌、乳腺癌和卵巢癌的发病率呈上升趋势。

相比之下,2000~2012年,美国所有肿瘤类型的总体肿瘤发病率和死亡率显示出明显的下降趋势。英国的肿瘤发病率从2000年到2012年略有上升,但所有肿瘤类型的总体肿瘤死亡率在女性中下降了约11%,在男性中下降了约15%,同时男性肺癌、结直肠癌和前列腺癌的死亡率分别降低了25%、18%和13%,而乳腺癌和结直肠癌的女性死亡率分别下降了24%和13%,女性胰腺和肺癌死亡率分别增加了9%和3%。2000~2012年,美国所有肿瘤类型的发病率和死亡率在男性(16%和21%)中下降的速度比女性(2%和17%)更快,男性肺癌和结直肠癌的死亡率分别下降了33%和27%,女性乳腺癌、肺癌和结直肠癌的死亡率分别下降了21%、17%和27%[3]。

在中国,可预防的最大肿瘤致病因素是慢性感染,主要由幽门螺杆菌(Helicobacter pylori,Hp)(可致胃癌)、HBV(可致肝癌)、人乳头瘤病毒(human papilloma virus,HPV)(可致宫颈癌)和EBV(可致鼻咽癌)组成。相比之下,美国或英国只有不足4%的肿瘤可归因于这些慢性感染。预防感染相关肿瘤的最有效策略是研发针对这些致癌病毒的更有效疫苗,并制定更好的湮灭方法来对抗这些细菌。在中国,超过78%的肝癌是由慢性感染引起的[4]。中国肝癌发病率和死亡率的下降可部分归因于自1992年以来实施的婴儿常规HBV免疫接种。此后,乙型肝炎抗原(HBsAg)患病率在1~4岁的儿童中下降了90%,在5~9岁和10~14岁的儿童中分别下降了86%和72%[5]。经证实的宫颈癌生物学病因是HPV感染,其中HPV16和HPV18感染引起的宫颈癌约占全球宫颈癌的70%。2006年,美国首次开展HPV疫苗接种,从那时起,美国的HPV患病率从接种疫苗前(2003~2006年)的11.5%下降到接种疫苗时代(2007~2010年)的5.1%[6]。中国的HPV疫苗接种已经滞后了10多年,直到2017年,原国家食品药品监督管理总局才批准了一种二价疫苗,但这尚未纳入国家免疫计划。EBV感染是与鼻咽癌发展相关的已知危险因素,导致了全球约30%的鼻咽癌新发病例和约40%来自中国南方的鼻咽癌相关死亡[2]。然而,到目前为止,仍然没有针对EBV感染的鼻咽癌疫苗。慢性幽门螺杆菌感染是胃癌最强的危险因素。与英国和美国相比,中国的幽门螺杆菌患病率更高(56%)(英国为35.5%,美国为35.6%),这可能是英国和美国胃癌发病率低的原因(每10万人中不足5人)[7]。在中国男性中,胃癌的发病率从2000年到2003年每年下降5.3%,从2003年到2011年每年下降1.8%,胃癌死亡率也有所下降,2000年至2003年每年下降7.5%,2003年至2011年每年下降2.3%;中国女性的胃癌发病率和死亡率也出现了类似的下降[8]。这些下降的原因很复杂,尚不清楚,但被认为部分原因是幽门螺杆菌感染率的下降,这是由于更广泛的基于人群的筛查和对治疗幽门螺杆菌感染的认识提高。

虽然没有被完全阐明,但饮食和生活方式也可能对中国观察到的高频肿瘤具有重要意义。摄入营养不足或食用被亚硝胺污染的食物可能是上消化道癌高患病率的关键因素。从2000年到2011年,中国食道癌和胃癌的发病率每年下降1.8%~5.5%,原因可能是卫生条件的改善,冷藏食品保存方法的改善以及食用咸味少但营养丰富的食品,如水果和蔬菜[2]。与此同时,中国正在经历的西化生活方式转型导致胰腺、结直肠癌、前列腺癌和女性乳腺癌等几种肿瘤的患病率增加,这些肿瘤可能受到中国人口中红肉或加

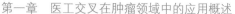
工肉类的高消费量、肥胖症的增加和久坐不动的生活方式的影响[8]。

但由于人口增长和老龄化以及西化生活方式的兴起,预计未来几年中国肿瘤负担仍将上升。中国肿瘤发病率的趋势是结直肠癌、前列腺癌、女性乳腺癌的负担迅速增加,这些负担也发生在美国和英国等发达国家;消化道癌或肝癌、胃癌等感染相关肿瘤的负担也一直很沉重,这些负担往往发生在欠发达国家。我国相对滞后的肿瘤防治策略可能会使这种情况恶化,因此,政府实施的国家肿瘤防治计划应根据发达国家已有证据基础和完善的一些肿瘤的最佳实践或肿瘤控制策略进行调整;同时,考虑到中国不同地区肿瘤类型的多样性,包括人口的巨大规模、各地区肿瘤负担的优先次序以及医疗资源的可得性和可及性[8]。综上所述,降低我国肿瘤负担应采取综合防控措施,迫切需要提高公众认识,以缩小先进的循证肿瘤预防知识与既定风险因素之间日益扩大的差距,特别是在欠发达区域,这是长期肿瘤控制期间最具潜在成本效益的措施。应起草有效的烟草控制政策或使其更加严格,并应更加注重健康的生活方式。此外,我们还建议扩大有效筛查、教育和疫苗接种计划的覆盖面。毕竟,预防胜于治疗。

参考文献

[1]CAO W，CHEN H D，YU Y W，et al. Changing profiles of cancer burden worldwide and in China：A secondary analysis of the global cancer statistics 2020 [J]. Chin Med J（Engl），2021,134(7):783-791.

[2]FENG R M,ZONG Y N,CAO S M,et al. Current cancer situation in China：Good or bad news from the 2018 Global Cancer Statistics? [J].Cancer Commun（Lond），2019,39(1):22.

[3]FIDLER M M，BRAY F，SOERJOMATARAM I. The global cancer burden and human development：A review [J]. Scand J Public Health，2018,46(1):27-36.

[4]ISLAMI F,CHEN W，YU X Q,et al. Cancer deaths and cases attributable to lifestyle factors and infections in China,2013[J]. Ann Oncol,2017,28(10):2567-2574.

[5]LIANG X,BI S,YANG W,et al. Epidemiological serosurvey of hepatitis B in China-declining HBV prevalence due to hepatitis B vaccination[J]. Vaccine,2009,27(47):6550-6557.

[6]HERRERO R,GONZALEZ P,MARKOWITZ L E. Present status of human papillomavirus vaccine development and implementation[J]. Lancet Oncol,2015,16(5):e206-e216.

[7]HOOI J K Y，LAI W Y，NG W K,et al. Global prevalence of helicobacter pylori infection：Systematic review and meta-analysis[J]. Gastroenterology,2017,153(2):420-429.

[8]CHEN W ,ZHENG R ,BAADE P D ,et al. Cancer statistics in China,2015[J]. CA：A Cancer Journal for Clinicians,2016,66(2):115-132.

第三节　肿瘤的发病机制

学习目的

1. 了解肿瘤发病机制。
2. 了解工科技术在肿瘤发病机制研究中的作用。

　　肿瘤为什么会产生？这个问题自古就引起了众多医学家的思考。《素问·异法方宜论》记载："美其食……其病皆痈疡"，指的是饮食不节能致体表肿瘤。《黄帝内经》认为肿瘤形成是外邪侵袭、正气虚弱导致："虚邪之中人也……留而不去……息而成积"。《灵枢·百病始生》认为人忧怒的情绪可以导致肿瘤："内伤于忧怒，则气上逆，气上逆则六输不通，温气不行，凝血蕴里而不散，津液涩渗，著而不去，而积皆成矣。"古代名医华佗认为肿瘤是内脏积蓄了毒素导致的，其在所著《中藏经》中指出："夫痈疽疮肿之所作也，皆五脏六腑蓄毒不流则生矣，非独因荣卫壅塞而发者也。"由此可见，古人对肿瘤发病的机制探索仅仅停留在经验性总结和猜测的阶段。

　　人类对肿瘤发病机制的认识经历了一个非常漫长的过程，人类现在认识到肿瘤的形成是许多因素协同导致的，针对肿瘤的发病机制已有多种学说，如化学物质致癌、放射致癌、微生物致癌、原癌基因与抑癌基因突变致癌、DNA损伤错误修复致癌、信号通路的异常调控致癌及免疫缺陷致癌等。均有实验证实这些学说，这些因素在肿瘤的发生发展中确实发挥了重要作用。例如，在乙肝病毒导致肝癌所经历的慢性肝炎、肝纤维化、肝硬化最终形成肝癌的过程中，贯穿了一系列分子事件变化，如乙肝病毒感染人体后，会将自身的DNA插入人肝细胞的DNA中，导致肝细胞DNA突变，原癌基因激活，抑癌基因失活，这可能是肝癌的起始阶段。而在肝癌的发展阶段，乙肝病毒的病毒蛋白如乙型肝炎病毒X蛋白（HBx）可以促进增殖信号通路的激活，抑制细胞凋亡信号通路，进而促进肝癌细胞增殖[1]。同时，肝癌细胞分泌的多种免疫抑制因子可以使免疫细胞失能，使肝癌细胞逃避机体免疫系统的杀伤。因此，多个基因、多种细胞共同参与的复杂多步骤过程是肿瘤发生发展的过程[2]。

　　近现代科学家们对肿瘤发病机制的认知发展如此迅速主要得益于许多先进基础实验技术的发展，而这些生物学实验技术往往是其他学科，如物理、机械、化学和材料工科领域的理论技术发展在生物学领域的应用。下文我们将简单介绍一下肿瘤学研究中常用技术的发展背景和原理。

　　1953年，Watson和Crick发现了DNA的双螺旋结构，这是生物学研究进入分子生物学阶段的基石。而对于双螺旋结构的最终发现，X射线衍射分析技术的提高起到了决定作用。Wilkins和Franklin改进了X射线衍射技术并用该技术分析DNA晶体，获得了清晰的DNA衍射照片，为双螺旋结构的建立起到了决定性作用[3]。随后，Meselson和Stahl利用氮的放射性同位素标记大肠杆菌的DNA，成功发现了DNA的半保留复制

Chapter 1 Brief Description of the Application of
Medical Engineering in the Field of Oncology

第一章　医工交叉在肿瘤领域中的应用概述

原则[4]。1958年,克里克再次提出中心法则是指遗传信息从 DNA 传递给 RNA,再从 RNA 传递给蛋白质,即完成遗传信息的转录和翻译的过程;也可以从 DNA 传递给 DNA,即完成 DNA 的复制过程[5]。但是,因为细胞内 DNA 含量极低,导致 DNA 的研究十分困难,如果能在体外实现对 DNA 的扩增,将大大提高人类对中心法则的认识。虽然生物学家们迫切想实现对 DNA 的复制,但是发现 PCR 技术的穆利斯是化学家,获诺贝尔化学奖,对分子生物学产生了革命性影响。PCR 的全称是聚合酶链式反应 (polymerase chain reaction),是一种用于放大扩增特定的 DNA 片段的分子生物学技术,它可看作是生物体外的特殊 DNA 复制。PCR 利用模板 DNA、引物、底物核苷酸以及 DNA 聚合酶等物质,由"变性—退火—延伸"三个基本反应步骤构成[6]:①模板 DNA 的变性;②模板 DNA 与引物的退火(复性);③引物的延伸。重复循环"变性—退火—延伸"过程,就可获得更多的"半保留复制链",而且这种新链又可成为下次循环的模板,每完成一个循环需 2~4 分钟,2~3 小时就能将待扩目的基因扩增放大几百万倍。PCR 技术的发明直接促进了肿瘤研究的蓬勃发展。自从 PCR 技术问世以来,建立于 PCR 技术基础上的突变基因检测技术发展迅速,它不仅能在短时间内检出发生突变的基因,而且即使获得的组织极微量亦可经 PCR 扩增而进行突变检测[7]。肿瘤组织中大量的基因突变被检测出来,并由此衍生出肿瘤基因突变的学说。直到今天,PCR 依然是分子生物学研究中非常重要的研究方法,已经逐步实现了从传统 PCR 到第二代荧光定量 PCR 和第三代数字 PCR 的演变。

　　PCR 技术实现了科学家对基因的检测,蛋白质也是细胞中重要的组成部分,调控细胞生长、增殖、分化等重要行为,和肿瘤发生发展有直接的关系。如何检测蛋白质的表达高低呢,这就不得不提蛋白质免疫印迹技术。蛋白质免疫印迹(Western Blot)是利用抗原-抗体反应的特点,将蛋白质转移到膜上作为抗原,然后利用抗体进行检测的技术。1979年,George Stark 开始发展早期的蛋白印迹技术,将蛋白加入聚丙烯酰胺凝胶上,利用蛋白质的极性进行电泳,不同分子量的蛋白因电泳速率不同可自然被分开。电泳结束后再通过电转技术,将蛋白从凝胶转移到硝化的纤维素上[8]。纤维膜上的蛋白相对稳定,可作为抗原,用一抗检测。随后,再利用被辣根过氧化物酶(HRP)标记的二抗结合一抗,辣根过氧化物酶可与发光底物相结合,该底物信号输出极强,能够使微量蛋白得到检测。随着电泳及转膜技术的改进、商业化抗体的不断增加,Western Blot 操作日益简单,分析方法及工具更加多样,被应用于多种基因表达、信号通路等实验中[9]。免疫荧光技术(immunofluorescence technique)又称"荧光抗体技术",也是检测蛋白质的重要手段,是用标记的特异性抗体对组织内目的蛋白的分布进行组织和细胞原位检测的技术。凡是组织细胞内具有抗原性的物质,如肽类、激素、神经递质、细胞因子、受体、表面抗原等均可用免疫荧光方法显示,因而目前在基础与临床科研中被广泛应用[10]。最近几年,分子生物学研究异常活跃,但最终还要归到形态上来。用免疫荧光方法对所研究的大分子进行定位,进而深入研究其功能。免疫荧光组织化学是根据抗原-抗体反应的原理,先将已知的抗原或抗体标记上荧光素,再用这种荧光抗体作为探针检查细胞或组织内的相应抗原。在细胞或组织中形成的抗原-抗体复合物上含有标记的荧光素,荧光素受激发光的

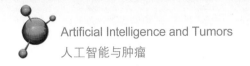

照射,由低能态进入高能态,而高能态的电子是不稳定的,以辐射光量子的形式释放能量后,再回到原来的低能态。这时发出明亮的荧光(黄绿色或橘红色),利用荧光显微镜可以看见荧光所在的细胞或组织,从而确定抗原或抗体的性质和定位,以及利用定量技术测定含量[11]。抗原与抗体结合的医学理论与激光技术、电子计算机、扫描电视和双光子显微镜等技术结合才能够发展为免疫荧光技术。细胞显微分光光度计与图像分析仪的结合使免疫荧光组织化学的定量检测更加准确。激光共聚焦显微镜的问世,使免疫荧光细胞技术发展到更高的阶段,开创了免疫荧光技术的新领域。也正是因为这些实验方法的进步,科学家们才发现,与正常组织相比,肿瘤组织中多种蛋白的表达发生了变化,有些蛋白如甲胎蛋白(alpha-fetal protein,AFP)、癌胚抗原(carcinoembryonic antigen,CEA)等,特异性在肿瘤中表达,这种蛋白被称为肿瘤标志物(tumor marker,TM)。这些标志物的发现可以帮助临床实现对肿瘤的早诊早治,对改善肿瘤患者的预后起到了重要作用[12]。

流式细胞术(flow cytometry,FCM)的发现帮助科学家实现了对单个肿瘤细胞进行细致分析。FCM是用流式细胞仪测量液相中悬浮细胞或微粒的一种现代分析技术,它的发明是电子技术、流体力学、计算机科学、激光技术、生物学、生物技术、高等数学、临床医学、分子生物学、有机化学和生物物理学等多学科理论交叉融合的结晶。利用抗原-抗体反应或者物质亲和力将待测细胞提前标记荧光素,后制成单细胞悬液,用一定压力将待测样品压入流动室,不含细胞的磷酸缓冲液在高压下从鞘液管喷出,鞘液管入口方向与待测样品流成一定角度,这样,鞘液就能够包绕着样品高速流动,组成一个圆形的流束,待测细胞在鞘液的包被下单行排列,依次通过检测区域。流式细胞仪通常以激光作为发光源。经过聚焦整形后的光束,垂直照射在样品流上,被荧光染色的细胞在激光束的照射下,产生散射光和激发荧光。这两种信号同时被前向光电二极管和90°方向的光电倍增管接收[13]。光散射信号在前向小角度进行检测,这种信号基本上反映了细胞体积的大小;荧光信号的接受方向与激光束垂直,经过一系列双色性反射镜和带通滤光片的分离,形成多个不同波长的荧光信号。这些荧光信号的强度代表了所测细胞膜表面抗原的强度或其核内物质的浓度,经光电倍增管接收后可转换为电信号,再通过模/数转换器,将连续的电信号转换为可被计算机识别的数字信号。计算机把所测量到的各种信号进行处理,将分析结果显示在计算机屏幕上,也可以打印出来,还可以数据文件的形式存储在硬盘上以备日后的查询或进一步分析。现今,随着光电技术的进一步发展,流式细胞仪已开始向模块化发展,即它的光学系统、检测器单元和电子系统都可以按照实验要求随意更换[14]。进入本世纪,流式细胞术已经日臻完善,成为分析细胞学领域中无可替代的重要工具。流式细胞术实现了对单个细胞进行分析,有了这种技术后,科学家逐渐认知到肿瘤具有高度的异质性,不同患者的肿瘤表现各不相同,同一患者的原发病灶和转移灶的基因表达情况也不相同,甚至同一个肿瘤中不同的肿瘤细胞蛋白表达情况也大不相同[15]。肿瘤的高度异质性是导致治疗耐药的重要机制之一。

不仅上述实验技术的发明与进步是医工交叉的结晶,现代生物医学研究中用到的所有实验技术手段都离不开工科技术的支撑。工科技术创新和医学理论的碰撞是新技术不断发展的重要源泉,工科技术的发展引领了医学研究领域的不断深入。正是由于工科技术在医学领域的应用,研究人员逐渐揭开了肿瘤发生发展机制的神秘面纱,从大体层面到显微层面,再从显微层面逐渐深入分子层面。随着肿瘤中基因突变、蛋白异常表达、信号通路过度活化、免疫失能等机制被发现,多种全新的治疗药物如靶向治疗药物及免疫治疗药物走入了临床,并取得了良好的疗效。现阶段,在肿瘤的研究领域中还有许多难题未被攻克,可以预见,医工交叉融合在未来将继续发挥更大的作用。

参考文献

[1]阿比丹·拜合提亚尔,郭津生.慢性肝病病因特异与非特异的肝细胞肝癌发生机制[J].西南医科大学学报,2021,44(6):593-600.

[2]顾健人,曹雪涛.癌症治疗存在的问题以及生物治疗面临的机遇与挑战[J].中国肿瘤生物治疗杂志,2008(1):2-7.

[3]陆琼衡."DNA 双螺旋结构之母"解析 DNA 的过程和方法——纪念英国科学家罗莎琳德·富兰克林博士百年诞辰[J].生物学通报,2021,56(1):60-62.

[4]张怡,董美敬,高峰.原核生物染色体多复制起始点的研究进展[J].生命的化学,2021,41(11):2394-2400.

[5]林建春.DNA 复制和表达过程中的"水"[J].生物学通报,2019,54(6):6-8.

[6]付莎莉,王利刚,张婧,等.PCR 技术在动物源性成分检测中的应用[J].肉类工业,2021(10):49-54.

[7]曲守方,黄传峰,张文新,等.BRCA 基因突变检测的标准化研究[J].中国医药生物技术,2021,16(5):439-443.

[8]闫长领.蛋白质分子印迹核-壳微球的研究[D].兰州:兰州大学,2007.

[9]RAI M,CURLEY M,COLEMAN Z,et al. Analysis of proteostasis during aging with western blot of detergent-soluble and insoluble protein fractions [J]. STAR Protoc,2021,2(3):100628.

[10]CHANG W,TAN C,NERURKAR S N,et al.肿瘤免疫治疗时代的多重免疫组织化学/免疫荧光技术[J].癌症,2021,40(9):367-387.

[11]姜腾.基于荧光免疫技术即时检验定量分析仪设计及配套试剂的性能研究[D].成都:西南交通大学,2019.

[12]文建彬,王波太,文锋.探讨非小细胞肺癌靶向治疗中肿瘤标志物的临床意义[J].当代医学,2021,27(34):15-17.

[13]史亮.流式细胞仪的发展历史及其原理和应用进展研究[J].中国设备工程,2021(12):13-14.

[14]MANOHAR S M,SHAH P,NAIR A. Flow cytometry:Principles,applications and recent advances [J]. Bioanalysis, 2021, 13(3):181-198.

[15]屈晨雪,王建中.规范血液系统恶性肿瘤脑脊液的多参数流式细胞分析[J].中华检验医学杂志,2021,44(10):904-907.

第四节　肿瘤的分期及疗效评价标准

学习目的

1. 了解肿瘤分期的原理。
2. 了解肿瘤的评价标准。

　　临床上确诊肿瘤的金标准是病理检查,将一部分肿瘤组织取出来,制作成切片,在显微镜下观察到异常、无序生长的细胞,并根据形态学(部分需要结合免疫组化)来明确肿瘤的病理类型。在难以取得病理结果的情况下,细胞学检查也可以帮助诊断肿瘤,比如将恶性胸腔积液及腹腔积液浓缩,在显微镜下可以观察到散在的肿瘤细胞。当已经通过病理或者细胞学的方式确诊肿瘤后,下一步就是对肿瘤进行分期,也就是界定通俗意义上的早期和晚期。对生存影响最大的因素就是肿瘤的分期和治疗,临床实践指南在很大程度上依赖于分期模式。肿瘤的分期是医生选择治疗方案最重要的参考因素之一,一般对于早期肿瘤,首先是选择根治性手术,根据术后病理分期再次选择是否需要辅助性放化疗或者是靶向治疗。但是局部晚期或者晚期肿瘤的患者丧失了手术机会,可能就需要选择放疗、化疗或者靶向治疗为主的治疗手段。因此,找到一个合适的分期方式至关重要,这是肿瘤诊断和治疗的基石。

　　肿瘤有很多种分期方式,不同类型的肿瘤可能也有其特殊的分期方式,如部分妇科肿瘤采取 FIGO 分期[1]。但是对于大多数肿瘤来说,目前通用的标准是 TNM(tumor node metastasis)分期。TNM 分期系统是目前国际上最为通用的肿瘤分期系统,也是临床上进行恶性肿瘤分期的标准方法。TNM 分期也可以进行治疗前的估计,分期高的患者,治疗效果会劣于分期低的患者,这虽然不是百分之百的疗效判断指标,但也是参考的重要指标之一。TNM 分期最早在 1943~1952 年提出,那时候手术是肿瘤治疗的主要手段,TNM 分期一开始主要是为了判断患者是否可以手术而制定的,因为确诊肿瘤后最重要的一个决策就是有没有手术的适应证。随后,美国癌症联合委员会(American Joint Committee on Cancer,AJCC)和国际抗癌联盟(Union for International Cancer Control,UICC)开始建立国际性的分期标准,1968 年第 1 版《恶性肿瘤 INM 分类法》手册正式出版。截至 2021 年末,该手册已更新至第 8 版[2]。

　　TNM 分期里面各个英文数字代号的含义如下:①T:原发肿瘤的范围和大小。T0 表示没有证据说明存在原发肿瘤,T1~T4 表示原发灶的肿瘤逐渐增大以及对周围组织浸润和侵犯的增加,Tis 表示原位癌、无浸润,Tx 表示无法评估原发肿瘤状况。②N:淋巴结播散情况。N0 表示淋巴结未受影响,N1~N3 依次表示区域淋巴结受影响程度和范围的增加,Nx 表示淋巴结受影响状况无法评估。③M:是否存在远处转移。M0 表示没有转移,M1 表示有远处转移。一旦患者的 TNM 分期值得以确定,这些值将会被组合成一个总体分期,这也就是我们常常听到的Ⅰ、Ⅱ、Ⅲ、Ⅳ期,Ⅰ、Ⅱ期往往代表通俗意义上的早期，Ⅳ期常常代表通俗意义上的晚期。某些恶性肿瘤的总体分期还会有进一步的细分，如ⅢA、ⅢB期。总体分期数值越低，代表肿瘤处于越早期阶段，一般预后会较好；总体分期高则表明肿瘤已处于较晚期阶段，治疗方案更为复杂，预后也会较差。

根据 TNM 分期制订了肿瘤的治疗方案后，如何评价肿瘤的治疗效果呢？实体瘤疗效评价标准（Response Evaluation Criteria In Solid Tumors，RECIST）目前已经成为实体肿瘤治疗评价标准的基石，最早于 2000 年由美国国家肿瘤研究所和加拿大国立肿瘤研究院制定（v1.0），2009 年经修订再版（v1.1）。RECIST 将肿瘤分为以下四个状态：疾病进展（progressive disease，PD），指靶病灶最大径之和至少增加大于等于 20%，或出现新病灶；疾病稳定（stable disease，SD），指靶病灶最大径之和缩小未达 PR，或增大未达 PD；部分缓解（partial response，PR），指靶病灶最大径之和减少大于等于 30%，至少维持 4 周；完全缓解（complete response，CR），指所有靶病灶消失，无新病灶出现且肿瘤标志物正常，至少维持 4 周[3]。

在实际的临床研究工作中，尤其是临床试验或者回顾性分析中，研究者还需要着重关注患者的生存相关指标。生存的疗效评价指标包括总生存期（overall survival，OS）、中位生存期（median survival）、无病生存期（disease free survival，DFS）等。总生存期是指从随机化开始至因任何原因引起死亡（death）的时间（失访患者为最后一次随访时间；研究结束时仍然存活患者，为随访结束日）。中位生存期又称"半数生存期"，表示恰好有 50% 的个体尚存活的时间。利用生存曲线，令生存率为 50% 时，推算出生存时间。无病生存期是指从随机化开始至第一次肿瘤复发/转移或由于任何原因导致受试者死亡的时间（失访患者为最后一次随访时间；研究结束时仍然存活患者，为随访结束日）。中位 DFS 又称"半数无病生存期"，表示恰好有 50% 的个体未出现复发/转移的时间。无进展生存期（progress free survival，PFS）指从随机分组开始到第一次肿瘤进展或死亡时间，通常作为晚期肿瘤疗效评价的重要指标[4]。疾病进展时间（time to progress，TTP）指从随机分组开始到第一次肿瘤客观进展的时间，与 PFS 唯一的不同在于 PFS 包括死亡，而 TTP 不包括死亡。因此，PFS 更能预测和反映临床收益，与 OS 一致性更好，在导致死亡的非肿瘤原因多于肿瘤原因的情况下，TTP 是一个合适的指标。客观缓解率（objective response rate，ORR）是指肿瘤缩小到一定量并且保持一定时间的患者的比例（主要针对实体瘤），包含完全缓解和部分缓解的病例[3]。缓解持续时间（duration of response，DOR）是指从肿瘤第一次被评估为 CR 或 PR 开始到第一次被评估为 PD 或任何原因死亡的时间。治疗失败的时间（time to failure，TTF）是指从随机化开始至治疗中止或终止的时间，包括任何中止或终止原因，如疾病进展、死亡、由于不良事件退出、受试者拒绝继续进行研究或者使用了新治疗的时间。TTF 综合了有效性与毒性的评价，是一个具有综合特性的指标，不被推荐作为单独支持药物批准的疗效指标。疾病控制率（disease control rate，DCR）是指肿瘤缩小或稳定且保持一定时间的患者的比例（主要针对实体瘤），包含完全缓解、部分缓解和稳定病例。疾病控制时间（duration of disease control，DDC）是指从肿瘤第一次被评估为 CR、PR 或 SD 开始到第一次被评估为 PD 或任何原因死亡的时间。

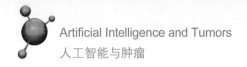
现阶段,肿瘤的临床及基础研究越来越受到重视,国际统一的肿瘤分期方式和疗效评价指标有效规范了相关研究设计,让研究设计更科学,结果更可信,促进了治疗方法的不断进步和新药的不断研发。

参考文献

[1]MATSUO K,MACHIDA H,MANDELBAUM R S,et al. Validation of the 2018 FIGO cervical cancer staging system[J]. Gynecol Oncol,2019,152(1):87-93.

[2]GÖNEN M,WEISER M R. Whither TNM? [J]. Semin Oncol,2010,37(1):27-30.

[3]SCHWARTZ L H,LITIÈRE S,DE VRIES E,et al. RECIST 1.1-Update and clarification:From the RECIST committee[J]. Eur J Cancer,2016,62:132-137.

[4]门伯媛,李汾,高海燕.恶性肿瘤临床远期疗效评价及预后估计方法(一)——生存分析[J].现代肿瘤医学,2003,11(2):81-86.

(刘源 程博)

第二章

肿瘤的预防

近年来,恶性肿瘤成为威胁人类健康的第一杀手,世界卫生组织(WHO)国际癌症研究机构(International Agency of Research on Cancer,IARC)发布的 2020 年最新癌症统计结果显示,2020 年全球恶性肿瘤新发 1930 万例,新增死亡 1000 万例。中国 2020 年癌症新发病例 457 万例,新增死亡病例 300 万例,就发病情况而言,肺癌、结直肠癌、胃癌、乳腺癌的发病率高居前列,而死亡率方面,占据第一位的肺癌更是高达 23.8%。随着全球范围内人口老龄化的加剧,预估 2024 年的癌症发病率会较 2020 年增加 50%。欧美发达国家的癌症发病率和死亡率呈逐年下降的趋势,这源于肿瘤预防措施和治疗方法的不断更新和进步。因此,明确恶性肿瘤的病因、有效预防肿瘤发生、提高患者疗效和延长生存是我们关注的焦点,也是亟待解决的重要问题。

第一节　肿瘤的病因

学习目的

1.熟悉肿瘤发生常见的外部因素和内部因素。

2.了解内外因素导致肿瘤发生的机理。

肿瘤是不受控制的细胞恶性增生而形成的新生物,肿瘤细胞与正常细胞在形态、功能和代谢等方面均存在显著差异,肿瘤的发生更是多病因、多步骤的复杂过程。"知己知彼,百战不殆",对肿瘤病因以及致病机制的探索是肿瘤研究的重要基础,也是肿瘤预防和治疗领域实现重大突破的关键。近年来,针对肿瘤病因的研究越发被重视,研究日趋深入,硕果累累。从来源上讲,肿瘤发生的危险因素分为外部因素和内部因素。目前研究认为,有 70%～80% 的肿瘤是内部因素和外部因素长期、多阶段共同作用的结果,错综复杂的内外因素促使了细胞内癌基因的激活、抑癌基因的失活,最终导致细胞信号转导异常、细胞周期和分化调控机制遭到破坏,表现为机体内细胞增殖失控、凋亡受阻、分化异常,最终导致了肿瘤的发生(图 2-1)。本节我们将梳理并归类肿瘤发生的内外因素,从而为肿瘤的预防和治疗奠定基础。

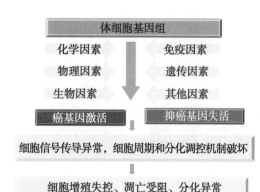

图 2-1 肿瘤的发生机制

一、外部因素

外部因素是指导致肿瘤发生的危险因素来自外界环境,而非人体本身,可以进一步细分为化学因素、物理因素和生物因素。

(一)化学因素

据 WHO 统计,人类有 $80\%\sim90\%$ 的恶性肿瘤与环境因素相关,化学致癌因素是环境因素中的罪魁祸首。化学致癌因素种类多样,分布广泛,目前已鉴定出超过 1000 种的化学物质对动物有致癌作用,其中有些化学物质也与人类的肿瘤相关,它们遍布人类生存生活的各个领域,如食物、药物、烟草、酒水、饮用水、化工生产、农业生产等。化学致癌因素致癌的前提是有一定的剂量和作用时间,进入人体后经由代谢途径被转化和激活。常见的化学致癌因素有亚硝胺、多环芳香烃、霉菌毒素、烷化剂等[1]。

1.亚硝胺

亚硝胺属于强致癌物质,是最重要的化学致癌物之一,IARC 把其列为 2A 类致癌物。亚硝胺分布广泛,日常接触的食物、化妆品、啤酒、香烟中均有亚硝胺的存在,腌制和熏腊食品中的亚硝胺含量更是飙升(图2-2)。在针对食管癌的相关研究中发现,亚硝胺能够激活食管上皮细胞的癌基因,抑制抑癌基因,从而导致食管癌的发生发展。多个流行病学统计资料显示,亚硝胺与人类胃癌、食管癌、肝癌、结肠癌等多种消化道肿瘤密切相关[2]。

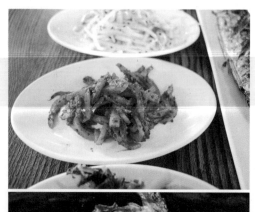
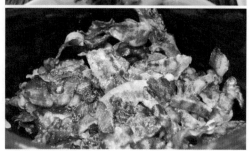

图 2-2 富含亚硝胺的食物

2.多环芳香烃

多环芳香烃是最早被认识的化学致癌物,是广泛存在的空气污染物,飞机、各种机动车尾气,香烟的烟雾,露天焚烧均是致癌性多环芳香烃的重要来源,就连我们生活中接触的煎炸、烘烤和焙焦的食品也难免有多环芳香烃的污染(图2-3)。多环芳香烃[3]的暴露与肺癌、膀胱癌、乳腺癌、胰腺癌、前列腺癌等多种恶性肿瘤的发生密切相关。多环芳香烃可以结合并激活芳香烃受体(AHR),调控细胞信号通路改变,最终引发 DNA 突变、抑癌基因失活、生长因子和炎症因子表达异常,促成了肿瘤的发生。同时,俄罗斯肿瘤科学中心专家研究发现,多环芳香烃还能够促进肿瘤细胞与正常免疫细胞的"交流",从而逃避了免疫系统的杀伤。烟草的烟雾中除了多环芳香烃外,还有尼古丁、亚硝胺、一氧化碳、丙烯醛、一氧化氮等致癌物质,过滤嘴只能阻挡部分挥发性物质,无法消除吸烟对肺癌的危害,而且被动吸烟者吸入的副流烟同样含有亚硝胺等强致癌物质[4]。

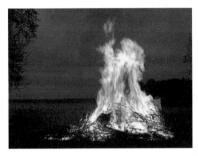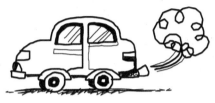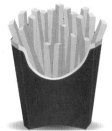

图 2-3 多环芳香烃的来源

3.霉菌毒素

黄曲霉菌产生的黄曲霉毒素是对人类有致癌作用的主要霉菌毒素,是目前被认定的最强致癌物之一,被 WHO 划归为一类致癌物,主要与肝癌的发生相关。黄曲霉毒素主要通过霉变的食物或饲料进入食物链危害人类的健康(图 2-4)。在对啮齿类、灵长类、鱼类等多种动物的研究中发现,黄曲霉毒素的摄入可以诱发肝细胞肝癌。

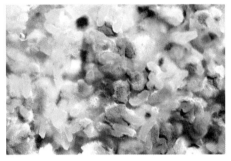

图 2-4 霉变的食物

4.烷化剂

烷化剂是初始致癌物,兼具抗癌作用。致癌作用的烷化剂主要有氮芥和硫芥类、乙撑亚胺类、磺酸酯类、环氧化物、部分内酯类和卤醚类、某些硫酸酯和亚硫酸酯。烷化剂在体内经由酶类代谢活化生成最终致癌物,基于其亲电子的特性,很容易与生物体内 DNA 的亲核位点相互作用,致使 DNA 发生各种类型的损伤,导致癌症的发生。

5.其他化学因素

某些工业化学物如果没有经过合法、合理的处理和排放,就会长期存在于环境中,造成环境、空气和水污染(图 2-5),污染物在食物链中富集,且不易降解。例如,常用于制塑剂、黏附剂、涂料等的多氯联苯(PCBs),能改变雌激素的活性和水平,可增加乳腺癌的发病率;农药和洗涤剂中的有机氯、有机磷、有机氮、砷等可诱发白血病、淋巴瘤、肝癌、乳腺癌、卵巢癌等;酒精虽然不是诱发恶性肿瘤的直接因素,但可以促进致癌物的作用,使其更容易渗透细胞膜,加速肿瘤的发生,提高罹患肿瘤的概率;某些特定职业的人员因长期接触致癌因素而易引起职业性肿瘤的发生,如接触煤焦油类物质的工人容易患皮肤癌,接触芳香胺类物质的工人患膀胱癌的概率比普通人高几十倍,接触氯乙烯可诱发肝血管肉瘤,苯中毒可诱发白血病,金属与金属化合物(砷、铬、镍、镉)、矿物性尘埃与肺癌密切相关等[5];部分大戟科和瑞香科的植物,如猫眼草、鸢尾、铁海棠、红凤仙花、曼陀罗、变叶木、油桐、苏木、金钱草等均含有致癌物质。

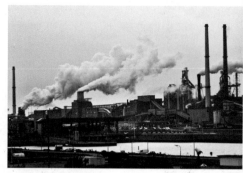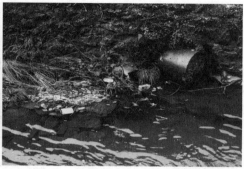

图 2-5　环境污染

（二）物理因素

物理致癌因素主要包括电离辐射、紫外线、机械性刺激、慢性炎症等，它们的致癌性已经非常明确，在癌症的发生发展中作用重大。

1.电离辐射

电离辐射按来源可以分为天然电离辐射和人为性电离辐射。天然辐射来自宇宙射线，以及遍布自然界的房屋、岩石、土壤、水、植物等，这些辐射难以避免，又称为"本底辐射"。人为性辐射主要来自诸如肿瘤放射治疗、影像诊断、核医学等医疗领域，根据辐射性质的不同又可大体分为电磁辐射和粒子辐射，常见的电磁辐射有 γ 射线和 X 线，粒子辐射有电子、质子、α 粒子和中子射线。

电离辐射增加癌症发生概率是不争的事实，电离辐射可以导致 DNA 单链或双链断裂；同时，电离辐射产生的羟基自由基可以与核苷酸碱基相互作用，导致染色体缺失、重复、倒位、异位等突变的发生，增加基因突变的概率，从而增加了肿瘤发生的风险[6]。同时也有研究显示，辐射能够影响细胞与细胞、细胞与组织以及宿主因素之间的相互作用，进而促进肿瘤的进展。

有很多证据证实了电离辐射与肿瘤发生的相关性。自 1895 年伦琴发现了 X 线后，X 线第一次进入了医疗领域，由于缺少相应的防护，长期暴露于 X 线的工作人员的皮肤癌患病率大大增加，后续又有相继报道证实了辐射与白血病的关系[7]。在日本的广岛和长崎，遭受 1945 年原子弹袭击的幸存者，在事后数年白血病、乳腺癌、肺癌等的发病率明显高于其他区域。20 世纪 50 年代中期的一份研究报告也同样显示，若妊娠期妇女因诊断而受到宫内辐射，其子代罹患白血病及其他肿瘤的风险增加。

2.其他物理致癌因素

除了电离辐射外，紫外线、机械性刺激、慢性炎症等其他物理因素也是肿瘤发生的重要诱因。目前已经证实，长期暴晒于紫外线中会增加皮肤癌的患病概率；有研究表明，手机辐射除了引发耳聋、白内障、失眠、头痛、内分泌失调以外，还可能与脑部肿瘤的发生有一定关系；义齿和龋齿长期对口腔的机械性刺激可以引发口腔癌和舌癌；长期进食过烫的食物导致食管反复损伤可以诱发食管癌；慢性炎症与肿瘤的发生也息息相关，临床研究显示,骨盆或卵巢炎症与卵巢癌、溃疡性结肠炎与结肠癌、持续性非感染性刺激引起的慢性前列腺炎与前列腺癌之间均存在相关性。

（三）生物因素

生物致癌因素也是诱发肿瘤的重要外因之一,总体可以归为病毒、细菌和寄生虫三类(图 2-6)。

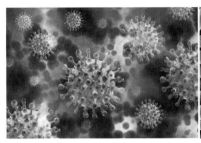 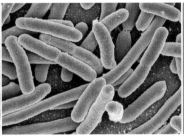 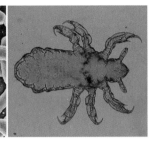

A:病毒　　　　　　　　　B:细菌　　　　　　　　C:寄生虫

图 2-6　生物致癌因素

1.病毒

病毒是诱发生物产生肿瘤的重要因素之一,凡能引起人或动物肿瘤或是体外能使细胞发生恶性转化的病毒均称为致瘤病毒(oncogenic virus),致瘤病毒可以分为 RNA 致瘤病毒和 DNA 致瘤病毒。据统计,约 20％的恶性肿瘤是由于病毒感染所致。1908 年,Vilhelm Ellermann 和 Olaf Bang 发现将白血病细胞的过滤提取物或被感染的鸡血清注射到鸡体内可以诱发鸡的白血病,首次发现了病毒的致癌作用。近年来,越来越多的证据表明病毒与肿瘤的发生密切相关,如 EB 病毒感染与鼻咽癌、乙肝病毒感染与肝癌、人类乳头瘤病毒感染与宫颈癌都有显著的相关性。

关于病毒导致肿瘤发生的机制理论有很多,最被广泛认可的是病毒感染导致的细胞转化(cellular transformation):当病毒感染细胞后,遗传物质往往会整合到细胞的染色体上,引发细胞的癌变,该过程称作细胞转化。此时的细胞生长往往失去控制,导致肿瘤的发生。也有研究表明,病毒可以诱导某些蛋白或细胞因子的分泌,刺激细胞的生长,诱导组织增生,或是下调免疫系统的杀伤功能,促进肿瘤的生长和转移。

2.细菌

细菌也能够诱导肿瘤的发生,最典型的代表为幽门螺杆菌,WHO 在 1994 年将其确定为Ⅰ类致癌物,大量的流行病学统计数据表明,幽门螺杆菌与胃腺癌的发生显著相关。幽门螺杆菌可以破坏胃黏膜,诱发胃内的长期炎症反应并伴随产生 NO·、O_2·、OH·等游离基,致使 DNA 的损伤修复和细胞的恶性转化,最终导致胃癌的发生。

3.寄生虫

一些寄生虫也能导致肿瘤的发生,这一发现最早可以追溯到1900年,人们发现在埃及膀胱癌的发生与血吸虫病具有一定的相关性。如今,越来越多的流行病统计数据证实,血吸虫病流行的地区,膀胱癌的发病率更高。疟原虫也是诱发癌症的寄生虫之一,在非洲大陆,疟疾流行的区域往往具有更高的伯基特淋巴瘤的患病率,目前的研究认为,这可能是疟原虫和EB病毒合并感染所致。

二、内部因素

内部因素是指导致肿瘤发生的危险因素来自机体内部,目前已被证实的内部因素有遗传因素、免疫因素、内分泌因素、精神因素、营养状况等。

(一)遗传因素

绝大多数的研究认为,癌症是一种基因性疾病,基因突变促使正常细胞转化为癌细胞。大规模的癌症基因组学基础研究发现,少数肿瘤是通过生殖细胞基因突变而导致遗传性发生,这些肿瘤具有明显家族遗传倾向,符合孟德尔遗传规律。由于这些基因位于肿瘤发病相关的关键信号通路上,因此突变携带者会比普通人具有更高的肿瘤患病率:Rb 基因突变易导致视网膜母细胞瘤;$BRCA\ 1$ 和 $BRCA\ 2$ 基因突变易导致遗传性的乳腺癌或遗传性卵巢癌的发生[8];APC 基因突变易诱发家族性结肠腺瘤样息肉病[9];$p\ 53$ 基因突变易诱发 Li-Fraumeni 综合征等[10]。大多数肿瘤是通过体细胞的基因突变而致病的,这些肿瘤是散发性的,且具有异质性和随机性,一般没有遗传性,如肺腺癌中的 $EGFR$、ALK、$ROS\ 1$、MET、$KRAS$、RET 等基因突变;恶性黑色素瘤中的 $BRAF\ V\ 600E$ 基因突变;乳腺癌中的 $HER\text{-}2$ 基因突变。

人类遗传特征的差异会在一定程度上决定肿瘤的易感性。不同种族在某些癌症的患病率上存在显著差异,如男性鼻咽癌在我国南部地区和东南亚地区的发病率远远高于欧美和日本,而皮肤癌的发病率却低于欧美国家。

(二)免疫因素

机体的免疫功能与肿瘤的发生发展密切相关,免疫功能低下或被抑制时,肿瘤的患病率会显著升高。正常情况下,机体每天都会产生突变的细胞,免疫系统会发挥强有力的监视功能,及时识别肿瘤抗原,清除突变的细胞,防止肿瘤的发生。免疫系统强大的监视功能需要复杂而又精细的免疫细胞网络,包括T淋巴细胞、NK细胞、巨噬细胞等组成的细胞免疫,以及B淋巴细胞介导的体液免疫,它们相互合作和协调,共同杀伤肿瘤细胞。

尽管机体存在完善的免疫监视功能,但仍然有一些漏网之鱼逃过了免疫系统的追击。从肿瘤的角度来说,肿瘤可以通过多种途径实现免疫逃逸:通过将抗原内化和降解、用黏多糖等物质封闭抗原等方式抑制免疫系统对肿瘤细胞的识别,通过降低 Fas 表达抑制免疫细胞介导的凋亡,通过上调 $FasL$ 或 $PD\text{-}L1$ 表达诱导免疫细胞的凋亡,通过分泌抑制性细胞因子塑造抑制性的免疫微环境。从免疫系统的角度来讲,免疫系统发育不全和功能减退会显著提升肿瘤的发病率,先天性免疫缺陷、艾滋病等引发的获得性免疫缺陷、长期服用免疫抑制药物的患者,其免疫系统对肿瘤的监视能力都大打折扣,因此这类患者均具有较高的肿瘤患病率。

（三）其他因素

除了以上提到的遗传因素和免疫因素,一些其他内部因素也都与肿瘤的发生发展密切相关。研究表明,内分泌紊乱的患者有更高的肿瘤发病率,乳腺癌、前列腺癌、卵巢癌以及甲状腺癌等肿瘤均与内分泌失调相关;微量元素的缺乏也容易导致肿瘤的发生,如缺钼容易诱发食管癌,缺碘容易导致甲状腺癌、乳腺癌,镁和硒等微量元素也与肿瘤的发生息息相关。除此之外,营养失衡、不健康的生活方式、长期精神压力大、不良情绪等因素也是肿瘤发生的重要内在诱因。还有部分研究认为肿瘤是一种代谢性疾病,主要由线粒体功能损伤和细胞呼吸功能障碍引起。

参考文献

［1］张晓波.常见的化学性和物理性致癌因素［J］.劳动保护,2003(4):59.

［2］杨子,王松灵.亚硝胺体内暴露水平及影响因素［J］.口腔生物医学,2020,11(2):67-70.

［3］NADON L,SIEMIATYCKI J,DEWAR R,et al. Cancer risk due to occupational exposure to polycyclic aromatic hydrocarbons［J］. Am J Ind Med,1995,28(3):303-324.

［4］胡玉霞,常福厚,白图雅,等.多环芳烃类化合物及芳香烃受体在肿瘤发生发展中的作用［J］.中国生化药物杂志,2015,35(6):185-188.

［5］王胜.职业肿瘤及其防治［J］.现代职业安全,2010(12):96-97.

［6］何蕊,江其生.辐射诱导的基因组不稳定性及其机制［C］//第七届全军防原医学专业委员会第五届中国毒理学会放射毒理专业委员会学术会议论文汇编,2004:101.

［7］张卫.电离辐射与人类皮肤肿瘤［J］.国外医学(放射医学核医学分册),1999(3):21-24.

［8］ROYFMAN R,WHITELEY E,NOE O,et al. BRCA1/2 signaling and homologous recombination deficiency in breast and ovarian cancer［J］. Future Oncol,2021,17(21):2817-2830.

［9］崔凯,王焕,宰守峰,等.结肠腺瘤样息肉病基因在结肠癌患者中的突变热点研究［J］.新乡医学院学报,2015(9):826-828,832.

［10］KRATZ C P,ACHATZ M I,BRUGIÈRES L,et al. Cancer screening recommendations for individuals with Li-Fraumeni syndrome［J］. Clin Cancer Res,2017,23(11):e38-e45.

第二节 肿瘤的三级预防

学习目的

1.掌握肿瘤三级预防的基本概念。

2.熟悉肿瘤检查手段的基本原理和分类。

3.了解医工融合大背景下肿瘤检查和治疗领域的新进展。

早期的肿瘤治疗效果较好,大部分可以治愈,但是很多肿瘤被发现时已经是中晚期,错过了最佳的治疗时机,治疗效果不理想。虽然近 10 年来,肿瘤领域的临床和基础研究取得了突飞猛进的实质性进展,但对于晚期肿瘤的治疗仍未达到满意的程度,因此肿瘤的预防至关重要。世界卫生组织的《癌症报告》统计数据显示,高达三分之一的癌症是可以预防的。因此,只要社会各界人士加强对肿瘤预防的重视,采取积极有效的行动,将会有效降低肿瘤的发病率,提高肿瘤的治愈率。

肿瘤预防包括健康教育、人群筛查、早期诊断、康复治疗等众多方面。肿瘤预防根据阶段的不同可以分为一级预防、二级预防和三级预防,真正做到"未病先防、已病防变、已变防渐"。本节,我们将对肿瘤的三级预防做详细梳理,并对其中涉及的医工交叉内容做细致阐述。

一、一级预防

肿瘤的一级预防即病因预防,针对致癌危险因素进行干预,消除或避免危险因素,防患于未然。肿瘤的一级预防涉及生产生活的各个方面,包括物理因素预防、化学因素预防、生物因素预防、提高免疫力等。

(一)物理因素预防

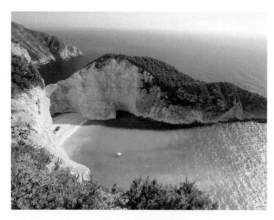

图 2-7 环境治理

物理预防是针对致癌物理因素实施的预防策略,包括治理污染(空气、水、环境)、避免电离辐射、职业防护、避免紫外线照射、减少异物或炎症等不良刺激等。

我国近年来在污染治理(图 2-7)领域投入了大量的精力,通过大力推行清洁生产、减少污染物排放、加快能源结构调整、强化节能环保指标约束、推行激励与约束并举的节能减排新机制、加强人口密集地区和重点大城市 PM2.5 治理等多种途径,加强对大气污染的治理,通过颁布《中华人民共和国水污染防治法》严格治理水污染。工业生产过程中的"废水""废渣""废气"必须严格按照相关法律和制度进行处理，才能向外排放。因此，相关的环保科技公司应运而生且蓬勃发展，这就要求对"三废"处理技术不断改进和提高，不仅能高效、完全地把有害物质转变为无害物质，甚至"变废为宝"，还要尽可能降低成本。近年来，对污染防控的逐步重视也催生了很多防护用品和仪器，如防 PM2.5 口罩、空气净化器、自来水过滤器等。这些防护用品和仪器为我们增添了一层保护衣，更加有效地避免了环境中的污染因素，这一切防护的背后不乏工科领域科学家的伟大智慧。

职业防护（图 2-8）也是物理防护的重要方面之一，有些职业由于其特殊性，工作人员长期暴露于某种致癌因素下，是肿瘤的易感人群，他们也因此成为肿瘤的重点防控人群。例如，肿瘤放射治疗、影像诊断、核医学等医疗领域的工作人员会长时间暴露于射线之下，为尽可能避免致癌危险因素，国家制定了诸如《电离辐射防护与辐射源安全基本标准》《职业性外照射个人监测规范》《近距离放疗防护三原则》等严格的职业规范，不断完善职业防护体系。为了加强个人防护，有效减少辐射暴露，从事辐射相关工作的医务人员工作时穿戴防护衣进行医疗操作，但是并不能完全满足临床需要。目前常用的防护衣主要是由铅材料制作而成，厚重而笨拙，长时间穿戴严重消耗体力，容易对颈椎、腰椎造成损伤，不利于精准操作，而且铅衣仅能覆盖重要器官和部位，不能对人体进行完全遮挡。因此研发更加轻便、灵活、包裹性更加全面，成本更低，防护能力更强，设计更加合理的防护衣，是亟待解决的问题。从事粉尘环境下工作的人员，按照职业防护要求，必须佩戴防护面罩。为了制作出防护性能更优的面罩，需要工科专业人员不断地挖掘和开发。

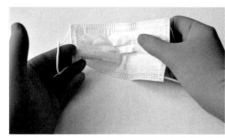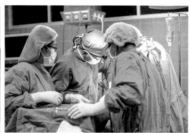

图 2-8　职业防护

与此同时，针对其他物理致癌因素进行防控，也能有效预防癌症的发生。例如，减少紫外线照射，减少热刺激和热辐射，消除炎症，避免创伤等。

（二）化学因素预防

很多化学因素是肿瘤致病的危险因素，因此对化学因素的预防（图 2-9）也是肿瘤预防的重点之一。化学预防包含戒烟、限酒、健康饮食、加强食品安全管控等多个方面。研究表明，吸烟是肺癌的重要致病因素。近年来，国家采取了诸如提高烟税、烟盒健康警示语、全面禁止烟草广告及活动、大众媒体宣传、公共场所禁止吸烟等多种方式，劝诫人们远离烟草。食品安全问题逐年升温，受到了社会各界的广泛重视，食品的安全性，尤其是致病微生物或农药残留、食品添加剂的不规范使用等，均与癌症的发生息息相关。在食

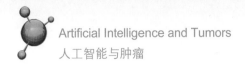

品安全问题上，《中华人民共和国食品安全法》对食品、食品相关产品中的致病性微生物、农药残留、兽药残留、重金属、污染物质以及其他危害人体健康物质的限量规定，食品添加剂的品种、使用范围、用量，专供婴幼儿和其他特定人群的主辅食品的营养成分要求，对与食品安全、营养有关的标签、标识、说明书的要求，食品生产经营过程的卫生要求，与食品安全有关的质量要求，食品检验方法与规程，其他需要制定为食品安全标准的内容等都做出了明确规定。同时，少饮酒，健康饮食，减少烧烤、油炸等不健康食品的摄入也能够有效降低肿瘤的发生风险。

（三）生物因素预防

生物预防针对生物致癌因素进行预防，主要包括接种抗病毒疫苗、防治细菌感染、防治寄生虫感染等方式。通过前面对肿瘤致病因素中生物因素的学习，我们知道有些病毒的感染与肿瘤的发生发展具有显著的相干性，因此，抗病毒疫苗的接种为某些肿瘤的预防提供了可能，随着 HPV 和 HBV 疫苗的问世，宫颈癌和肝癌的发病率有望得到有效控制。幽门螺杆菌是诱发胃癌的重要因素，根除幽门螺杆菌有望降低胃癌的发病率和死亡率，中国和哥伦比亚的临床试验也表明，胃癌的癌前病变在根除幽门螺杆菌后有了明显逆转。日本血吸虫与结肠癌的发生密切相关，因此，清除日本血吸虫将在结肠癌的预防中

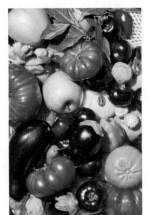

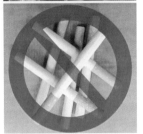

图 2-9　肿瘤的化学因素预防

发挥重要作用。

（四）提高机体免疫力

免疫力是人体健康的重要保护伞，提高免疫力是预防肿瘤的重要方式之一，合理膳食、适当运动、作息规律都可以有效提高机体免疫力（图 2-10）。合理膳食是提高免疫力的基础，《中国居民膳食指南》对合理营养膳食给出了指导性意见：食物多样、谷类为主、粗细搭配，多吃水果和蔬菜，每天吃奶类、大豆或其制品，适量吃鱼、禽、蛋、瘦肉，少盐少油、清淡饮食、控糖限酒、足量饮水、合理选择饮料，吃新鲜卫生的食物，吃动平衡，健康体重。健康的生活方式是提高免疫力的前提，要做到饮食规律、作息规律、避免熬夜、戒烟戒酒、谨慎用药、加强体育锻炼，同时也要保持身心愉悦，缓解精神压力。合理的膳食和健康的生活方式都对机体免疫力的提高发挥着举足轻重的作用，可有效预防癌症的发生。

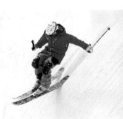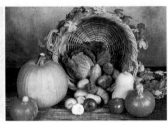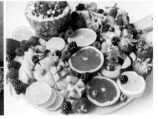

图 2-10　提高免疫力

二、二级预防

肿瘤的二级预防主要是利用简便可行的技术手段开展肿瘤的筛查和早期诊断,实现肿瘤的早期发现、早期诊断和早期治疗。一方面,肿瘤的二级预防包含了每年全面的健康体检,需要内科、外科、眼科、耳鼻喉科、口腔科、妇科、放射科、检验科、辅诊科等多个科室的全面配合;另一方面,二级预防也涵盖了对高危人群的主动筛查,如对患有萎缩性胃炎的患者进行定期的胃癌筛查,对有乳腺癌家族史的人群定期开展乳腺癌筛查,对患有家族性结肠息肉的人群定期复查肠镜,对经常吸烟的人群进行肺 CT 检查以明确有无肺癌发生的可能。

肿瘤的二级预防能够显著提高早期肿瘤的检出率,有效提升肿瘤治愈率,降低死亡率,同时也可降低肿瘤的治疗成本。肿瘤的筛查目前也已取得了可观的成绩,随着宫颈癌筛查手段的成熟,20 世纪 90 年代的宫颈癌死亡率较 70 年代相比降低了 69%;同时,近年来,随着乳腺筛查的普及以及如乳腺 B 超和钼靶检查等乳腺癌检查技术的提高,早期乳腺癌的检出率明显增加,显著改善了患者的生活质量,提升了患者的生存率。

肿瘤的筛查手段多种多样,同时基于肿瘤发生部位的不同,筛查手段也会有所差异。例如,我们通常采用乳腺彩超以及乳腺钼靶的检查进行乳腺癌的早期筛查,通过胸片、胸部 CT 的手段开展肺癌的早期筛查,经由胃镜的方式对胃癌实施早期筛查。诸如超声检查、CT 检查、内镜检查等多种肿瘤筛查手段,无一不体现着医学与工科结合的伟大智慧。伴随着近年来大数据和人工智能的飞速发展,众多的筛查技术也迈上了新的台阶,相关创新成果不断涌现,为整个医疗健康产业的发展带来了福音。本节内容会针对肿瘤二级预防中涉及的医工交叉的基本理论、发展以及前景展望等内容做详细梳理。

(一)X 线成像

1895 年,德国科学家威尔姆·康拉德·伦琴在从事阴极射线的实验工作时,偶然间发现实验室内的一块亚铂氰化钡做成的荧光屏发出闪光,无论移远荧光屏或是用书本、木板、铝片等物品遮挡,荧光屏的闪光现象依然伴随着放电过程断续出现。于是他意识到这是一种肉眼不可见的高能量射线,由于对这种射线特性的认识还处于未知阶段,便将其命名为 X 线。1912 年,劳厄研究发现,X 线本质上是一种波长极短的电磁辐射。基于 X 线穿透性极强,能够穿透皮肉透视骨骼的特质,X 线很快被推广到医学领域。半个多世纪以来,虽然有诸如超声波成像和磁共振成像等很多成像技术也被应用到了临床,但 X 线成像依然是主要的临床影像手段[1,2]。

1.X 线的特性

X 线本质上是一种波长很短的电磁波,医用 X 线一般通过 X 线管产生,波长为 $0.008\sim0.031$ nm,X 线在电磁波谱上介于 γ 射线和紫外线之间,人眼不可见。X 线具有极强的穿透性,同时具有感光效应(photosensitization)和荧光效应,它们均是 X 线应用于医学影像领域的基础。

(1)穿透性:X 线的波长短、能量大,当用 X 线照射物体时,仅一部分 X 线被物体吸收,其余射线经由原子间隙而透过,表现出很强的穿透能力,这就是 X 线的穿透性。X 线

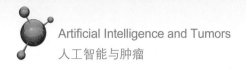
穿透力与X线光子的能量有关,X线的波长越短,光子的能量越大,穿透力则越强;X线的穿透力也与物体的密度和厚度有关,当X线穿过不同密度和厚度的物体时,X线的衰减不同,这是X线可用于人体成像的基础。

(2)感光效应:穿透人体的X线作用于涂有溴化银乳剂的胶片,经暗室显影定影处理后,胶片上感光的溴化银中的银离子(Ag⁺)被还原为金属银(Ag)沉淀到胶片上,呈现黑色,其余未感光的溴化银被清洗掉,从而显示为片基透明色。由于身体各部位组织密度不同,X线衰减会有所差异,胶片最终呈现为黑白不一的影像,因此感光效应是X线摄影(computed radiography,CR)的基础。

(3)荧光效应:肉眼不可见的X线作用于钨酸钙、硫氧化钆等荧光物质后,会转换成波长较长的可见荧光,这种转换叫作荧光效应。荧光的强弱和所接受的X线量成正比,与被穿透物体的密度及厚度成反比,荧光效应是X线透视的基础。

(4)生物效应:X线照射人体后,部分能量会转移给所经过的组织,引起电离,从而引发细胞的生物学改变,甚至导致细胞的死亡,这是肿瘤放射治疗的生物学基础。同时,也提醒着广大从事放射医学的相关工作人员严格做好规范的职业防护。

2.X线成像原理

X线成像的基本原理是基于其穿透性、荧光效应、感光效应以及人体组织结构的密度和厚度的差异,当X线穿过不同密度和厚度的人体组织时,被不同程度地吸收,透过组织的X线作用于成像物质(X线胶片或荧光屏),最终获得黑白不一、有对比度和层次感的X线影像。X线束呈圆锥形,将三维的组织器官投影到二维平面,因此最终呈现出来的影像与人体真实的组织、器官及病变的影像有所差异,会具有失真、放大、重叠甚至歪曲人体脏器和病变的特点。

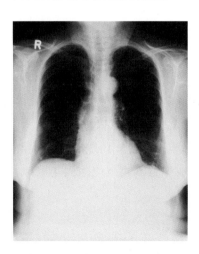

图2-11　X线影像

由于人体不同组织密度和厚度的差异,最终呈现的X线影像可以分为三大类:高密度影像、中等密度影像和低密度影像(图2-11)。

(1)高密度影像:人体骨骼及钙化组织的密度较大,X线照射后衰减较多,致使最终到达胶片的X线偏少,胶片上的金属银沉积少,胶片显示为白色,称为高密度影像。

(2)中等密度影像:人体的肌肉、实质性脏器、体液等的密度中等,X线照射后衰减中等,最终在胶片上沉积的金属银较多,胶片显示为灰白色,称为中等密度影像。

(3)低密度影像:人体的脂肪和气体密度低,X线照射时,被组织吸收的量少,作用于胶片的X线较高密度和中等密度的组织多,因此在胶片上沉积的金属银多,胶片呈现为黑色和灰黑色,称为低密度影像。

3.X线检查技术及发展

(1)传统X线成像技术:传统X线成像技术包括X线摄影和X线透视。X线摄影是 X 线透过人体组织后,将胶片上感光的溴化银中的 Ag^+ 还原为 Ag,Ag 沉淀到胶片上,最终呈现为有对比度和层次感的不同组织和器官的黑白影像。伴随着影像增强器的介入,X 线图像实现了动态的转化,影像增强器的输入荧光屏将 X 线转换为可见光,经过一系列光电转化将图像信息转移到输出荧光屏,最终以视频的速度实时显示动态图像,这就是 X 线透视。

透视(fluoroscopy)可以转动患者体位,从不同的角度动态观察患者的脏器形态、动度等,操作简便。透视在动态脏器的检查中具有独到优势,如服用高密度对比剂后,利用透视观察消化道的形态及蠕动情况等,这种方法至今仍在临床工作中广泛使用,称为消化道造影检查。同时,血管造影、放射介入治疗以及骨关节损伤后复位情况的观察等也是透视应用的重要领域。但透视的影像不如 X 线摄影清晰,而且被检者接受的 X 线剂量大,并且没有永久记录。无论是前面说的 X 线摄影和 X 线透视,都是模拟图像,均不便于存储、传输和图像后处理。

(2)X 线成像的数字化发展:20 世纪末,随着电子计算机的广泛普及,计算机也被应用到了 X 线摄影领域,相继出现了计算机 X 线摄影和数字 X 线摄影(digital radiography,DR),克服了前述 X 线模拟图像不便存储、传输及图像后处理的难题。

CR 使用 X 线数字影像的成像板(imaging plate,IP)为载体,X 线穿透人体后作用于 IP,通过电子计算机对 IP 信息进行读取处理,最终形成数字影像,打破了以 X 线片作为影像记录的历史,是 X 线片数字化比较成熟的技术。CR 在 20 世纪 80 年代初开始应用于临床,是传统 X 线摄影的一次革命。CR 的到来便利了 X 线影像技术的存储、传输及后期处理,可以根据需要获取需要观察的组织的图像,避免了患者重复接受检查。但 CR 的空间分辨率不如传统的 X 线模拟图像,在细微结构的辨识能力上稍微逊色。

DR 是指在计算机控制下直接进行数字化 X 线摄影的新技术,它采用平板探测器,直接把 X 线的强度信息转化为电信号,或者先由闪烁晶体转变成可见光,之后在探测板中转换为电信号,并实时转化为数字信号,最终形成数字化矩阵图像。DR 采用了数字技术,因此可以根据临床需要进行不同的图像后处理,如图像自动处理技术、边缘增强清晰技术、密度测量等。DR 较传统 X 线摄影及 CR 具有更多的优势,与传统 X 线摄影及 CR 不同,DR 在整个过程中不使用暗盒和 IP,患者检查完成后,经电子计算机处理,可以直接将数字图像传输至打印机,更加方便快捷。另外,DR 的 X 线光量子检出效能高,具有更宽的曝光宽容度,因此,在射线剂量小、曝光条件稍差时也能得到清晰锐利的图像。虽然 DR 目前的价格偏贵,不过 DR 终将会取代传统 X 线摄影和 CR。

数字减影血管造影(digital subtraction angiography,DSA)是各种影像血管成像的金标准,将计算机与常规血管造影相结合,转变为数字血管造影图像。DSA 技术利用影像增强器将未影图像和造影后图像增强,经计算机进行模/数转换,两者相减获得数字化图像,再次经数/模转换为减影图像。经减影处理后,原影像中的骨骼和软组织影像被消除,只留下清晰的血管造影图像。20 世纪 70 年代以前,DSA 在临床诊断中广泛使用,尤其被用于颅内疾病诊断的脑血管造影以及肝、胰腺疾病诊断的腹腔动脉造影,70 年代之

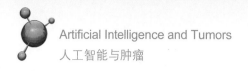
后,超声、CT、MRI在临床被陆续应用,由于它们无创、密度分辨率高、无重叠干扰的优势,DSA作为诊断手段在很大程度上被取代。DSA目前较多应用于诊断明确后的介入治疗。

影像数字化是21世纪影像发展的特点,也是影像发展的新突破,破解了传统X线模拟图像不便于存储等弊端,数字化发展使得影像便于存储、传输,并可以根据临床需求实现丰富的图像后处理,更加方便快捷。CR和DR正逐步取代传统X线模拟图像,我国大型医院已经实现了传统X线数字化。

(3)X线成像的智能化发展:近年来,人工智能与医学的融合引领了医疗领域发展的新方向,越来越多的科技创新成果不断涌现,X线成像与AI的联合使得传统X线成像更加智能化。目前,人工神经网络(artificial neural network,ANN)中基于浅层学习的计算机辅助诊断(computer assist diagnosis,CAD)与X线影像的联合有了较为成熟的研究与应用,基于深度学习的卷积神经网络(convolutional neural network,CNN)与X线影像的联合也被广泛研究。意大利学者开发出了人工神经网络专家系统(ANN-ES),改进了乳腺X线摄影结果的识别,提高了放射科医师对乳腺癌的确诊率[3]。美国休斯敦卫理公会癌症中心研究院研制出了一套自然语言处理(natural language processing,NLP)算法,用该算法提取患者关键的X线影像和病理特征,并且与乳腺癌亚型关联,达到了99%的诊断准确率[4]。X线人工智能检测系统的开发作为X线影像智能化发展的重要方向,将会在提高肿瘤诊断准确率、提高早期诊断水平、缓解医生工作压力等方面带来新的突破。

(二)超声成像

超声成像是医工融合的典范之一,是利用超声声束扫描人体,通过对反射信号的接收、处理来获得体内器官图像的一种物理检查手段。超声影像最早可以追溯到20世纪50年代,在半个多世纪的发展中实现了一次次的革命性飞跃,逐步实现了从静态向动态、从黑白向彩色、从二维向三维的历史性迈进,如今大数据和智能医学的大背景又将超声成像的发展推上了前所未有的新高度。目前,超声成像已成为临床应用最广泛的影像学检查手段之一,在疾病的筛查、诊断等领域发挥着举足轻重的作用。

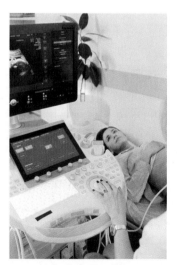

图2-12　超声仪

1.超声成像的基本原理

超声成像是以超声波作为成像源来获得人体组织或器官的声学物理信息的一种医学检查方式,超声成像简便快捷,是临床广泛使用的一种影像学检查手段(图2-12)。超声成像的基本原理是超声波脉冲在体内传播的过程中,当碰到声阻抗(acoustic impedance)界面时会被反射形成回声信号,超声波在人体内的衰减不会太大,可以到达一定的深度,而且人体不同组织的声阻抗性有所不同,在界面处可以有效反射超声波,因此可以通过反射的超声波对人体的不同组织器官进行成像[1,2]。

2.超声的分类

(1)A型超声:A型超声(amplitude mode)即幅度调制型超声,是直接以回波幅度的形式记录信号强弱的超声波成像方式,是基于脉冲-回波原理的最简单的超声波成像方式。由于A型超声存在一维局限性,存在探测信息量少、盲目性大的弊端,目前在很大程度上已被B型超声(brightness mode)取代。但A型超声对回声各类参数的变化颇为灵敏,因此在脑中线、眼轴及脂肪层测量方面具有独到的优势,同时也对实性与液性鉴别具有很大的发展前途。

(2)B型超声:B型超声又称为"灰阶超声波成像",属于二维超声,是在A型超声的基础上发展起来的一种超声成像方式。B型超声通过平移或转动的扫查方式采集横向上不同位置的回波信号,将回波信号以灰阶的形式呈现出来,以灰阶度表示回声的强弱,最终得到由深度和横向位置两个方向所构成的二维图像。B型超声是目前临床应用最广泛的一种超声技术,可以用于肝、胆、肾、膀胱、子宫等多种器官病变的诊断。但B型超声对肺、胃肠等含气性器官难以探测,对成人颅脑的诊断效果也欠佳。

(3)M型超声(motion mode):M型超声能够显示人体某些器官的运动情况。M型超声是从体表的同一位置采集不同时间的回波信号,如果被检器官相对于超声波探头发生运动,反射界面的深度则会随之发生变化,回波信号最终以亮度形式呈现出来,因此M型超声能够获取人体组织器官的运动变化信息。M型超声目前主要用于心脏血管疾病的诊断,能够显示心脏血管的运动,检测心肌的活动能力,同时可以判断心律失常的类型。

(4)D型超声:D型超声应用多普勒效应的原理来探测血液流动和脏器活动。当超声波探头与被检器官发生相对运动时,回波的频率会发生改变,频率的变化称为"频移",最终获得回声频率变化的超声影像,不仅能够直观地展示出循环血流图像,还能显示心脏和血管内血流的时间和空间信息,在心脏血管疾病的辅助检查中得到广泛应用。D型超声可以分为两种亚型:彩色多普勒血流显像(color Doppler flow imaging,CDFI)和频谱多普勒(spectral Doppler)。

彩色多普勒血流显像利用相位检测、自相关处理、彩色灰阶编码的方式处理所得到的血流信息,把平均血流速度资料用彩色图像显示,叠加到B型灰阶图像上。血流方向用不同颜色表示,红色表示血流朝向探头,蓝色表示血流背向探头,用颜色的不同亮度显示血流的速度,色彩明亮表示血流速度快,以非常直观的方式展示出了血流的信息。

频谱多普勒是利用快速傅里叶转换的方式将超声探头接收到的复杂的血流信号转换为简单的基本频率和振幅信号组成的频谱图,可以检测血流的有无、方向、性质、速度等重要信息,是研究血液动力学的必备工具。

3.超声技术的最新进展

(1)超声医学的人工智能化发展:近年来,人工智能逐渐融入超声医学领域,为超声医学的发展带来了新契机,很多深度学习方法被开发出来,为超声医学的智能化发展奠定了基础。Buda等人利用CNN开发出了一套利用甲状腺超声图像来评估是否进行活

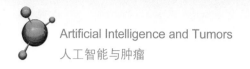

检的算法,该算法得到的结论与放射科专家的结论基本一致[5]。目前,在甲状腺结节的诊断方面,辅助诊断系统的准确率也能够达到富有经验的超声医师的水平。与此同时,超声 AI 辅助诊断技术在乳腺良恶性肿瘤诊断和乙肝患者的肝纤维化分期诊断等领域也都取得了可喜突破。

(2)基于云计算的超声智能诊断平台:目前,很多便携式超声设备及云平台被陆续研发,患者由此可以自己操作,实现简单的超声影像检查,云计算技术同时可以将便携式设备所拍摄影像与医师共享,实现远程诊断,帮助患者及时做出正确的判断,避免了患者因缺乏专业知识而造成漏诊的情况,实现疾病早期防治的目标。美国杨百翰大学的研究团队研发了一款云平台,与便携超声设备相连接,上传标准化的医学数字成像和通信(DICOM)影像,在云端实现数据存储与处理,形成云端影像归档和通信系统(picture archiving and communication systems,PACS),医师既可以实现影像的远程诊断,也可进行数据的远程审批,保证了每一份数据的规范性和严格性,具有较好的数据质量。

(3)三维超声:三维超声是利用计算机处理连续不同平面的二维图像,重建成一个有立体感的图形,克服了二维超声空间显像的不足,为二维超声技术的重要辅助手段。三维超声成像方法有散焦镜法、计算机辅助成像和实时超声束跟踪技术。随着近年来计算机技术的迅速发展,三维超声的发展也迎来了历史性突破,目前已经由三维图像重建发展为了实时三维超声,为临床提供了更多有价值的信息。目前,虽说三维超声尚无法替代二维超声,但却可以为很多复杂声像结构的诊断提供辅助信息,对某些病变的诊断是二维超声难以实现的。

(4)超声造影:超声造影(ultrasonic contrast)又称"声学造影"(acoustic contrast),是利用超声对比剂将后散射回声增强,明显提高超声诊断的分辨力、敏感性和特异性的技术。超声对比剂中含有微小气泡,能够更好地进行血池显像,较好地反映出正常组织和病变组织的血流灌注情况等信息。随着仪器性能的改进和新型声学造影剂的研发,心肌、肝、肾、脑等实质性器官的二维超声影像和血流多普勒信号均有了显著增强,超声造影已成为超声诊断中非常具有前景的发展方向。

(5)超声内镜(endoscopy ultrasound,EUS)和腔内超声:超声内镜是同时结合内镜和超声的一种消化道检查技术,在内镜观察消化道黏膜病变的同时,借助超声开展实时扫描,从而获得胃肠道的组织学特征和周围脏器的超声图像,从而提高了消化道疾病的诊断水平。腔内超声是将特制的超声探头置于人体某些腔内进行检查,使得被检器官影像更加清晰,腔内超声包括经食管超声、经阴道超声、经直肠超声(transrectal ultrasonography,TRUS)、经尿道超声,分别主要用于心脏、妇科、前列腺及膀胱等部位的检查。

(三)磁共振成像

磁共振成像是利用核磁共振(nuclear magnetic resonance,NMR)原理进行医学成像的一种影像诊断技术(图2-13),让人们彻底摆脱了放射线带来的损伤。1946 年,美国斯坦福大学的 Felix Bloch 和哈佛大学的 Edward Purcell 分别发现了磁共振现象,为后续MRI 技术的出现奠定了理论基础,纽约州立大学的 Paul Lauterbur 在 1973 年获得了两个充水试管的第一张核磁共振图像,次年得到了活鼠的磁共振图像。近年来,MRI技术迅速发展,推动着医学诊疗领域的不断进步。MRI的原理不同于X线、CT,同时也得益于其众多序列参数的可调性和应用的灵活性,使得MRI在许多疾病的诊断中表现出独到的优势[2]。

1.MRI原理

MRI是将氢原子核在磁场中产生的信号利用计算机处理后获取重建图像的一种成像技术。MRI是利用人体内的氢质子来成像的:人体内含有大量的水分,水分子中存在氢质子,氢质子在进入强磁场前处于杂乱无章的状态,当外加强磁场后,氢质子会在平行或反平行于磁力线的方向规则排列,平行于磁力线的氢质子属于低能级,反平

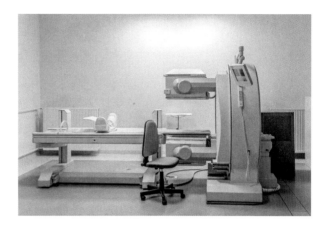

图 2-13 磁共振成像仪

行于磁力线的氢质子属于高能级;给予一定频率的射频脉冲会使部分低能级的氢质子转变成高能级,脉冲停止后则又恢复到原先的低能级状态;在此过程中会有能量以射频信号的形式释放出来,接收到的信号经计算机进行图像重建,从而获得磁共振图像。

在停止发射脉冲后,质子会从激化状态恢复到平衡排列状态,恢复的过程称为弛豫(relaxation)。纵向磁化恢复的过程称为纵向弛豫(longitudinal relaxation),横向磁化恢复的过程称为横向弛豫(transverse relaxation)。纵向弛豫时间(longitudinal relaxation time)简称T1,是指纵向磁化由0恢复到平衡状态的63%时需要的时间,横向弛豫时间(transverse relaxation time)简称T2,是指横向磁化减小到最大值的37%时所用的时间。T1和T2是MRI成像的重要成像参数。

2.MRI检查技术

(1)平面回波成像(echo planar imaging,EPI):平面回波成像技术是目前最快速的MRI技术。EPI是在一次射频脉冲激发后,利用读出梯度场的连续正反向切换,每次切换产生一个梯度回波,由此会产生多个梯度回波,最后将采集到的一系列梯度回波重建一个层面的MRI图像。EPI目前已在临床得到广泛应用,主要应用于灌注成像(perfusion weighted imaging,PWI)、弥散成像(diffusion imaging,DI)以及脑活动功能成像,同时也在心脏、腹部等的快速成像领域取得了新进展。

(2)MR增强扫描:MR增强扫描是通过使用对比剂来缩短组织在外磁场作用下的共振时间,增加对比信号的差异,从而提高成像对比度和清晰度的一种MRI成像技术。MRI具有较好的组织对比度和分辨率,然而有些病变组织与正常组织的弛豫时间存在较大的重叠,因而不利于疾病的诊断。此时,除了可以通过选择合适的脉冲序列和成像参

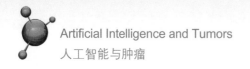
数的方式来提高 MRI 图像的对比度外,也可以使用对比剂来缩短质子的弛豫时间,从而有效提高成像的对比度,对疾病的诊断带来了极大的便利。根据使用对比剂的不同,MR 增强扫描可以分为普通增强扫描和特异性增强扫描。

普通增强扫描常用的对比剂是二乙烯三胺五乙酸钆(gadolinium-diethylene-triamine-pentaacetic acid,Gd-DTPA),属钆离子的螯合物。对比剂经静脉注射进入血液后遍布全身的组织器官,由于没有器官特异性而被称为普通增强扫描。特异性增强扫描使用的对比剂可以特异性标记人体的某些器官和组织,例如使用可溶性金属离子螯合物(如 Gd-DTPA)、可溶性金属离子(如枸橼酸铁铵)、不溶性微粒(如黏土、钡剂等)等口服对比剂进行胃肠道的造影,静脉注射钆贝酸二葡甲胺(gadobenate dimeglumine)和钆塞酸二钠(gadoxetic acid disodium)等用于肝脏疾病的特异性诊断。同时也有很多特异性增强对比剂处于研发阶段,例如能与血清蛋白结合而分布于血清的对比剂,基于单克隆抗体制备的特异性对比剂等,特异性对比剂对很多疾病的鉴别诊断发挥着重要作用。

(3)MR 血管成像(magnetic resonance angiography,MRA):MR 血管成像是一种无创的血管成像技术,并且无须使用对比剂,能够较好地显示血管和血流信号,已经在临床中得到广泛应用。MRA 主要用于中枢神经系统的血管疾病检查,例如对颈动脉、椎动脉、颅内血管特别是 Willis 环等血管的检查。目前常用的 MRA 方法有时间飞跃法(time of flight,TOF)和相位对比法(phase contrast,PC)。

TOF 利用磁共振的流动效应进行血管成像,射频脉冲使作用层面中的质子处于饱和状态,纵向磁化消失,新流入成像层面的血液取代之前处于激发脉冲下的血液。由于新流入的血液没有被激发,质子处于非饱和状态,具有更高的纵向磁化程度,因此流动的血液在 MRA 图像上显示出比饱和的背景组织更高的信号强度。

PC 是利用相位的改变来显示流动的血液,在外加梯度磁场的作用下,静态质子不存在相位变化,而流动质子的相位会发生变化,因此能够更好地显示血管结构和血流速度,但是采集时间较长。PC 方法又分为二维相位对比法(two dimensional-phase contrast,2D-PC)和三维相位对比法(three dimensional-phase contrast,3D-PC)。2D-PC 主要用于测量血流速度和血流量;3D-PC 可以实现任意方向的血管图像重建,具有更好的空间分辨力,能够实现对更微小血管多方位的全面观察。

(4)MR 水成像:MR 水成像(magnetic resonance hydrography,MRH)是一种无创、无须对比剂的影像学检查技术,成像原理是利用了静态液体具有长 T2 的特性。人体内含水器官的 T2 值远远大于其他组织器官,因此当采用重 T2 加权像序列时,其他组织的横向磁化矢量几乎完全衰减,信号强度变得很弱,而水由于其长 T2 的特性会依然保持较大的横向磁化矢量,显示为较强的信号,因此,含水器官得以清晰地显示,如胆汁、尿液、脑脊液等相对静止的液体呈现为高信号,而流速较快的血液以及实质器官则表现为低信号。目前,MR 胆胰管成像(magnetic resonance cholangiopancreatography,MRCP)和 MR 尿路成像(magnetic resonance urography,MRU)等 MRH 技术已经在临床得到了广泛应用。

(5)MR 脂肪抑制(magnetic resonance fat-suppression,MRFS):MR 脂肪抑制采用

特定方式特异性地降低 MR 图像上的脂肪组织高信号,而不影响非脂肪组织的信号强度,由此可鉴别高信号区是否存在脂肪组织,其原理是脂肪组织和其他组织的氢质子由于所处的环境不同而具有不同的共振频率,当同时受到射频脉冲激发后,弛豫时间有所差异,最终表现为不同的信号强度,基于以上特性,研究人员开发出能够抑制脂肪信号的脉冲序列,从而实现了脂肪组织高信号的特异性抑制。MRFS 技术目前常被用于辅助肿瘤、炎症等疾病的鉴别诊断。

(6)MR 波谱(magnetic resonance spectroscopy,MRS):MR 波谱是一种利用磁共振中的化学位移现象来测定分子组成和空间构型的方法,是目前唯一能够实现无创检测活体组织代谢产物的方法。化学位移是指不同分子中的同种质子会因其所处化学结构的差异而存在不同的共振频率,这种差异即为化学位移,MRS 正是利用这种差异实现对分子的检测。近年来,MRS 技术在中枢神经系统的疾病诊断方面有了越来越多的应用,MRS 对于组织代谢的检测也无疑对疾病的早期诊断提供了帮助。同时,基于 MRS 技术分析分子化学组成和结构的功能,其在生物医药等基础研究领域也得到了广泛的推广应用。

(7)MR 功能成像(functional MRI):MR 功能成像是近年来发展较快的技术,包括弥散成像、灌注成像、脑功能磁共振成像(functional MRI,fMRI)等。

弥散成像包括两类:弥散加权成像(diffusion weighted imaging,DWI)和弥散张量成像(diffusion tensor imaging,DTI)。DWI 是基于不同组织中水分子弥散情况的不同而发展出的一种 MR 技术,能够反映组织间水分子弥散情况的差异,常用于颅脑 MR 成像,是诊断急性脑梗死最敏感的方法。其机制为:脑缺血超急性期的脑细胞处于细胞毒性水肿时期,细胞内水分子弥散运动受限,展现为 DWI 高信号,随着梗死时间延长,脑组织表现为血管源性水肿,展现为 DWI 低信号。同时,DWI 也在临床指导溶栓治疗等方面具有重要作用。DTI 技术是通过分析组织微结构和水分子在不同方向上扩散能力的相关性来最终呈现组织微结构的一种 MR 技术,是目前唯一的无创且能定量检测活体组织微结构的方法,是组织成像领域的一次革命性突破。DTI 可以清晰地显示白质纤维束走向,有利于白质病变的诊断,也在神经外科手术的指导中发挥重要作用。

PWI 是反映组织微血管分布和血流灌注情况的一种 MR 成像技术,有助于脑部肿瘤的定性诊断,同时也在心脏灌注、肾功能灌注以及肝脏疾病的早期诊断中有所应用。PWI 可以分为两类:一类使用顺磁性的外源性对比剂,通过测量组织血流量、对比剂通过组织所需时间等信息来测算血流灌注功能,其中以动态磁敏感对比增强灌注成像(dynamic susceptibility weighted contrast enhanced,DSC)最为常见;另一类无须使用对比剂,通过分析血液中磁标记水质子的组织分布来推断组织的微循环情况,这种方法称作动脉自旋标记法(arterial spin labeling,ASL),基于其无须使用对比剂、安全无创的优势,在临床有着良好的应用潜力。

脑功能磁共振成像是一种基于血氧水平依赖(blood oxygen level dependent,BOLD)的 MR 成像技术,通过测定大脑刺激情况下的局部脑血流和去氧血红蛋白含量的变化来实现脑功能的 MR 成像。fMRI 的具体原理是神经活动会增加局部的脑血流,增加氧合

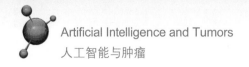
血红蛋白含量（oxy-hemoglobin，bO₂），由于氧合血红蛋白具有与组织和水相同的抗磁性，因此其水平的升高会降低局部磁场的不均匀性，从而展现为高信号，fMRI 正是通过测量磁场的不均匀性实现对脑血流情况的测定。fMRI 作为一个近年来迅速发展的全新技术，包括了解剖学、神经系统反应机制等众多信息，有着广阔的发展前景。fMRI 能够从影像学的角度证实视觉中枢、听觉中枢、运动中枢的具体位置，同时，fMRI 在神经外科手术的术前评估及预后检查、抑郁症和精神分裂症等精神疾病的诊断及机制研究等领域均发挥了很大的作用。

3.MR 技术新进展

（1）AI 背景下的 MR 新进展：近年来，AI 的迅速发展为医学成像领域带来了新契机，与 CT、X 线等成像设备相比，MR 具有更加复杂的成像原理、成像过程和影像处理，因此，MR 领域的智能化发展相对滞后。随着近几年对 AI 重视度的增加和研究的逐步深入，MR 智能化领域也取得了突破性进展，实现了由磁共振 AI 1.0 时代向 3.0 时代的飞跃。磁共振 AI 1.0 时代注重磁共振流程智能化，如在自动识别解剖部位、自动连续扫描等方面的优化和改进；磁共振 AI 2.0 时代聚焦于图像重建后处理中的智能化分析和辅助诊断领域，如结构与功能成像的多模态融合，有效地提高了图像的处理效率，为疾病的辅助诊断等提供了更详细的影像学资料；2020 年 3 月 28 日，美国通用电气（GE）公司推出了最新数字医疗创新成果——全流程人工智能磁共振技术平台（智简 AI），推动磁共振领域进入了 AI 3.0 时代。智简 AI 是基于深度神经网络算法，整合全球资源，累计学习 10 万例原始影像图，历时三年研发出的最新创新成果。智简 AI 突破性地从成像源头去除伪影，实现了前端图像优化，同时在图像重建优化的过程中也利用 AI 算法抑制伪影，深度提升了图像的信噪比，从而可获取到更高质量的原始影像数据，提升了 MR 成像效率。GE 研发团队的大量测试结果也显示，在肩关节及颅脑成像中，智简 AI 比传统成像提升了一倍的速度，同时图像的分辨率和信噪比均有了显著提高，大幅提高了磁共振的检查和诊断效率，也避免了重复扫描带来的经济效益损失。未来的 MR 智能化发展将会拥有更大的应用场景，为医疗卫生事业的发展带来更多便利。

（2）第五代移动通信技术（简称"5G"）背景下的 MR 新进展：近年陆续出台的 5G＋医疗健康政策推动了 5G 在医疗卫生领域的建设与发展。5G 远程医疗是一种融合了医学、通信、信息等众多新技术的医疗模式，支撑海量多媒体医疗数据的安全、高速传输，在远程医疗行业的快速健康发展中起到了重要推动作用。近年来，MR 的发展也在 5G 医疗大背景的推动下实现了新突破。随着重疾防治和分级诊疗在医疗领域的逐步推进，磁共振设备在基层医院的装机量和使用率连年攀升，但由于 MR 技术在操作、参数调整以及高级功能应用等方面均存在一定难度，基层缺乏专业人才，缺少专业化培训和专家指导，使得 MR 技术在基层的推广应用遇到阻碍。5G 技术在医疗领域的发展应用成功破解了这一难题。

GE 医疗发布的"SIGNATMButler"5G 磁共振应用远程指挥中心解决方案，是目前业内首个真正实施 5G 下实时指导 MR 扫描与应用培训的创新成果。"SIGNATM Butler"让装机用户和 GE 医疗应用培训资源可以在任何时间和地点与 MR 设备互联，同时,使用专用医用 5G 网络频段确保了与 MR 射频互不干扰,为基层影像医生提供实时的 MR 检查指导,帮助基层医生快速提升 MR 检查诊断水平。"SIGNATMButler"除了在基层医院大受欢迎以外,还是建立多院区、高质量发展的大型医院实现跨越式发展的重要助力。多院区互联版的"SIGANATMButler"可谓是云端的指挥中心,各院区之间能够实时共享 MR 影像,实现了多位专家远程会诊和实时参数调整,解决了临床疑难杂症诊断等问题。"SIGANATMButler"也同时帮助解决了跨院区 MR 扫描序列管理和图像质控等问题,统一的扫描流程、标准、参数等在保证 MR 影像的精准度、提高疾病诊疗效率方面发挥了举足轻重的作用,也为低年资技师和医师的培养带来了更多便利。目前,在新冠疫情防控的大背景下,"SIGNATMButler"的 5G 医疗成功解决了时间、空间、防疫甚至成本等多种难题,为疫情下的磁共振培训及应用打开了新局面。2021 年 7 月,"SIGNATMButler"让疫情封锁下的苏州视源健康管理中心与远在长沙的 GE 医疗资深培训工程师进行了跨时空的 MR 技术培训,带领苏州视源走出了新设备的使用困境。

（四）计算机体层摄影（computed tomography,CT）

计算机体层摄影是一种基于 X 线检查的新技术,具有安全、无痛、快速、定位和定性准确等优势,能够发现较小的病灶,有利于疾病的早期诊断。CT 经历了传统 CT、单层螺旋 CT 和多层螺旋 CT 三个主要发展阶段。1895 年,伦琴发现了 X 线;1917 年 Radon 提出的投影重建函数为投影重建图像奠定了基础;1963 年,Cormack 推出了一套将 X 线投影数据进行图像重建的数学方法;1972 年,Hounsfield 在科马克的数学公式基础之上发明了第一台 CT 扫描机;CT 技术持续发展,于 1976 年又相继发明体部扫描 CT,1989 年出现螺旋 CT,20 世纪 90 年代后发明多层螺旋 CT。CT 的持续发展极大地推进了医学影像诊断领域的进步。

1.CT 的原理

CT 是以 X 线为成像源,利用人体不同组织对 X 线衰减的差异性原理,通过计算机数字化处理来建立断层图像的影像学技术（图2-14）。CT 的具体原理是使用 X 线束扫描人体的选定层面,收集穿过该层面的 X 线并将其转化为电信号,经模/数转换器（A/D converter）转变为数字信息,通过计算机处理得到该层面的 X 线吸收值并将其排列为数字矩阵,再经由数模转化为模拟信号,得到最终的横断图像。

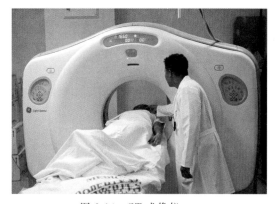

图 2-14　CT 成像仪

2.CT 检查技术

（1）CT 平扫:CT 平扫又称"普通扫描",是指无须注入对比剂的常规扫描,通常用于初次 CT 检查。CT 平扫的最大意义在于发现病灶,经医生判断后再决定是否进行后续

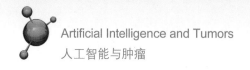
的增强 CT 扫描,CT 平扫适用于各部位疾病的检查。

(2)CT 增强扫描:CT 增强扫描是指经静脉给予对比剂后进行扫描的检查方法,对比剂能够增加病变组织与正常组织之间的密度差异,使得病变得到更加清晰的显示;同时能够清楚地显示病变的血供情况,有效提高了病变的检出率,更有利于确定病变性质。根据扫描方法的不同,CT 增强扫描可以具体分为常规增强扫描、多期增强扫描、动态增强扫描、延迟扫描等方式。

常规增强扫描是指在静脉注射对比剂 60～70 s 后,让对比剂充分浸润到组织和病变中,再进行扫描。

多期增强扫描是指静脉注射对比剂后,在血供的不同时期分别扫描被检器官的一种扫描方法,扫描时期一般包括动脉期、静脉期,必要时也会增加延迟期的扫描。

动态增强扫描是指在静脉注射对比剂后,连续不间断地对某一层面或病变的感兴趣区(region of interest,ROI)做重复扫描的一种扫描技术,可检测病变区在注射对比剂后密度随时间动态变化的情况,如血管丰富病变区的密度上升更快。动态增强扫描对骨和软组织肿瘤良恶性判断等方面具有一定的诊断价值。

延迟扫描是指一次大剂量注射对比剂后 5 min 或更长时间进行重复扫描的一种扫描技术,在提高小病灶的检出率、定性准确率等方面提供了帮助。

(3)CT 特殊扫描:薄层扫描(thin slice scan)是指层厚小于等于 5 mm 的扫描,减小了部分容积效应,能够更好地显示病变的细节,常用于垂体病变等较小结构病灶的观察。扫描层厚越薄时,三维重建后的图像质量越高。

高分辨率 CT 扫描(high resolution CT,HRCT)是通过薄层扫描、高空间分辨率的算法重建等方式获得高分辨率 CT 图像的一种 CT 扫描技术。HRCT 是常规 CT 最有效的补充,具有良好的空间分辨率和密度分辨率,在肺部弥漫性间质性或结节性病变、肾上腺、内耳及垂体等的检查中应用广泛,也是目前肺结构检查中最精确的无创检查方式。

3.CT 技术新进展

(1)AI 背景下的 CT 新进展:随着近年来 AI 技术的飞速发展,AI 逐渐渗透到生产生活的各个领域,同时也已融入 CT 的扫描、重建、图像后处理等多个方面,为 CT 的发展带来了革命性突破。目前,AI 在 CT 的辅助诊断领域有了重大进展,对影像科医生而言,重复的阅片工作极易带来疲劳感,从而影响报告的质量,而 AI 会保持统一的标准,不受外界环境的干扰,与医生的高水准"双剑合璧",使疾病的诊断精度有了很大提升。同时,AI 可以通过不断深入学习进一步提高诊断的准确度。目前,一些基于 CT 技术的 AI 辅助诊断系统已经推广上市,包括 AI 智能肺结节筛查系统、冠状动脉 CT 成像 AI 辅助诊断系统、"卒中数字医生"头颈 CTA 人工智能辅助诊断系统等。AI 智能肺结节筛查系统可以在数秒内完成肺部影像诊断,自动标注可疑部位,初步辨别良恶性并出具结构化影像报告;冠状动脉 CT 成像 AI 辅助诊断系统 CoronaryDoc 可以快速完成对冠脉血管增强CT 影像的自动化重建,同时具备冠脉自动命名、狭窄与斑块分析、出具报告的功能,将原始影像到结构化报告输出的时间压缩至几分钟,极大地提高了医生的工作效率;头颈CTA 人工智能辅助诊断系统将传统后处理 20～40 分钟/例的时间缩短至了 3 分钟/例;

同时,后处理、结构化报告、胶片打印的全流程自动化模式极大地提高了头部疾病的诊断效率。

AI 在 CT 领域的应用也为扫描方案的自动化制定引领出了新道路,其中天眼 CT 在智能制定患者扫描方案中大放异彩。天眼 CT 基于视觉引导和 AI 技术,实现了智能定位、智能追踪、智能摆位、智能推荐扫描位置、扫描角度和重建视野等功能。自动化扫描方案制定模式显著提高了 CT 扫描的效率,并且将极大地提高扫描质量,降低不必要的重复扫描。

AI 也逐步深入到了 CT 的图像重建[6]领域。CT 图像的重建算法是 CT 技术中的重要部分,重建算法经历了 20 世纪 70 年代的代数迭代重建(ART)、20 世纪 80 年代到 21 世纪初的传统滤波反投影(FBP)、2000 年后的迭代重建(IR)三个时代。与 FBP 相比,IR 在不明显影响图像质量的前提下,将辐射剂量降低了 23%～76%,成了当今最主要的 CT 图像重建方法。然而迭代重建也存在一定的不足,图像的高频信息往往会随着迭代强度的增加被扭曲和丢失,GE 和佳能分别推出的深度学习重建(DLR)技术 TrueFidelity 和 AiCE,破解了迭代重建后图像失真的问题,以佳能 AiCE 为例,基于深度学习的技术,通过高质量图像训练深度神经网络建立起人工智能 Clear-IQ 引擎,更加有利于从噪声中分辨出真实信号,降低了噪声对图像分辨率的影响,从而表现出噪声低、自然纹理清晰、辨识度高等优势。

(2)5G 时代下移动 CT 新进展:近年来,移动 CT 成了 CT 领域的一个重要发展方向。目前,已有众多类型的移动 CT 体检车上市。基于其灵活性和便捷性的特点,移动 CT 在一定程度上缓解了医院场地有限和设备不足等问题;同时,移动 CT 也在急诊医学领域广受欢迎,移动 CT 体检车能够根据不同需求实现个性化医疗设备定制,如呼吸机、心电图、除颤仪等,将医学影像检查场景前移并给予患者最及时的抢救,与此同时,配合 5G 网络将检查数据实时回传送至医院,大大节省了入院后检查的时间,让医生提早掌握患者病情并及时制定治疗方案,为抢救争取到更多的"黄金时间";新冠疫情大背景也是移动 CT 的重要应用场景,能够设置独立的检查单元,有效减少了医患之间的接触,减少了院内交叉感染发生的可能性。虽然移动 CT 拥有着常规 CT 无可比拟的优势,但尚存在些许不足,如辐射防控、使用稳定性等问题,但随着未来 5G 技术的持续发展成熟、图像重建领域的技术提升等,移动 CT 将会拥有更多的应用场景,推动医学影像领域的持续发展,为 CT 影像领域带来革命性突破。

（五）核医学成像

核医学成像又称"放射性核素成像",通过检测摄入体内的放射性核素所释放的射线来反映放射性核素的浓度分布情况,从而检测人体组织生理和代谢等信息。核医学成像是一种区别于其他影像学成像的技术,其成像原理不是基于不同组织器官的密度差异,而是取决于细胞功能、细胞数量、代谢活性等因素,属于功能性影像。病变早期往往伴随功能代谢的变化,因此,核医学成像通常被认为是最具疾病早期诊断价值的检查技术之一。

从 1920 年研究者尝试利用放射性同位素进行医学诊断以来,核医学成像已经经历

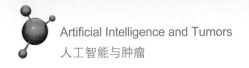

了百年的发展历程。1940年起,人们进一步尝试进行放射性核素浓度的成像。在20世纪50年代初期,B. Cassen发明了可以扫描得到人体核素浓度投影像的准直扫描仪。20世纪50年代末期,H. Anger研制出γ相机,γ相机正是单光子发射计算机断层成像(single photon emission computerized tomography,SPECT)的基础。随着γ相机能够探测正电子湮灭时产生的光子对的特性被证实,PET技术被开发出来,Phelps和Hoffman等人制造出了第一台用于医学检查的PET扫描仪,并于20世纪90年代后逐渐应用于临床。

1.核医学成像原理

核医学成像是通过检测放射性同位素衰变过程中释放的γ光子和其他射线进行成像的一种影像学技术。核医学成像的基本原理是对一些能够参与人体代谢的分子进行放射性同位素标记(被标记的放射性同位素分子称作示踪剂),通过口服或注射的方式注入人体,检测放射性同位素辐射的射线来测量人体内示踪剂的浓度,从而反映出人体组织生理功能和新陈代谢等信息。

2.核医学成像的分类

(1)SPECT和SPECT/CT:SPECT是在γ相机平面成像的基础之上,采集多方位数据后重建断层的一种成像技术。SPECT通过γ相机检测注入体内的示踪剂所释放的γ射线,利用可围绕患者旋转的探头来采集人体脏器组织放射性分布的投影图像,旋转一个角度可以获得一组数据,旋转一周得到若干组数据,最后通过计算机图像重建得到能够呈现放射性分布等信息的影像。SPECT影像能够清晰地反映人体组织器官的生理及代谢信息,为疾病的早期诊断提供依据,但由于缺乏解剖位置对照而无法精确定位病灶,因此出现了SPECT显像仪和CT扫描仪相结合的影像设备,从而在一次检查中同时获得显示精细解剖结构的CT影像和反映机体代谢情况的SPECT影像,或者得到SPECT/CT融合显像,显著提升了诊断的准确性。SPECT/CT使用以来得到了临床影像诊断领域的高度重视,目前已广泛应用于骨骼、心脏和肿瘤等多种疾病的诊断,跻身于国际顶尖核医学影像技术之列。

(2)PET和PET/CT:PET也是使用示踪原理来显示机体代谢活动的一种核医学成像技术。PET使用的是能够发射正电子的放射性核素标记的示踪剂,伴随着放射性核素的衰变会发射出正电子,正电子会结合周围组织中的电子发生湮灭反应(annihilation),随之发射出能量相等、方向相反的γ光子,PET扫描仪所探测的就是示踪剂发射的γ光子,收集到的信息最终经计算机重建断层得到PET影像。与SPECT影像类似,PET影像也通常因缺乏解剖位置对照而无法准确判断病灶位置,因此会将PET成像系统与CT成像系统组合成PET/CT扫描仪,PET/CT扫描仪除了能够提供组织代谢信息外,也给出了精确的解剖位置信息,为疾病诊断领域带来了重大突破。目前,PET/CT在肿瘤的良恶性诊断、疗效监控以及冠心病评估等领域均得到了广泛应用。

3.核医学成像新进展

(1)核医学分子影像学(molecular imaging,MI):分子影像学是近年来新兴的一门与疾病诊断密切相关的前沿学科,是指在活体状态下,应用医学影像学方法对细胞的各类生物学过程开展分子水平的研究,通过探测分子层面的异常变化来诊断疾病。分子影像学实现了医学诊断从传统形态诊断向分子水平代谢与功能诊断的转变,是医学发展史的一次重大飞跃。核医学 MI 技术在近几年发展迅速,目前已经实现细胞、蛋白、DNA、RNA 层面的显像,糖类、脂肪、蛋白质等生物大分子的代谢追踪,以及细胞增殖、分裂等过程的动态观察与分析。同时,也有一些核医学 MI 广泛应用于临床并取得了显著成效,如 18 氟-脱氧葡萄糖(^{18}F-FDG)PET 在肿瘤诊断及放疗生物靶区勾画中展现出独特的优势。基于核医学 MI 的高敏感性和特异性的优点,以及其在医学领域的广阔应用前景,核医学 MI 在近年来的研究势头高涨,涌现出了大量极具应用前景的新技术并逐步走向成熟,如代谢显像(metabolism imaging)、受体显像(receptor imaging)、反义基因显像(antisense gene imaging)、放射性免疫显像(radioimmunoimaging)等。

代谢显像能够通过影像学方法获得机体蛋白质、葡萄糖、脂肪等物质的代谢状态影像,是已经广泛应用于临床的比较成熟的 MI 技术。代谢显像可以在疾病尚未引发解剖和功能改变之前,检测到代谢活动的异常,从而为疾病的诊断、治疗和疗效评价提供帮助。目前应用较广泛的代谢显影剂有 ^{18}F-FDG,基于肿瘤细胞代谢活跃的特性,其在肿瘤的良恶性鉴别诊断、分级、转移灶探测、疗效观察及复发等方面均有较高的临床价值。

受体显像是利用放射性核素标记配体,配体能够与特异性受体相结合,运用核医学成像手段,从而实现生理状态下对受体分布、密度和功能等的无创检查。目前,神经受体显像已成为诊断和研究帕金森病等一些神经系统疾病的重要手段。

反义基因显像是利用反义基因技术对基因进行核医学成像的一种影像学手段,其原理是对人工合成的与靶基因互补的反义寡核苷酸进行放射性核素标记,基于碱基互补配对原理,反义寡核苷酸进入体内后会和靶基因结合,从而实现靶基因的显像。该技术可以从基因水平对特异性靶基因进行定量与定位,在协助早期肿瘤特异性诊断中发挥重要作用。反义基因显像技术带领肿瘤显像进入基因水平,是肿瘤诊断领域的一项重大突破。

放射性免疫显像是近年来发展的肿瘤诊断新技术,其原理是利用放射性核素标记单克隆抗体,单克隆抗体通过一定的途径进入体内后,可以与肿瘤细胞相关抗原发生特异性结合,使肿瘤组织内部的放射性核素异常聚集,最终通过核医学影像技术成像,显示出肿瘤及转移灶的大小、分布等信息,为肿瘤的诊断提供依据。

(2)AI 背景下的核医学影像发展:近年来,AI 越来越多地融入核医学成像的各个领域,从自动图像读取、分类与临床决策到核医学影像的重建与图像校正,无处不存在着 AI 的身影,AI 融合为核医学影像的发展开辟了新道路。在良性疾病的核医学影像诊断中,自动化的影像分类和临床决策是 AI 应用的主要方式,如 AI 辅助下心肌灌注显像的自动化特征选择、分割和分类在识别受益患者和预后预测中发挥着重要作用。AI 辅助核医学影像进行图像重建、衰减校正和解剖标志等也是医工融合研究的重点领域,目前研究发现,在迭代图像重建的过程中集成进深度神经网络能够提高影像的质量,将深度学习方法应用于 PET/CT 的衰减校正可以获得更高精度的衰减图,同时去噪处理中的 AI 融合也是颇受欢迎的研究领域,利用 AI 能够成功从低剂量影像生成全剂量高质量的影像或直接对重建 PET 图像进行滤波[7~12]。近年来,心脏核素显像领域也融入了很多 AI 元

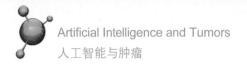

素,在心脏血流灌注评估、左心室功能测定、不良事件预测等方面的探索均获得了可喜成绩:图像准确分割是心脏左室功能评估的基础,有研究发现,使用全卷积神经网络(fully convolutional networks,FCN)进行左心室心肌分割和体积测量,结果显示为1.09%±3.66%的左心室心肌容积误差,这为心脏疾病的诊断奠定了基础[13];深度学习同样被研究应用于梗阻性疾病的预测,研究表明,同时分析半直立和仰卧位的心肌灌注情况也有效提升了疾病预测的准确度和敏感度[14,15];同时,机器学习模型与心肌灌注SPECT及临床数据联合也被用于预测患者心脏性死亡的风险[16];在消除伪影方面,有研究人员通过深度学习方法从SPECT发射数据中估计衰减图,成功消除了因患者运动而导致的SPECT和CT影像匹配错误导致的伪影。未来,随着AI在核医学成像领域融合的不断深入和成熟,会有更多新的融合技术被开发,将带领医学影像诊断领域向更加便捷化、高效化、智能化的方向迈进。

(3)5G时代下的核医学影像发展:医学影像是医疗数据的重要载体之一,而影像资料往往会因为容量大而在医院网络的传输中出现明显的延迟,如今,随着5G技术的出现和发展,影像数据的快速传输和实时分析成为可能。在中华医学会第二十六次全国放射学学术大会上,翼展科技公司推出了新一代AI+5G盒子,让应用5G传输医疗影像数据成为可能,该盒子搭载了5G通信模块的边缘计算智能网关工具,能够实时将大量的不同区域的医学影像数据传送到云端,同时具备实时质控、远程监控、远程维护和故障预警的功能,这一技术为大规模远程医学影像诊断平台的搭建奠定了坚实的基础,这将有效保证影像数据的可追溯性和不可篡改性,加速医学影像数据的共享,有效提高远程诊断效率。

(六)消化内镜

消化内镜作为一种重要的消化系统疾病诊疗技术,已经历了百余年的发展,实现了从管式内镜到纤维内镜,再到电子内镜的三步式跨越。目前,高清的图像质量与染色技术、计算机虚拟染色技术以及内镜超声等技术的联合实现了对上下消化道历来处于检查盲区的小肠,以及胰胆等消化道毗邻器官的检查。随着近年来消化内镜技术的不断发展和突破,消化内镜在微创治疗领域也占据了一席之地,如内镜下套扎曲张静脉(endoscopic varix ligation,EVL)、早期消化道肿瘤的内镜下黏膜切除术(endoscopic mucosal resection,EMR)、用于胰胆管梗阻治疗的内镜逆行胰胆管造影术(endoscopic retrograde cholangiopancreatography,ERCP)等,均已是全球性共识和指南推荐的一线治疗方案,更多新技术也在慢慢惠及广大人民群众。随着内镜筛查的逐渐普及和内镜下微创治疗技术的日渐成熟,消化道肿瘤的早诊早治成为现实,在降低消化道恶性肿瘤的发病率和病死率的同时,也显著提升了患者的生活质量,节约了大量医疗费用。本部分内容主要针对诊断内镜进行讲解,治疗内镜会在教材分论的具体疾病治疗中展开讨论。

1.消化内镜的分类

消化内镜是消化系统疾病诊断的重要手段,也是某些疾病明确诊断的"金标准",随着近年来放大内镜(magnifying endoscope,ME)、荧光内镜、超声内镜、共聚焦内镜(confocal endoscope)、胶囊内镜(capsule endoscopy)等诸多先进内镜设备的诞生,内镜诊断逐步跨进了微观时代。这些内镜能够观察到普通内镜无法辨别的微小细节,甚至可以清楚地观察到细胞结构。先进的技术手段将消化系统疾病诊断带领进了内镜精准诊疗新时代,极大地提升了消化系统疾病的诊疗水平[17]。

(1)色素内镜(pigment endoscopy):色素内镜是利用内镜下黏膜色素染色技术进行消化道检查的一种内镜技术。该技术使用特殊染料对胃肠道黏膜进行染色,增加病变部位和正常部位的对比度,从而更清晰地显示微小病变和病变范围等信息,有效提高了消化系统疾病的检出率。作为消化道肿瘤诊断的辅助手段,色素内镜的阳性检出率一般为80%;国外对小胃癌的镜下检查也发现,亚甲蓝-刚果红染色的色素镜检可以达到75%的检出率,相比于普通内镜23%的检出率有了显著提升。目前常用的色素有普鲁士蓝、亚甲蓝、复方卢戈氏液、冰醋酸等。

(2)放大内镜:放大内镜是通过将变焦镜头安装到普通内镜上来放大黏膜组织光学影像的一种消化内镜检查方法。利用 ME 技术可以清晰地观察到消化道黏膜表面的腺管开口及微血管等黏膜表面的细微结构,有助于明确病变性质和确定病变范围,在消化道疾病及早期肿瘤的诊断中具有独特优势。

(3)超声内镜:超声内镜是同时联合内镜和超声的一种消化道检查技术,其在内镜顶端安装微型超声探头,通过内镜观察消化道黏膜病变的同时可以借助超声技术完成消化道的实时扫描。EUS 技术在近年来发展迅速并愈发成熟,目前常用于消化道病变性质的鉴别诊断、消化道肿瘤的分期及侵袭范围和深度的确定、胰胆系统肿瘤的诊断等领域。随着多普勒超声内镜等新的内镜技术手段的开发,EUS 将会有更广阔的发展前景。

(4)胶囊内镜:胶囊内镜是将微型摄像头装入胶囊大小的装置中,对消化道开展无创无痛检查的一种内镜技术。第一个胶囊内镜系统于 20 世纪初在以色列诞生,该系统终于实现了对历来处于盲区的小肠的检查,是内镜史上的一个重大突破。将胶囊吞入胃中,伴随着胶囊的下行,摄像头可以拍摄到沿途的消化道内壁,通过与之相连电脑的影像来判断消化道的病变情况,目前主要用于中消化道的检查,对消化道不明原因性出血的诊断率高达81%,已成为共识推荐的一线检查手段。目前,胶囊内镜仅能用于检查,不能用于取材和治疗,但随着科技的不断进步,胶囊内镜也展现出强大的发展潜力。

(5)共聚焦内镜:共聚焦内镜将共聚焦显微镜原理运用到了内镜技术中,将一个共聚焦激光探头整合到内窥镜(endoscopy)头端,使用特殊的荧光剂,利用激光激发获得人体局部组织的影像,目前常用的荧光剂有静脉注射的荧光素钠和局部应用的盐酸吖啶黄。共聚焦内镜每次扫描的光学层面厚度为 7 μm,能够清晰地观察到上皮细胞、细胞外基质、基底膜、血管等细微结构。目前,共聚焦内镜已广泛应用于食管炎、Barrett 食管、胃炎、胃肠上皮化生、溃疡性结肠炎、早期胃肠道肿瘤等胃肠道常见疾病的临床诊断,并具有快速、准确等优势。随着共聚焦内镜技术在未来的进一步发展和成熟,共聚焦内镜技术可能会在很大程度上代替内镜活检与病理学检查。

(6)窄带成像(narrow band imaging,NBI):窄带成像是一种新兴的内镜技术,使用滤光器过滤掉内镜光源所发出的宽带光谱,仅留下窄带光谱用于消化系统疾病的诊断。NBI 不仅能够清晰地观察到上皮腺凹等精细的消化道黏膜上皮形态结构,还可以清楚地

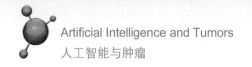

显示消化道黏膜的血管图像。例如,NBI 可以观察到普通内镜无法发现的鳞状上皮与柱状上皮交界处的微小糜烂、圆形腺凹减少和血管增多等细微变化,提高胃食管反流病的诊断水平;NBI 还能够通过对黏膜表面血管形态的分辨进行胃癌组织学分类的预测,有效提高内镜诊断的准确率。目前,除了消化道检查外,NBI 也在耳鼻咽喉、呼吸道、腹腔镜外科及妇科内镜等多个领域开展了广泛的应用。

(7)智能分光比色内镜(fuji intelligent chromo endoscopy,FICE):智能分光比色内镜是一项新兴的内镜技术,FICE 系统利用一种图像加工软件将白光图像以 5 nm 为间隔分解为诸多单一波长的分光图像,根据内镜预设的参数选取 3 个合适波长的图像赋值为红、绿、蓝三色光图像,经过合成生成实时的 FICE 重建图像。目前,FICE 系统常用的有50 多种波长组合,每种组合各有优势,有些可以清楚地显示黏膜表面结构的变化,有些则可以更清晰地辨别腺管开口形态等,对 Barrett 食管、幽门螺杆菌感染、消化道早期肿瘤等消化系统疾病的诊断具有重大意义。

(8)I-Scan 技术:I-Scan 技术是通过色调增强来增加病变部位与正常组织的对比度,从而更加清晰地显示病变结构的一种内镜技术。目前的色调增强模式有微血管形态模式(v 模式)、微腺管形态模式(p 模式)、食管模式(e 模式)、Barrett 食管模式(b 模式)、胃模式(g 模式)和结肠模式(c 模式)。其中,v 模式可以通过控制入射光波长使入射光以短波长为主,从而更清晰地显示血管结构;p 模式能够通过特异性弱化正常消化道黏膜反射的红光来增强病变组织与正常组织间的对比度;e、b、g、c 模式则根据不同部位黏膜的特性,利用软件有针对性地设计染色,从而使不同病变呈现出最佳染色效果。有研究结果表明,I-Scan 技术能够更清晰地显示早期胃癌黏膜表面的细微结构以及与正常胃黏膜的分界,更有利于早期胃癌的发现和镜下切除治疗;同时,I-Scan 技术与超高清电子内镜的结合在微小病变的检查中具有显著的优势。

(9)内镜逆行胰胆管造影:内镜逆行胰胆管造影是一种微创介入技术,是胆道和胰腺疾病影像诊断的"金标准"。ERCP 将十二指肠镜插入到十二指肠降部,通过十二指肠大乳头开口处注入造影剂,完成对胆道和胰腺疾病的检查。目前,ERCP 被广泛应用于胆道梗阻引发的黄疸、胆结石、胰腺肿瘤等胆胰疾病的辅助诊断;除了诊断以外,ERCP 也可以实现对胆总管结石、慢性阻塞性胰腺炎等多种胆胰疾病的治疗,如放置鼻胆引流管可迅速缓解化脓性胆管炎症状,能够通过放置胰管和胆总管支架进行引流;同时,ERCP 也可以完成对胰管和胆管组织的活检。

2.消化内镜的新进展

(1)AI 背景下的消化内镜新进展:近年来,AI 在医疗领域融合的不断深入为消化内镜的发展带来了新的机遇,国内外有关消化内镜与 AI 融合的研究都在如火如荼地开展,并已在多个领域取得了重大突破。借助 AI 赋能,消化内镜有望解决目前所面临的内镜需求量大、医生资源短缺以及检查质量参差不齐等问题。2020 年 7 月 10 日,武汉楚精灵医疗科技有限公司研制的消化内镜人工智能辅助系统——内镜精灵(ENDOANGEL ®)在世界人工智能健康云峰会亮相,这是国内外首个人工智能消化内镜质控和辅助诊查系统,开启了消化内镜人工智能时代的新纪元。内镜精灵兼具质量控制和辅助诊断的功能。常规消化内镜检查通常由每位医生独自完成,由于医生操作水平存在差异、工作量大等原因,容易出现检查部位覆盖不全的问题。内镜精灵具备胃镜盲区监测和肠镜速度监测两大质量控制系统:胃镜盲区监测系统可以实现实时的医生检查操作辅助和操作质量评价,有效减少了漏诊和误诊的发生;肠镜速度监测系统则能够有效监测退镜速度,保证了退镜过程的匀速可控、视野清晰,提高了消化内镜的检查质量。内镜精灵的辅助诊断系统能够实时提示可疑病灶,帮助医生发现早期肿瘤。在内镜检查的最终报告环节,内镜精灵可以抓取不同部位的典型图片并自动生成图文报告,具有较高的完整度,大大提高了内镜检查的效率。目前,武汉楚精灵团队已与全国上百家医院开展了科研合作和临床试验。数据显示,内镜精灵投入使用后,武汉大学人民医院的早期胃癌检出率显著提升,从 2017 年的 22.8% 提升到了 2018 年的 34.5%,再提高至 2019 年的 40%。目前,AI 在消化道肿瘤分化程度和边界预测、肠道清洁程度评估以及食管静脉曲张辅助诊断等领域的应用研究也在持续开展中,AI 将会带领消化内镜进入更加智能、高效、便捷的新时代。

(2)5G 时代下的消化内镜新进展:随着 5G 时代的到来,5G 越来越多地融入医疗行业的方方面面,消化内镜技术也在 5G 时代的引领下开启了远程诊疗新模式。网络的稳定性和延迟是医疗远程诊断面临的重大难题,5G 具有大带宽低延迟的优势,其融入使问题得到了有效改善。2019 年 7 月 4 日,四川大学华西医院联合四川电信利用 5G 技术实现了对马边彝族自治县人民医院消化内镜使用的远程指导,这是全国首例 5G+AI 的消化内镜远程诊疗,是消化内镜 5G 远程诊疗史上的重要里程碑。基于 5G 网络大带宽低延迟的特性以及 AI 的智能化辅助诊断特性,四川大学华西医院的专家能够通过屏幕实时看到消化道影像及 AI 判定结果,同时可以实时给予患者主治医师内镜检查的相关指导并对 AI 判定结果进行点评。5G 远程会诊使整个流程中的影像清晰度非常高,且延迟仅是毫秒级,真正实现了专家们"同处一室"的远程诊疗,有效解决了当前医疗资源分配不均的难题,也在提高地方医院诊疗水平中发挥了重要作用。

(七)肿瘤血液筛查方法的医工融合进展

早期肿瘤筛查是医学界的重要研究任务之一,血液检查是一种较为便捷的肿瘤检查方式。随着肿瘤学基础研究的不断成熟和深入,越来越多的肿瘤标志物被发掘出来,为肿瘤的血液筛查奠定了扎实的理论基础;同时,在近年来医工融合大背景的推动下,血液筛查肿瘤领域也渗透了人工智能的元素,进一步向着更加智能化、自动化、便捷化的方向迈进。

1.基于血液 DNA 甲基化的 AI 肿瘤筛查

DNA 甲基化是 DNA 的一种表观遗传修饰,可以在不改变 DNA 序列的情况下调控细胞的生长、增殖、分化等多种生命过程,近年来的大量研究表明,DNA 的异常甲基化与肿瘤的发生发展有着密不可分的联系。基于甲基化与肿瘤的关系,有科研团队开发了基于甲基化模式识别的 AI 血液筛查肿瘤系统,实现了在尚未存在临床症状或体征的肿瘤早期阶段就能够检测出 50 多种肿瘤并追溯其起源的新突破。研究人员首先将 6689 份血液样本录入计算机,使计算机算法识别血液样本中的甲基化模式,随后训练计算机识

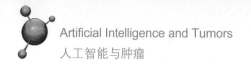

别不同甲基化模式与不同癌症之间的关联,从而能够通过甲基化模式判别癌症类型。前期的测试结果表明,基于甲基化的肿瘤筛查效果要优于传统的 DNA 测序方法;其对肿瘤的检出率更让人振奋:对Ⅰ期、Ⅱ期、Ⅲ期和Ⅳ期肿瘤的检出率分别可以达到 18%、43%、81% 和 93%,对肿瘤起源判断的准确度亦高达 93%,假阳性率仅为 0.7%。这项基于甲基化模式检测的 AI 肿瘤筛查系统能够同时检测出多种肿瘤类型,并实现对肿瘤的精确定位,在协助医生做出进一步的诊断和治疗中发挥重要作用[18]。

2.基于血液微生物群的 AI 肿瘤筛查

目前,越来越多的研究结果表明微生物在人类的多种肿瘤中扮演着重要角色,如某些肠道微生物可以诱发结直肠癌,甚至能够通过免疫系统引发肝癌、白血病等,因此,运用 AI 鉴定血液微生物群特征来识别肿瘤的思路应运而生。美国加州大学圣地亚哥分校的研究人员首先从癌症基因组图谱(TCGA)数据库中获取了涵盖 33 种癌症的 18116 份样本,分析其 DNA 和 RNA 序列来获得癌症相关的微生物核酸特征。在寻找到特异的微生物特征之后,研究人员对机器学习模型进行训练,使其能够将特定微生物特征与特定癌症相关联,最终实现区分癌症类型的目的。测试结果显示,该机器学习模型不仅能够成功区别癌症样本和正常样本,还能区分不同癌症的类型,其中,识别肺癌患者的灵敏度高达 86%,肺癌和前列腺癌的区分准确率可达 81%;同时,在将Ⅲ、Ⅳ期肿瘤数据去除后,该模型依然可以对多种肿瘤做出区分,表明该模型在肿瘤早期诊断中具有潜在应用价值,有望改变癌症筛查和诊断的方式[19]。

3.基于循环肿瘤 DNA(circulating tumor DNA,ctDNA)的 AI 早期肺癌筛查

ctDNA 是肿瘤细胞凋亡或坏死后释放进血液的 DNA 片段,是液体活检的重要研究领域,对早期发现肿瘤具有重要的指导意义。美国斯坦福大学在分析确定了肺癌来源的 ctDNA 特征之后,成功研发出一种基于 ctDNA 检测的 AI 早期肺癌评估模型——Lung-CLiP,能够通过分析血液中的 ctDNA 特征来鉴别早期肺癌患者。测试结果显示,该模型能够发现 63% 的Ⅰ期肺癌患者,这对早期肺癌的发现具有重大临床意义。应用 Lung-CLiP 早期肺癌评估模型也许可以实现对高风险人群的初步肺癌筛查,实现肺癌的早诊早治,拯救更多患者的生命[20]。

三、三级预防

肿瘤的三级预防是指肿瘤确诊后对患者进行积极合理的治疗,同时采用康复和姑息治疗来减轻患者的痛苦、提高生活质量、延长生存期。肿瘤治疗一直是肿瘤研究的重要领域,近年来,肿瘤基础理论研究的进一步丰富和完善,为肿瘤治疗研究开辟了众多新思路。与此同时,近年来医工融合发展的不断深入也成为肿瘤治疗领域发展的重要推力,助力肿瘤治疗向更高水平迈进。

近年来,医工融合在肿瘤治疗领域取得了众多突破性进展。手术机器人的应用将肿瘤治疗推上了新台阶,其中最具代表性的有达芬奇机器人。达芬奇机器人集视野广阔、操作灵活、稳定性好、精度高、创伤小等优势于一身,为医务人员顺利开展手术提供了前所未有的便利。神经系统肿瘤也是近年来医工融合的重要场景,术中唤醒及神经电生理

检测技术通过对处于清醒状态的患者施加电刺激，观察大脑各功能区的变化，来协助神经外科医生更加准确地辨别功能区和病变区，从而最大程度地保护好神经功能区；基于计算机影像处理和手术器械追踪定位技术的神经导航可以在术中实时指导手术操作的精确定位，有效保证了神经外科手术的顺利开展。消化系统肿瘤中，磁锚定技术辅助的内镜下黏膜剥离术有效助力了消化道黏膜病变的治疗，解决了反向组织张力缺乏和视野暴露欠佳的难题，缩短了手术时间，并显著减少了出血、穿孔等并发症的发生。肿瘤放疗领域，自动化的靶区勾画和危及器官勾画以及 AI 化放射治疗计划模型是近年的研究热点，自动化发展能够有效提高肿瘤放疗效率，解决医资缺乏、能力参差不齐的现状；食管癌中，食管支架和以放射性碘-125 为代表的粒子近距离治疗已应用于食管癌的临床治疗，在解决晚期食管癌吞咽困难问题的同时，实现了治疗肿瘤的目的。

以上所列举的肿瘤治疗领域的医工融合实例仅仅是冰山一角，除了众多已应用于临床并取得良好效果的技术外，还有更多新技术正处于研发阶段。医工融合为临床治疗开创了众多的新颖思路，如今已全面涉及神经系统、呼吸系统、消化系统等多种系统的肿瘤治疗，助力肿瘤治疗更加高效化、精准化、标准化、便捷化，是医疗卫生领域发展的重要里程碑。各系统肿瘤治疗的医工融合发展将在分论中做进一步的详细梳理。

※ 拓展阅读 ※

　　肿瘤预防相关技术目前依然在不断发展进步，背后离不开世界各国科研工作者们的默默努力和辛勤付出。以 MRI 技术为例，在其整个发展历程中，我们可以看到无数科研工作者们夜以继日、忙碌奔波的身影，他们推动着 MRI 领域不断取得新的突破，成果在全世界广受认可与好评，其中有十余位科学家因此获得了诺贝尔物理学奖、化学奖和生理学或医学奖。MRI 研发的历程以塞尔维亚裔美籍科学家 Nikola Tesla 于 1882 年发现旋转磁场为起点，其后，一些新的现象、理论和技术逐步被发掘：1896 年，荷兰科学家 Pieter Zeeman 发现磁力可以将光谱分开，并将之命名为塞曼效应；1922 年，德裔美国核物理学家 Otto Stern 和德国物理学家 Walter Gerlach 发现某些原子能够在磁场中平行或反平行排列，德裔美国物理学家 George Eugene Uhlenbeck 和 Samuel A. Goudsmit 又于 1925 年提出该现象起因于电子自旋的假定；1929 年，美国物理学家 Isidor Isaac Rabi 开展了原子核的磁特性研究，并发明了原子核内核磁矩量级的测量方法；1946 年，瑞士物理学家 Felix Bloch 和美国物理学家 Edward Mills Purcell 各自发现了 MRI 现象；1950 年，美国物理学家 Erwin Hahn 发现了自旋回波现象；终于在 1973 年，美国化学家 Paul Lauterbur 利用装满液体的水模成功制作了第一幅图像，正式宣告了 MRI 的诞生；1977 年，瑞士科学家 Kurt Wüthrich 发明了利用 MRI 技术测定溶液中生物大分子三维结构的方法，成为 MRI 术应用于基础研究的一大创举。其后，MRI 技术的应用潜力被进一步挖掘，为物理学、核物理学、化学等众多基础学科领域带来了巨大的创新发展。

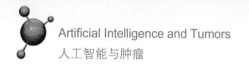
MRI 在医学领域的应用始于美国物理学家 Raymond Damadian 在 1971 年的发现,他发现 MRI 技术可以区分体内的肿瘤组织和正常组织。1977 年,第一台应用于临床的全身超导 MRI 系统问世,随后,西门子、GE、飞利浦、东芝等国际巨头也纷纷推出了 MRI 新产品,医用 MRI 从此走上了全球化发展的道路。

MRI 作为一种全新的医学影像设备,相较于同期的电子放射成像技术,拥有信息量大、无电离辐射等优点。中国科学界敏锐地关注到了该技术的独特优势和潜在价值,决定自主研制国产 MRI 设备,打破以往中国高科技医疗器械只能依赖进口、受制于人的局面。1982 年开始,中国科学院声学所、电子所、电工所、高能所、物理所、计算所、七机部、北京大学、北京天坛医院等众多单位都积极投身到原国家科委组织的 MRI 技术开发研究课题中去,从基础理论到技术攻关,开启了中国 MRI 领域的新篇章。

为加快 MRI 技术的研发进程,我国科学家脚踏实地、日夜兼程。1984 年,国家代表团专程前往美国各大仪器生产公司开展实地考察;1986 年,中国科学院牵头,与美国 ANALOGIC 公司开展合作,在深圳成立了安科公司,终于在 1987 年底研发出了我国首台永磁 MRI 设备,并于 1988 年通过产品鉴定投入市场。国产 MRI 设备的研制成功标志着我国高精尖设备的生产迈入了国际先进水平。

除了永磁 MRI,我国对超导 MRI 的研发也从未停滞,过去十余年中更是取得了突飞猛进的发展。1983 年,我国启动了低温超导项目,带动了中国核磁相关配套产业的发展;1992 年,研发出了我国首台超导 MRI 系统(0.6 T);近年来,安科、奥泰、联影等众多 MRI 企业也加入到超导 MRI 系统的研发和技术革新中,2007 年,奥泰自主研发生产的 1.5 T 超导 MRI 系统问世,成为中国 1.5 T 超导 MRI 的破冰者。我国研发团队继续攻坚克难,在 2014 年,上海联影医疗科技有限公司成功研制出中国首台 3T 超导 MRI 设备,并分别于 2017 年和 2018 年获 EA 和 FDA 认证,这标志着中国高端 MRI 产品真正走上世界舞台;2017 年,上海联影医疗科技有限公司再创佳绩,研发出我国首台正电子发射计算机断层显像(PET/MR)设备,再次将中国在 MRI 领域的发展推向了新的高度,向世界展现了中国实力。

目前,对于磁体、谱仪、射频线圈、梯度线圈、梯度放大器、射频放大器等关键核心部件,我国均已取得了自主知识产权。这一切成绩都源于我国 MRI 研发团队锐意进取、勇攀高峰的实战精神,正是他们坚定不移的努力,稳扎稳打、一步一个脚印的奋力前行,才实现了我国 MRI 领域从 0 到 1 的突破,并攻坚克难、创新技术,将中国 MRI 设备推向世界舞台。目前,我国众多研发团队仍在全力推进 MRI 领域关键技术研究,力争在磁体技术、梯度技术、射频技术等关键技术中取得新的突破,向世界顶尖水平奋进,向世界展现中国力量。

参考文献

[1]李海云,严华刚.医学影像工程学[M].北京:机械工业出版社,2011.

[2]周翔平.医学影像学[M].北京:高等教育出版社,2016.

[3] PARMEGGIANI D, AVENIA N, SANGUINETTI A, et al. Artificial intelligence against breast cancer (A.N.N.E.S-B.C.-Project)[J]. Ann Ital Chir,2012,83(1):1-5.

[4]PATEL T A,PUPPALA M,OGUNTI R O,et al. Correlating mammographic and pathologic findings in clinical decision support using natural language processing and data mining methods[J]. Cancer,2017,123(1):114-121.

[5]BUDA M, WILDMAN-TOBRINER B, HOANG J K, et al. Management of thyroid nodules seen on US images: Deep learning may match performance of radiologists[J]. Radiology,2019,292(3):695-701.

[6]NIE D,CAO X,GAO Y,et al. Estimating CT image from MRI data using 3D fully convolutional networks[J]. Deep Learn Data Label Med Appl (2016),2016:170-178.

[7]GONG K,GUAN J,KIM K,et al. Iterative PET image reconstruction using convolutional neural network representation[J]. IEEE Trans Med Imaging,2019,38(3):675-685.

[8]KIM K,WU D,GONG K,et al. Penalized PET reconstruction using deep learning prior and local linear fitting[J]. IEEE Trans Med Imaging,2018,37(6):1478-1487.

[9]TORRADO-CARVAJAL A, VERA-OLMOS J, IZQUIERDO-GARCIA D, et al. Dixon-VIBE deep learning (DIVIDE) pseudo-CT synthesis for pelvis PET/MR attenuation correction[J]. J Nucl Med,2019,60(3):429-435.

[10]LEYNES A P,YANG J,WIESINGER F,et al. Zero-Echo-Time and dixon deep pseudo-CT (ZeDD CT): Direct generation of pseudo-CT images for pelvic PET/MRI attenuation correction using deep convolutional neural networks with multiparametric MRI[J]. J Nucl Med,2018,59(5):852-858.

[11]KAPLAN S, ZHU Y M. Full-Dose PET image estimation from Low-Dose PET image using deep learning: A pilot study[J]. J Digit Imaging, 2019, 32(5):773-778.

[12]GONG K, GUAN J, LIU CC, et al. PET image denoising using a deep neural network through fine tuning[J]. IEEE Trans Radiat Plasma Med Sci, 2019, 3(2):153-161.

[13]WANG T, LEI Y, TANG H, et al. A learning-based automatic segmentation and quantification method on left ventricle in gated myocardial perfusion SPECT

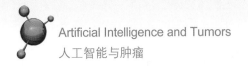
imaging：A feasibility study[J]. J Nucl Cardiol,2020,27(3):976-987.

[14]BETANCUR J, COMMANDEUR F, MOTLAGH M, et al. Deep learning for prediction of obstructive disease from fast myocardial perfusion SPECT：A multicenter study[J]. JACC Cardiovasc Imaging,2018,11(11):1654-1663.

[15]BETANCUR J, HU LH, COMMANDEUR F, et al. Deep learning analysis of upright-supine high-efficiency SPECT myocardial perfusion imaging for prediction of obstructive coronary artery disease：A multicenter study[J]. J Nucl Med,2019,60(5):664-670.

[16]SHI L, ONOFREY J A, LIU H, et al. Deep learning-based attenuation map generation for myocardial perfusion SPECT[J]. Eur J Nucl Med Mol Imaging,2020,47(10):2383-2395.

[17]钱家鸣,厉有名,林菊生.消化内科学[M].北京:人民卫生出版社,2014.

[18]LIU M C, OXNARD G R, KLEIN E A, et al. Sensitive and specific multi-cancer detection and localization using methylation signatures in cell-free DNA[J]. Ann Oncol,2020,31(6):745-759.

[19]POORE G D, KOPYLOVA E, ZHU Q, et al. Microbiome analyses of blood and tissues suggest cancer diagnostic approach[J]. Nature,2020,579(7800):567-574.

[20]CHABON J J, HAMILTON E G, KURTZ D M, et al. Integrating genomic features for non-invasive early lung cancer detection[J]. Nature, 2020, 580 (7802):245-251.

（谭炳煌　宋慧）

第三章 肿瘤的诊断

第一节 肿瘤病理学诊断

学习目的

1.掌握肿瘤病理学诊断的基本概念。

2.熟悉病理学诊断在肿瘤诊断中的作用。

3.了解医工融合在病理学发展进程中的推动作用。

准确的诊断是治疗肿瘤的前提。近年来,随着肿瘤诊断技术的不断改进和新技术的不断涌现,肿瘤诊断准确性已大大提高。然而要确定是否肿瘤、肿瘤的良恶性和恶性程度以及肿瘤的组织学分型,目前仍依赖于病理学诊断。肿瘤病理学诊断具有权威性,常被作为肿瘤诊断的"金标准"。在病理报告中,不仅需要提供准确、及时的传统组织病理诊断,还要结合免疫组化和分子病理等信息,为患者和临床医师提供对治疗和预后判断更精确、更全面的现代病理报告[1]。

一、肿瘤病理学医学概述

(一)肿瘤病理学诊断的发展历程

肿瘤病理学发源于 19 世纪后期的欧洲,随着当时外科手术学的发展,外科医师开始进行肿瘤术前活检并把它作为一项必需的诊断手段。19 世纪 90 年代,冷冻切片技术的发明使术中活检成为可能,更进一步推动了肿瘤病理学的发展。传统的肿瘤病理学主要是形态学,这就决定了它的局限性,因为许多截然不同的肿瘤可以有相同或相似的组织形态,同一种肿瘤也可以表现为不同的组织形态。19 世纪现代显微镜(图 3-1)的诞生和 20 世纪 50 年代免疫组织化学技术的应用,使病理医师能够对组织形态进一步鉴别,是肿瘤病理学发展史上重要的里程碑。20 世纪末期,细胞遗传学和分子生物学的相关技术被广泛应用于肿瘤病理学,肿瘤分

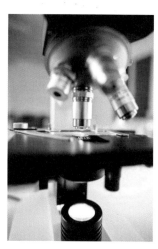

图 3-1 光学显微镜

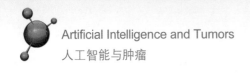

子病理学应运而生,这是病理学发展史上的又一座里程碑。因此,现在的肿瘤病理学诊断已不再是单一的组织形态学诊断,而是结合形态学、免疫组织化学、细胞遗传学和分子生物学等做出的综合诊断。

（二）病理学诊断在肿瘤诊断中的作用

病理学诊断在肿瘤诊断中的作用包括:①明确疾病性质;②判断肿瘤来源;③对肿瘤进行组织学分类、分型;④评价肿瘤的恶性程度或分化程度;⑤确定术后肿瘤病理分期;⑥确定有无肿瘤复发、转移;⑦为某些药物的选择提供依据;⑧新辅助治疗的病理学疗效评价等[2]。

（三）病理学诊断的局限性

虽然病理学诊断至今仍被誉为肿瘤诊断的"金标准",但其也有一定的局限性。大多数情况下病理医师能够对肿瘤做出明确诊断,但有时也会出现诊断困难,甚至暂时无法做出诊断,有时还会发生漏诊或过度诊断。这可能存在多方面的原因:①临床医师获取标本是否准确,组织标本固定是否正确和及时,病理技术人员制片质量是否符合要求,病理医师的经验和诊断能力是否足够等。②从临床获取的病变组织可能处于疾病发展过程中的某一个阶段,当肿瘤尚未显示其特征性形态学改变时,病理医师就不能做出明确诊断。③病理医师接收病理标本后,需选取样本并制作成切片后才能在光镜下观察并做出诊断,所以有很强的抽样检查特点,最终在光镜下见到的病变仅是样本中的一小部分,有时不能代表整个病变。详细的病史和相关临床资料等对病理诊断十分重要。病理诊断常需依据临床表现、手术所见、肉眼变化和光镜形态等特征综合判断,有时还需结合免疫组织化学、超微结构、细胞和分子遗传学特征等才能做出诊断。

（四）常规组织病理处理流程

1.明确送检标本种类

（1）空芯针穿刺活检:空芯针穿刺活检指用带针芯的粗针穿入病变部位,抽取所获得的组织比细针穿刺的大,制成的病理组织切片有较完整的组织结构,可供组织病理学诊断。

（2）内镜活检:内镜活检指用活检钳通过内镜或其他器械钳获取病变组织做组织病理学诊断,如消化道、支气管等处的活组织检查。制成的病理组织切片也有较完整的组织结构。

（3）切开活检:切开活检指通过手术切取小块病变组织,活检时应尽可能包括正常组织。

（4）切除活检:切除活检指将整个病变全部切除后获得病变组织,此方法能同时达到对肿瘤进行外科治疗的目的。切除组织可仅为肿块本身或包括肿块边缘组织和区域淋巴结。

2.核对送检组织信息及取材

在处理标本前,病理医师必须了解临床病史、实验室检查和影像学检查等结果,以确定如何取材,是否需要做特殊检查。临床医师应对标本做适当标记,以及提供病变解剖方向、切缘等信息,并详细记载于病理申请单上。空芯针穿刺、钳取和切开活检的小标本的处理比较简单,手术切除标本,尤其恶性肿瘤根治标本需按各类标本的要求做出恰当的取材和处理。由于不同区域的肿瘤组织可能存在变异,病理取材时应注意包括多处不同区域的病变组织。

由于活检标本送达病理科时,通常已固定在 4%中性甲醛(10%中性福尔马林)液中,但有些特殊检查需要特殊的固定处理。大体标本,尤其是根治性标本,病理医师取材时应详细描述肿瘤的外形、大小、切面、颜色、质地、病变距切缘最近的距离等,所有淋巴结都应分组制片,并注明部位。恶性肿瘤标本在取材时一定要注意切缘,必要时用墨汁染色来标记切缘,以便于在光镜下正确判断切缘是否被累及。所有病变及可疑处、切缘和淋巴结均应取材进行检查。病理标本的完整性是保证病理诊断准确无误的必要条件,不允许私自留取标本。

病理标本的固定非常重要,是病理诊断的前提。标本离体后必须在半小时内放入10 倍体积的 4%中性缓冲甲醛固定液中,固定时间应以 6～48 小时为宜,较大的标本还应正确地切(剖)开后再固定。固定的作用是将组织尽可能保持原来的形态和成分,且适于进一步诊断。

3.组织处理及切片、染色

切取的标本要经过一系列复杂的后续处理,才能制成蜡块和切片,染色后由病理医师显微镜观察诊断(图 3-2)。切片的类型和适用范围包括常规石蜡切片、快速石蜡切片、冷冻切片、印片。

(1)常规石蜡切片:常规石蜡切片是病理学中最常用的制片方法。各种病理标本固定后,经取材、脱水、浸蜡、包埋、切片、染色和封片后才能在光镜下观察。全部制片过程一般需要 2 天

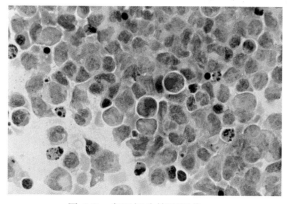

图 3-2　病理切片镜下图像

左右,通常 3 天内可发出病理诊断报告。石蜡切片的优点是取材广泛而全面,制片质量较稳定,组织结构清晰,适用于各种标本的组织学检查。

(2)快速石蜡切片:快速石蜡切片将上述常规制片过程简化,在加温下进行,约 30 分钟即可做出病理诊断。组织形态的清晰度不如常规石蜡切片,且不宜用于进一步的免疫组织化学和分子病理检查等,但设备简单,制片快速,只要有石蜡切片机的基层医院均可进行,故适用于各种标本的快速诊断,现多已被冷冻切片取代。

(3)冷冻切片:冷冻切片采用恒冷切片机制作切片,30 分钟左右可以完成。整个切片过程均在恒冷箱内进行,组织形态的清晰度可接近于常规石蜡切片,但在诸多形态细节上不如石蜡切片,还会存在冷冻制片时的人工假象。冷冻切片常用于与手术方案有关的快速病理诊断。冷冻切片的病理诊断具有更多的局限性和误诊的可能性,只能是初步的参考性诊断意见,需要手术后进一步对冷冻组织和未冷冻的剩余组织进行常规石蜡切片

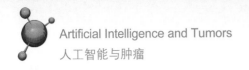
的病理诊断。临床医师必须严格掌握该项诊断的适应证：①需要确定病变性质，如肿瘤或非肿瘤，良性、恶性或交界性肿瘤，以决定手术方案；②了解恶性肿瘤的播散情况，包括肿瘤是否侵犯邻近组织，有无区域淋巴结转移；③确定手术切缘情况，有无肿瘤浸润，以判断手术范围等。

（4）印片：印片是指将巨检所见可疑组织与玻片接触，制成印片染色后观察，做出快速诊断。此法虽属细胞学诊断，但常与冷冻切片同时应用，以提高术中诊断的确诊率，也可作为无法进行冷冻切片时的应急措施。

二、医工结合与病理学发展史

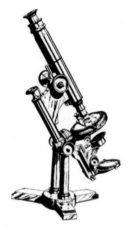

图 3-3　光学显微镜

病理学最早的概念是器官病理学，是由意大利的莫尔加尼（Morgani）医生在 1761 年提出的。他通过对 700 多例尸体进行解剖，详细研究并记录了病变器官表现出的肉眼可见的形态变化，提出不同的器官病变引起相应疾病的理论，由此奠定了病理学发展的基础。

从器官病理学的宏观概念到细胞病理学的微观发现，经历了一个世纪的发展。放大镜和光学显微镜（图 3-3）的发明和使用在其中发挥了至关重要的作用。意大利人 Malpighi 利用放大镜观察了肺、脾、肾等组织结构，荷兰人 Leeuwenhoek 利用自制的显微镜观察到了红细胞、肌细胞、神经细胞等。1838～1839 年，德国研究者 Schleiden 和 Schwann 分别指出，细胞是所有动植物组成结构和功能的基本单位，细胞学说得以创立，成为组织胚胎学、病理学等医学学科发展的重要里程碑。通过光学显微镜的放大作用，人们可以更好地观察到正常和病变细胞的形态变化。德国病理学家 Virchow 创立了细胞病理学，其提出的学说直到今时还继续影响着现代医学的理论和实践。

其后，随着光学显微镜、组织切片技术、组织染色技术的不断改进与完善，推动着病理学继续发展。自 20 世纪初，一些特殊显微镜如相差显微镜、偏光显微镜、荧光显微镜相继问世，以及组织培养、组织化学等技术的建立和完善，继续推动着病理学研究的更趋深入。20 世纪 40 年代，电子显微镜的发明又帮助人们观察到了细胞的超微结构变化，由此产生了超微结构病理学。

近年来，免疫组织化学、流式细胞术、分子生物学技术和图像分析技术的发展和应用，极大地推动了传统病理学的发展，使得人们对疾病的研究从器官、组织、细胞和亚细胞水平深入到分子水平，而学科之间的互相渗透，使得许多新的病理学分支学科涌现，如分子病理学、免疫病理学、遗传病理学等[3]。

参考文献

[1]陈莉,何松.临床肿瘤病理学[M].北京:科学出版社,2019.

［2］赫捷.肿瘤学概论［M］.2 版.北京：人民卫生出版社，2018.

［3］SHUJI O，JONATHAN A N，TSUYOSHI H，et al. Insights into pathogenic interactions among environment，host，and tumor at the crossroads of molecular pathology and epidemiology［J］.Annu Rev Pathol，2019，24：83-103.

第二节　肿瘤标志物诊断

学习目的

1.掌握肿瘤标志物的基本概念。

2.熟悉肿瘤标志物的临床应用。

3.了解医工融合思想在医学检验原理中的体现。

从 19 世纪 40 年代发现第一个肿瘤标志物至今，临床上发现的肿瘤标志物已有 200 余种，目前已成为临床肿瘤检验的重要组成部分，发挥着不可替代的作用。肿瘤标志物对于临床上诊断肿瘤、检测肿瘤的复发和转移、判断肿瘤治疗效果和预后以及群体随访观察等均有较大的实用价值。近 20 年来，随着分子生物学技术的发展，肿瘤标志物的研究已不再局限于传统的体液肿瘤标志物（如酶、激素、糖蛋白等），基因水平的分子肿瘤标志物研究出现了革命性的进步并日臻完善，为恶性肿瘤的人群普查、早期诊断、病情监测、预后评估、转移及复发风险预测、个体化及预见性治疗提供了重要依据，并从理论上为系统探讨肿瘤的发生、发展机制以及肿瘤的治疗和预后监测开辟了新前景。

一、肿瘤标志物概述

（一）肿瘤标志物的基本概念

肿瘤标志物是指伴随肿瘤出现，含量增加的糖类抗原、激素、受体、酶或代谢产物形式的蛋白质、癌基因和抑癌基因及其相关产物等成分。这些成分由肿瘤细胞产生和分泌，或是被释放的肿瘤细胞结构的一部分，它们不仅存在于肿瘤组织细胞内，而且还经常被释放至血清或其他体液中，能在一定程度上反映体内肿瘤存在及相关生物学特性。

从细胞水平分析，肿瘤标志物存在于细胞的细胞膜表面、胞浆或胞核中，所以细胞内、外各种成分均能作为肿瘤标志物，尤其是细胞膜上各种成分，包括膜上抗原、受体、酶与同工酶、糖蛋白、黏附因子、胞浆内所分泌的癌胚抗原、肿瘤相关抗原（tumor-associated antigen，TAA）、酶及其转运蛋白和细胞核内有关的基因等。这些物质可分泌到循环血液和其他体液或组织中，通过免疫学、分子生物学及蛋白质组学等技术和方法测定其表达的水平或含量，从而应用于临床，作为肿瘤的辅助诊断、监测肿瘤治疗的疗效以及判断预后的检测指标。另外，随着分子生物学和癌基因组的进展，染色体水平上的变化，包括

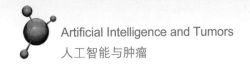

转录组学和 microRNA 等物质是否能作为肿瘤标志物,目前正在进行深入的研究,相信 DNA 水平和 RNA 水平的研究会更加丰富肿瘤标志物的理论和应用。

(二)理想的肿瘤标志物

理想的肿瘤标志物应具备以下特性:①敏感性高:能够提高早期肿瘤的检出率,可用于肿瘤普查。②特异性强:能准确鉴别良、恶性肿瘤。③器官特异性:能对肿瘤进行器官定位,从而判断肿瘤的来源、类型等。④病情评估及预后判断:肿瘤标志物的水平与疾病恶性程度、肿瘤转移有关,能协助肿瘤分期和预后判断[1]。⑤动态监测:肿瘤标志物半衰期短,有效治疗后能很快下降,能及时反映肿瘤的动态变化,监测治疗效果及体内肿瘤发展和变化的实际情况。⑥易于检测。目前尚未发现一种具备以上全部特性的理想肿瘤标志物。

(三)肿瘤标志物的临床应用

1.肿瘤的早期发现

目前,大部分肿瘤标志物能为早期发现无症状肿瘤患者提供重要线索,可作为肿瘤辅助诊断工具,广泛用于临床,但由于多数肿瘤标志物缺乏足够高的敏感性和特异性,很少被用于人群普查。

2.肿瘤的鉴别诊断与分期

临床上常根据某些肿瘤标志物表达水平的不同来鉴别良、恶性肿瘤,血清肿瘤标志物升高水平常和肿瘤的大小及恶性程度有关,肿瘤标志物的定量检测有助于肿瘤临床分期。

3.肿瘤的预后判断

一般来说,治疗前肿瘤标志物浓度明显升高,表明肿瘤较大,分期较晚,患病时间较长,可能已有转移,预后较差。

4.临床个体化治疗指导

根据不同患者肿瘤标志物检出的差异性选择个体化治疗药物及方案。

5.肿瘤的疗效监测

大部分肿瘤标志物的测定值和肿瘤治疗效果相关。肿瘤患者手术或放化疗前后测定的肿瘤标志物变化的程度反映了治疗效果。

6.肿瘤复发及转移监测

对于术后或放化疗后的患者,连续监测其肿瘤标志物变化,如直线上升,提示肿瘤极有可能发生复发或转移。

(四)肿瘤标志物的分类

国内研究者根据肿瘤标志物的来源、分布、生物学特性及其与肿瘤关系的基本原则,一般将肿瘤标志物分为以下五类:

1.原位性肿瘤相关物质

此类物质在同类的正常细胞中含量甚微,但当细胞癌变时迅速增加,如 Bence-Jones 蛋白。随着测定方法灵敏度的提高,此类物质对肿瘤诊断的意义和作用更加明显。

2.异位性肿瘤相关物质

此类物质,如异位性激素,是由恶变的肿瘤细胞产生,不是同类正常细胞的组分。例如,在肺癌时,血液中促肾上腺皮质激素(ACTH)可以明显升高,这是由于肺癌细胞分泌ACTH所致。这类物质表达的特异性一般较强。

3.胎盘和胎儿性肿瘤相关物质

当胎儿成长后,一些物质消失,而在成人组织细胞癌变时,这类胚胎性物质又再次产生或表达。此类物质可分为三类:①癌胚性物质,如癌胚抗原、甲胎蛋白、碱性胎儿蛋白(BFP)和组织多肽抗原(tissue peptide antigen,TPA);②癌胎盘性物质,如妊娠蛋白(SP);③激素[如人绒毛膜促性腺激素(hCG)]、酶及同工酶。

4.病毒性肿瘤相关物质

凡能引起人或动物肿瘤生成或细胞恶性转化的病毒,统称为肿瘤病毒。与肿瘤有关的病毒有人类嗜 T 淋巴细胞病毒-1(HTLV-1)(可致成人 T 细胞白血病)、EB 病毒(可致Burkitt 淋巴瘤)、HPV 病毒(可致宫颈癌与皮肤癌)、乙型和丙型肝炎病毒(可致肝癌)和人巨细胞病毒等。

5.癌基因、抑癌基因及其产物

癌是基因性疾病,相关基因的突变和调控异常可促使细胞癌变。在癌变中首先是各种致癌因素诱发癌基因激活和抑癌基因失活及其产物表达异常,而这些变化是肿瘤发生和发展的重要标志。前四类是肿瘤基因表型标志物,而癌基因、抑癌基因以及肿瘤相关基因的改变是肿瘤的基因型标志物,这里仍将其归到肿瘤标志物。

(五)肿瘤标志物的生物学意义

细胞遗传特征分析表明,所有体细胞均由基因相同的亲本细胞继代衍生而来。细胞癌变,癌的特征也可由亲代癌细胞传给子代癌细胞,一个癌细胞就可繁衍为一个恶性肿瘤组织块,而这些变化的生物学基础就是肿瘤相关基因的异常改变。这些基因的改变是决定细胞增殖、生长、分化的关键因素。无论是致癌剂引起的体细胞基因突变和(或)遗传因素导致生殖细胞突变,还是正常基因丢失以及正常细胞分化过程中基因调控异常,均可使基因发生突变或表达调控紊乱,出现异常表型,影响细胞形态和生物活性,导致癌变发生。

在细胞癌变过程中,癌细胞主要表现为无限制地增殖,分化不良,浸润周围组织和向邻近组织转移、扩散,这些均是致癌因素引起靶细胞基因表达和生长调控异常的结果,导致蛋白质合成紊乱,产生异常的酶和同工酶、胚胎性抗原的产生等。这些物质均可作为临床辅助诊断、判断疗效、观察复发、鉴别诊断的基础。但目前由于缺少特异性的肿瘤标志物,以此进行肿瘤的早期诊断尚有困难,很难反映出癌前病变。上述两类标志物在肿瘤诊断和预后判断中的特异性、灵敏度和可行性是不同的,如联合应用则可较全面地评价肿瘤发生、发展情况和提高诊断效率。

二、医工结合与医学检验原理

自 20 世纪 70 年代中期首次报道以来,化学发光免疫分析技术已发展成为一种成

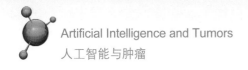

熟、先进的超微量活性物质检测技术。化学发光免疫分析具有特异性强、灵敏度高、成本低廉、检测快速、操作自动化高等优点,成为检验方法中最重要的技术之一[2]。

（一）化学发光免疫分析

化学发光免疫分析包含免疫反应系统和化学发光分析系统,其主要原理包括免疫分析原理与化学发光原理。

1.免疫分析原理

免疫分析是利用抗体与抗原结合形成抗原-抗体复合物而建立起来的分析方法,具有高度选择性。根据检测方法,免疫分析可分为非标记免疫分析和标记免疫分析。非标记免疫分析是利用抗体与抗原结合形成抗原-抗体复合物后,其理化性质发生变化,表现出肉眼可见的沉淀、凝集现象,据此来检测待检物。标记免疫分析是将标记物标记在抗体或抗原上,该标记不影响抗体或抗原的生物活性,利用免疫反应形成抗原-抗体复合物后,再对标记物质进行检测,从而间接检测待检物质。常用的标记物有非放射性的碱性磷酸酶、辣根过氧化物酶、镧系稀土元素、放射性的碘-125 等。

2.化学发光原理

化学发光原理是化学物质在特定化学反应中产生光辐射,通过高能中间体的分解在化学反应中激发单态分子形成,分子被激发后是不稳定的,要释放出多余的能量而回到基态,其中的部分能量通过发光的形式被释放出来。由光接收器和光电倍增管将光信号转变为电信号并加以放大,再把他们传送至计算机数据处理系统,从而计算出待测物的浓度。

3.原理结合

化学发光免疫分析将以上两种分析方式相结合,同时具有免疫分析法的高选择性和化学发光法的高灵敏性。其主要根据化学反应产生的辐射光强来测定物质含量,用化学发光物质标记抗体或抗原,与需要检测的抗原或抗体反应后,加入其他物质产生化学发光,应用化学发光系统定量或定性检测抗原或抗体。

（二）化学发光免疫分析的类型

化学发光免疫分析根据标记物的不同可分为三类:直接化学发光免疫分析、化学发光酶免疫分析和电化学发光免疫分析法。

1.直接化学发光免疫分析

直接化学发光免疫分析是用吖啶酯直接标记抗体或抗原,与待测标本中的抗原或抗体发生免疫后,形成抗体-抗原-吖啶酯标记复合物,加入氧化剂和氢氧化钠,吖啶酯即可发生分解、发光。

2.化学发光酶免疫分析

化学发光酶免疫分析是用参与催化某一化学发光反应的酶,如辣根过氧化物酶或碱性磷酸酶来标记抗原或抗体,其与待测标本中相应的抗体或抗原发生免疫反应后,形成抗体-抗原-标记酶复合物,加入底物后,酶可以催化底物分解发光。

3.电化学发光免疫分析

电化学发光免疫分析是用电化学发光剂三联吡啶钌标记抗体或抗原,以三丙胺作为电子供体,在电场中因电子发生转移而发生特异性化学发光反应,包括电化学和化学发光两个步骤。

参考文献

[1]ZONG J,FAN Z,ZHANG Y.Serum tumor markers for early diagnosis of primary hepatocellular carcinoma[J].J Hepatocell Carcinoma,2020,18:413-422.

[2]李玉中,王朝晖.临床医学检验学[M].2版.北京:中国协和医科大学出版社,2020.

第三节　肿瘤影像诊断

学习目的

1.掌握肿瘤影像学的基本概念和分类。

2.熟悉肿瘤影像学的临床应用。

3.了解医工融合思想在肿瘤影像学原理和发展史中的体现。

肿瘤影像学是利用肿瘤的影像表现特点进行诊断的一门临床科学。在临床上,肿瘤影像学检查目的包括肿瘤筛查、治疗前诊断、影像学分期、疗效评估、治疗后随诊、预后分析等,临床医生不仅要掌理肿瘤的影像学表现特征,更应该了解如何选择恰当的影像学检查方法。这不仅要求临床医生掌握肿瘤的生物学行为规律、临床流行病学、治疗策略等,还要熟悉不同影像学检查方法的优势,并了解影像学检查技术的新进展。

一、传统影像学检查

(一)X线成像检查

X线是一种波长很短的电磁波,具有穿透性、荧光和感光作用等特性,利用这些特性可进行人体成像。具有穿透力的X线穿透存在密度和厚度差异的组织结构,被吸收的程度不同,达到荧光屏或胶片上的X线量出现差异,从而在荧光屏或X线片上形成黑白对比不同的影像。

传统的X线成像检查包括透视、普通X线摄影、体层摄影、软X线摄影以及造影检查。随着技术的发展,利用影像板作为载体,经过计算机数字化处理,形成数字式平片影像,数字X线成像包括计算机X线摄影、数字X线摄影及数字减影血管造影。

X线成像在胸部、骨关节及消化道疾病的筛查、诊断中发挥重要作用,其中,乳腺X线片是成年女性乳腺病变的首选检查方法之一。消化道造影用于空腔消化器官检查,为病变的定位、定性诊断提供最直观的图像依据,目前是消化道肿瘤最重要的检查方法

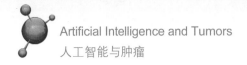

之一。此外,利用DSA对肿瘤经血管化疗栓塞是目前治疗肿瘤的重要手段。

(二)CT扫描检查

1.计算机体层成像原理

普通X线片是把三维立体解剖结构摄成二维重叠图像,计算机体层成像则是断层解剖图像,显示人体某个断面的组织密度分布图像。CT是用X线束对人体检查部位一定厚度的层面进行扫描,由探测器接收该层面上各个不同方向的人体组织对X线的衰减,经模/数转换输入计算机,通过计算机处理后得到扫描层面的组织衰减系数的数字矩阵,再将矩阵内的数值通过数/模转换,用黑白不同的灰阶等级在荧光屏上显示出来,即构成CT图像(图3-4)。

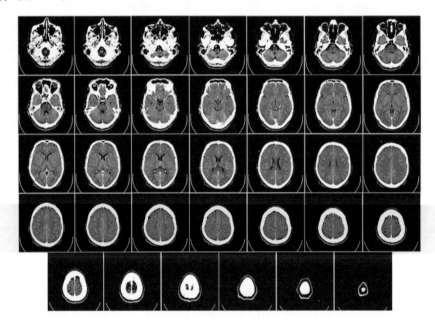

图3-4 颅脑CT图像

CT图像中每一个像素的CT值代表某一组织的X线线性衰减系数的相对值,通常将标准水平的CT值定为0 HU,空气为−1000 HU。

2.CT检查方法

CT检查方法包括平扫、增强扫描和造影检查。平扫是指不用对比剂增强或造影的扫描;而增强扫描是指静脉注射对比剂(通常是碘剂)后在不同期相进行扫描,能够增加病变组织与正常组织间的对比度以及提供病变组织的血管灌注信息,提高疾病的诊断率。在无禁忌证的情况下,增强扫描被常规应用于肿瘤患者的CT检查。

3.CT检查的优势与不足

(1)目前,CT应用非常广泛,涵盖了全身病变诊断、治疗的各阶段,与普通X线比较优势明显:①检查方便,迅速安全,受检者只需静卧不动即可完成检查;②图像密度分辨率高于普通X线,能更好地显示由软组织构成的器官;③CT密度值(CT值)直观反映了不同组织的密度差别;④通过调整图像窗宽(可视灰阶范围)、窗位(中心灰度),可以调整不同组织的对比度,有利于分辨病变组织及观察不同解剖部位;⑤CT增强扫描可以显示不同组织的血流动力学特征,提高了CT诊断病变组织的能力;⑥能够提供完整的三维信息,CT扫描所得原始数据进行后处理,得到多种重建图像,包括多平面重建(MPR)、虚拟内镜、容积重建(VR)、最大密度投影(MIP)等,进一步显示病变与周围结构的关系,骨质结构与强化血管的解剖结构、空腔结构及内部结构等;⑦在肿瘤的诊断方面,由于CT对组织的密度分辨率高,且为横断扫描,可以直接观察到实质脏器内部的肿瘤,组织密度差异较小时还可进行增强检查,从而提高肿瘤的发现率和确诊率。

(2)不足:①CT辐射剂量高于传统X线检查,目前,随着技术进步,这一缺陷已得到逐步改善;②图像空间分辨低于普通X线图像;③CT伪影,常见CT伪影种类包括射束硬化伪影、运动伪影、机器故障伪影等,严重时影像诊断准确性;④病变的密度与周围正常组织相近时,平扫容易漏诊,需要进行增强扫描;⑤部分患者对含碘的对比剂过敏,可能造成严重后果。

(三)磁共振检查

1.磁共振成像基本原理

人体内的氢质子在静磁场内受到射频脉冲(RF)激发后会产生磁共振现象,在射频脉冲的激发下,人体组织内氢质子吸收能量,处于激发状态,射频脉冲终止后,处于激发状态的氢质子恢复至原始状态,共振产生的电磁波便发射出来,这个过程称为弛豫。磁共振成像利用RF终止后氢质子在弛豫过程中发射的射频信号(MR信号),经过接收所产生的MR信号,经空间编码和图像重建等处理过程,转换后能获得反映组织化学结构组成的三维图像。图像中包括组织中水分差异以及水分子运动的信息。

人体组织中含有大量的水和碳氢化合物,氢核丰富,所以氢核的核磁共振灵活度高、信号强,这是人们首选氢核作为人体成像元素的原因。磁共振信号强度与组织中氢核密度有关,人体中各种组织含水比例不同,即含氢核数的数量不同,则磁共振信号强度有差异,利用这种差异作为特征量,把各种组织分开,这就是氢核密度的核磁共振图像。人体不同正常组织之间以及病变组织与周围病变组织之间氢核密度、弛豫时间的差异,是MRI用于临床诊断最主要的物理基础。

2.MRI图像特点

(1)组织分辨率:MRI软组织分辨率高。

(2)多参数图像:MRI是多参数成像,能够提供丰富的诊断信息,其成像参数主要包括T1、T2和质子密度等,可分别获得同一解剖部位或层面的T1WI、T2WI和PDWI等多种图像,而包括CT在内的X线成像,只有密度一个参数,仅能获得密度对比一种图像。

(3)多方位成像:通过调节磁场,MRI可自由选择获得人体轴位、冠状位、矢状位及任意倾斜层面的图像,有利于解剖结构和病变的三维显示和定位。

(4)流空效应:心血管的血液由于流动迅速,使发射MR信号的氢原子核离开接收范围之外,检测不到MR信号,在T1WI或T2WI中均呈黑影,这就是流空效应(flowing

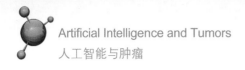
void)。这一效应使心腔和血管不使用对比剂即可显影。流动血液的信号还与流动方向、流动速度以及层流和轴流有关,在某些状态下还可表现为明显的高信号。

(5)质子弛豫增强效应与对比增强:一些顺磁性和超顺磁性物质使局部产生磁场,可缩短周围质子弛豫时间,此效应称为质子弛豫增强效应,是 MRI 行对比剂增强检查的基础。

3.磁共振检查的优势与不足

(1)相对于 CT 成像,磁共振成像技术(图 3-5)的优点包括:①无电离辐射,对人体安全无创;②MR 图像信息丰富,不同组织的 MR 信号强度差别明显,对脑和软组织分辨率极佳,解剖结构和病变形态显示清楚,有利于病变的诊断;③可以实现被检测对象任意关系、方位的层面成像;④可进行多参数、多序列成像,便于显示体内解剖结构和病变的空间位置和相互关系;⑤除可显示形态变化外,还可提供组织代谢、功能方面的信息。

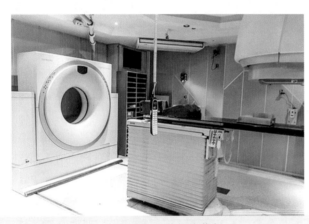

图 3-5　磁共振成像仪

(2)磁共振成像的不足包括:①对于不含或少含氢质子的组织,如骨骼、钙化灶等的结构显示不佳;②图像质量易受多种伪影的干扰;③常规扫描时间较长,图像空间分辨率略低于 CT 图像;④扫描范围受到梯度线圈的限制;⑤有幽闭恐惧症者,安装心脏起搏器、电子耳蜗或体内有铁磁性物质的患者,以及需监护设备的危重患者,不能进行检查。

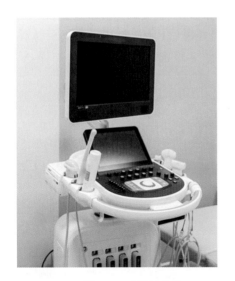

图 3-6　医用超声机

(四)超声成像

1.成像基本原理

超声成像是通过探头把超声波定向发射到人体内,超声波在传导的过程中遇到不同组织界面,发生反射或散射,形成回声,这些携带组织信号特点的回声被接收并处理后,以实时、动态的图像形式表现在荧光屏上,即为超声声像图(图3-6)。

2.超声检查的优势与不足

(1)超声检查的优势包括:①超声波发射、采集均通过一个超声探头完成,操作简单、方便;②超声成像无电离辐射损伤,且为实时、动态成像,可广泛应用于各类人群,包括孕妇、婴幼儿;③通过探头活动,可得到各方向的断面图像,同时可以同步测量大小、深度;④超声图像对于鉴别囊实性病变的准确性高。

（2）超声检查的不足包括：①超声显像视野小，图像分辨率低于 CT 或 MRI 图像，对于较大病变，超声图像无法显示其全貌；②受限于超声波的物理特性，超声成像对骨骼、含气组织（肺、消化道）病变的诊断能力不足；③超声检查具有实时性，诊断准确率对操作者技术依赖性较大。

（五）放射性核素显像

1.成像基本原理

放射性核素显像主要依赖核素发射 γ 射线的示踪现象进行成像，又被称为"影像核医学"，其显像的基本原理是将放射性核素标记的药物射入人体内参与代谢，放射性核素被组织吸收、浓聚和排泄，同时发生衰变，发射 γ 射线，射线被显像仪器定量检测并转换为图像。由于不同组织间、病变组织与正常组织间存在代谢差异，通过观察放射性浓聚差别进行疾病的诊断。相对于 CT 所得的组织解剖图像，放射性核素图像被称为功能图像。

2.放射性核素显像检查的优势与不足

（1）放射性核素显像检查的优势包括：①利用放射性核素的检查方法（ECT）成像范围大，可以同期完成全身成像，SPECT 常用于全身骨扫描（whole body bone scan，WBBS），一次扫描可以显示全身骨骼大体情况，简便、直观，是诊断骨转移瘤的首选检查方法之一；②PET/CT 兼顾了功能成像与解剖成像的优势。

（2）放射性核素显像检查的不足包括：①SPECT 图像空间分辨率差，对细微结构及较小病灶的显示能力弱；②放射性核素存在一定辐射危害；③放射性核素的制备、存储、临床应用等成本较高，PET/CT 检查费用昂贵。

二、医工结合与肿瘤影像诊断发展史

（一）X 线成像发展史

自 1895 年伦琴发现 X 线到现在的 100 多年中，常规 X 线技术发展十分迅速，大体上可分为以下四个阶段：

1895～1916 年：气体 X 线管和感应圈阶段。最初的 X 线机主要由气体 X 线管和感应圈组成，或由静电起电机组成。伦琴使用的 X 线机的管电压只有 40～50 kV，当时，拍摄一张手的 X 线照片要用 0.5～1 小时。

1916～1925 年：热电子 X 线管、变压器式高压发生器的实用化阶段。考林杰发明了热电子 X 线管，纳斯科开发了变压器式高压发生装置，奠定了现代 X 线设备的基础。

1925～1945 年：防电击、防散射 X 线设备的实用化阶段。随着防电击、防散射型 X 线机，三相高压发生器，电容充放电 X 线装置，旋转阳极 X 线球管的相继出现，诊断 X 线机逐步迈向成熟。1935 年，西门子公司已能生产单相全波、65 kV、400 mA，85 kV、300 mA 的 X 线机；同年，还制成了三相六峰 60 kV、1000 mA 的 X 线机等产品。

1945 年至今：高条件、大容量、控制技术现代化阶段。大功率旋转阳极 X 线球管的发明是 X 线机大功率化的前提，使得 X 线成像质量有了明显提高，有助于诊断某些活动

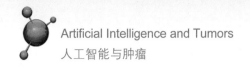

器官和实现对细微结构的放大摄影。而各种辅助装置,如断层、记波和光学缩影等相继出现,也使 X 线机及相关诊断技术得到了进一步的改进和提高。20 世纪 50 年代初,X 线影像增强器的出现再次提升了诊断 X 线机的性能和应用范围。而 X 线电视、录像和间接动态摄影等技术的发明和应用,在一定程度上解决了动态检查、影像再现等问题,简化了操作,机械运动更灵活、安全,X 线防护措施更完善。

(二)CT 成像发展史

1967 年,物理学家 Allan Macleod Cormack 完成了 CT 重建相关的数学问题。1972 年,Godfrey Newbold Hounsfield 在英国 EMI 实验室进行了相关的计算机和重建技术的研究并取得显著成就,发明了 CT 扫描仪。自 1972 年第一台 EMI 型头颅 CT 问世后,CT 先后经历了五代结构性能的发展和改变。

第一代 CT 扫描方式为旋转加平移,球管与探测器连成一体。射线出球管被准直器准直成笔形束,扫描时球管与相对的探测器(1~2 个)先做同步平行移动,然后旋转 1°继续做平移,直到完成一个层面内 180°的数据采集才进行下一层扫描。其射线利用率低,扫描时间长,这类扫描机多属于头部专用机。

第二代 CT 类似于第一代,同样是旋转加平移,改进的地方是 X 线束变为窄扇形,探测器增加到 3~30 个,抬高了旋转角的度数,缩短了扫描时间。优点:时间缩短,矩阵提高(探测器孔径变小)。缺点:探测器直线排列,射线束到探测器中间和两边不对称,需要射线校准避免伪影。

第三代 CT 是旋转-旋转方式,现代的螺旋 CT 就是在第三代 CT 的基础上演变而来。X 线束是一个 30°~45°的广角宽射线束,探测器为弧形无缝隙连接,数目增加到 300~800 个,大大缩短了扫描时间。优点:时间缩短到 2~9 秒,不用做射线校准(射线到探测器的距离相等)。缺点:容易出现环形伪影。

第四代 CT 探测器是静止的圆形,只有球管围绕人体做 360°旋转。优点:球管扇形夹角为 50°~90°,避免了同心环伪影。缺点:一个角度内只有部分探测器工作,成本增加。

第五代 CT 是电子束 CT,球管和探测器都是静止的,电子束经聚焦线圈聚焦后,又经磁场偏转线圈偏转轰击靶环(4 个点),探测器成两排 216°弧形,靶环的每个点经探测器接收都能形成 2 幅图像,4 个点的轰击共有 8 幅图像。优点:时间分辨率高,有效减少了运动伪影,可进行形态学研究。缺点:机架笨重,架构复杂,维修困难,价格昂贵。

现代的螺旋 CT 在第三代 CT 的基础上利用滑环技术使球管和探测器可以做连续旋转(非螺旋 CT 受球管与机架的电缆限制,不能做连续旋转)并增加了检查床的移动。球管加检查床的单项运动轨迹像弹簧的运动轨迹。

(三)MR 成像发展史

MR 成像的物理基础是 NMR,也称"磁共振"(magnetic resonance,MR)。所谓"NMR",是指与物质磁性和磁场相关的共振现象,利用这一现象不仅能研究物质的成分,还可观察其微观结构。MRI 技术就是人们以各种射频脉冲序列对生物体进行激励,并用检测线圈记录组织的弛豫、质子密度、流动、化学位移、扩散、灌注、血液氧合状态和组织温度等信息。

从 NMR 的发现到 MRI 装置的诞生,经历了几代物理学家及医学家的辛勤努力。人类最早认识关于原子核与磁场以及外加射频场的相互作用是在 20 世纪 30 年代,物理学家伊西多·艾萨克·拉比发现,磁场中的原子核会沿磁场方向呈正向或反向有序平行排列,而施加无线电波之后,原子核的自旋方向发生翻转。1946 年,美国物理学家 Felix Bloch 和 Edward Purcell 发现位于磁场中的原子核受到高频电磁场激发会倾斜,而关闭高频场后,原子核将释放吸收的能量而回归到原始状态,这就是 NMR 现象的发现过程。因此,1944 年诺贝尔物理学奖授予了伊西多·艾萨克·拉比,1952 年诺贝尔物理学奖授予了费利克斯·布洛赫和爱德华·米尔斯·珀塞耳。

1950 年,欧文·哈恩发现了双脉冲下磁共振自旋回波现象。磁共振现象被发现之初,因成像条件苛刻、成像时间长等缺陷,应用范围受到较大限制。直到 1968 年理查德·恩斯特团队首次提出了傅里叶变换核磁共振方法,确立了二维核磁共振的理论基础,改进激发脉冲序列和分析算法,大大提高了信号的灵敏度以及成像速度后,磁共振技术才逐步成熟。理查德·恩斯特本人也因此荣获 1991 年的诺贝尔化学奖。

1973 年,美国化学家保罗·劳特伯和英国物理学家 Peter Mansfield 在荷兰的中心实验室搭建完成了最初的磁共振成像系统,并对充满液体的物体进行了成像,得到了著名的核磁共振图像——诺丁汉的橙子,磁共振技术成像领域取得了突破性进展。在此基础上,荷兰中心实验室在 1978 年组建了"质子项目"研究团队,制出了 0.15 T 的磁共振系统,并于 1980 年 12 月 3 日得到了第一幅人类头部核磁共振图像,1981 年 7 月 30 日得到第一幅第二维傅里叶变换后的图像。

（四）超声成像发展史

1880 年,Galto 创建和生产的设备能够产生 40.000 Hz 的声波。同年,Jacques Paul Curie 和 Pierre Curie 兄弟指出石英晶体的机械振动能够产生电力,现在这种现象被称为压电效应。他们也发现了逆压电效应,石英晶体在电荷变化的作用下能够产生振动,形成超声波。1912 年,Richardson 基于超声波的概念发明了回声定位器,用于导航和检测在水里的物体。1929 年,Sokolov 提出了声音传播的理论,并且在 30 年代早期开始使用超声波检测金属结构内部的缺陷。1937 年,研究者尝试利用超声波来显示脑室结构失败,因为骨质结构无法被超声波穿透。20 世纪 40 年代,研究者开始使用脉冲超声波探测胆囊结石。在 1956 年,Ian Donald 在实践中真正使用一维模式（A 型超声）来测量胎儿头部的顶叶直径。两年之后,Donald 和 Brown 发布了女性生殖器肿瘤的超声图像。同一时期,Brown 发明了所谓的"二维复合扫描仪",使检查者能够观察分析组织的密度,这通常被称为超声波在医学应用上的转折点。

1963 年,B 模式（辉度模式）设备发明,使检查者能够获得可视化的直观二维图像,超声波设备从此开始被大范围应用于医学诊断,进入商业化时代。20 世纪 70 年代中期,"灰阶"（Kossoff,Garrett）的引入,直接促进了实时超声波扫描仪的发明。20 世纪 80 年代,基于多普勒效应的设备的发明,使血液的流动变得可视,从此超声诊断从结构评估进入了功能评估的时代。

（五）PET/CT 发展史

PET/CT 的中文全称为正电子发射型计算机断层扫描仪,其检查原理和正电子有密

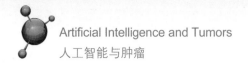

不可分的关系。正电子是电子的反粒子,早在1930年,狄拉克就从理论上推导出有正电子的存在。1932年,安德森在研究宇宙微粒的运动状态过程中,通过威尔逊云室获得大量轨迹照片,在几千张照片中发现了一个特殊的"电子"(轨迹和电子一样,方向完全相反),经过反复的研究,他发现这个电子就是狄拉克两年前所预言的正电子。这个发现让他在31岁就获得了1936年的诺贝尔物理学奖。

1950年,布朗内尔和斯威特在美国波士顿马萨诸塞州总医院尝试使用正电子发射探测器定位脑肿瘤,首次将正电子应用到医学领域。他们发现当探测器移动到患者头部时,探测到的计数率有明显增加,猜测这是因为脑肿瘤的放射性浓聚。随后他们做了大量的实验来验证自己的猜想,并于第二年分别发表了相关医学论文,自此开创了肿瘤定位与发现的新局面。

然而,正电子成像质量并不尽如人意。为了获得更高质量的图像,布朗内尔和斯威特自创第一台医用正电子照相机。该医用正电子照相机由两个平面晶体阵列组成,患者位于两个探测器之间。正电子照相机相比之前的设备具有更高的空间分辨率和灵敏度、更低的成本。

20世纪70年代初,出现了一个重要的科学进展——计算机断层重建技术,即通过数学计算法则重现断层影像的技术。英国EMI公司工程师Hounsfield将Cormack确立的投影图像重建技术的思想应用于医学领域,研制出第一台临床CT装置。CT的出现,让正电子平面扫描仪的研究者深受启发,意识到这一技术或许可以被应用到正电子的探测领域中。华盛顿大学Hoffman、Pogossian和Phelps教授尝试将计算机断层重建技术应用到研究中,改进了正电子扫描的显像质量,又借鉴了正电子照相机的设计,最大化地保留了正电子照相机的优点。他们成功地制造了第一台商品化PET仪(当时称为PETT,全称position-emission transaxial tomography)。

至此,不到30年的时间,正电子显像仪的机型经历了正电子平面扫描仪、正电子照相机和正电子发射计算机断层扫描仪三个阶段。

PET的图像只是功能图像,其对解剖结构的分辨率远远比不上CT,满足不了临床在诊断和治疗定位上的需求。D.W. Townsend的团队首次提出尝试把专用PET和螺旋CT组合为一体,获得既有解剖结构又能检测病变位置的融合图像。他们在1998年将专用PET和螺旋CT组合为一体获得了融合图像,并将第一台专用PET/CT原型机安装在匹兹堡大学医学中心,完成了真正意义上的功能与解剖影像的统一。

三、医工结合与肿瘤影像诊断原理

(一)X线成像原理

1.模拟X线成像

传统的X线成像主要指模拟X线成像技术,即采用传统X线摄影、X线照影、X线透视、X线电视等成像技术,将人体的组织器官形态、解剖结构特征、运动状态等信息采集下来,模拟X线能量传递、能量转换、影像信息保存等,最终以光学影像的形式将影像显示在照片或荧光屏上。模拟X线成像的特点是模拟的X线信号量是连续变化的,模拟影像密度值的表现与人体组织密度、厚度和有效原子序数呈正相关。

模拟X线成像分为以下三个阶段:

(1)X线影像信息的形成。X线影像信息形成的基本原理:X线管发射出来一束强度大致均匀,具有一定穿透能力的X线束,当它射入具有三维空间分布的人体时,与人体发生了吸收和散射的物理学过程,使透过人体的X线发生了不等量的衰减,形成了X线强度分布的不均匀性。X线强度在空间分布的不均匀性代表X线影像信息已经形成,即X线束在通过人体时载有了人体的信息成分,X线能量分布的差异反映并记录了人体状态。因此,其成像的基础条件包括:具有X线源,即由X线机发出适合人体X线机检查的X线能量;摄影参数的选择,每次检查都必须根据人体解剖、生理和病理等因素,按照不同的摄影检查位置和技术特点,通过X线控制台选择适当的X线曝光量。

(2)X线影像信息的采集、传递与转换。X线不能为人眼所识别,必须传递到某种能量转换器,由能量转换器中的线吸收介质对X线进行采集后,再转换为可见的光强度分布。X线能量转换最常用的方式是增感屏-胶片系统,增感屏接受X线能量,并将X线能量转换为荧光,X线胶片通过感光的方式,接收增感屏发出的荧光,从而将X线信息以潜影的形式保存下来。

(3)X线影像的形成与显示。X线影像的形成与显示分为两种基本模式,即X线照片影像和X线电视图像。此阶段是把不可见的X线影像再现为肉眼可分辨的影像信息。①X线胶片成像:由胶片自动冲洗机按预设的冲洗程序,将含有人体信息的X线胶片经过显影、定影等处理,将潜影转变成为可见的密度影像,并以照片的形式固定下来。②X线电视影像:采用影像增强器的荧光输入屏将X线转换为可见荧光,荧光输入屏上的光强度信号由影像增强器放大为亮度很高的可见光图像,再通过摄像机摄取图像并进行光电信号转换,摄像管把光信号转换为视频信号,经过处理,转换为全电视信号,最后在同步信号作用下输送到医用显示器上,还原为X线电视图像。

2.数字X线成像

CR是X线照片数字化比较成熟的技术,目前已经在国内外得到了广泛应用。CR系统实现了传统X线摄影信息数字化,使常规X线摄影的模拟信息转换为数字信息,可以提高图像的分辨率、显示能力、动态范围宽,突破了传统X线摄影技术的固有局限性,可采用计算机技术实施各种图像后处理功能,增加显示信息的层次。CR系统的不足:时间分辨率交叉,不能满足动态组织器官的显示,同时在细微结构的显示上,空间分辨力有时稍有不足。

CR系统成像原理:CT系统中入射到成像板的X线量子被IP成像层内的荧光颗粒吸收,释放出电子,其中一部分电子散布在成像层内呈半稳定状态,形成潜影;当用激光照射潜影时,半稳态电子释放出光量子,发生光激励发光现象,光量子随即被光电倍增管检测到,从而转变为电信号,电信号又经ADC转换为数字信号。

(二)CT成像原理

CT是在1972年由美国物理学家Cormack和英国工程师Hounsfield发明的。与普

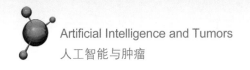
通 X 线成像相比,CT 能获得更清晰的人体解剖图像,是医学放射诊断学历史上最重大的成就之一。

CT 成像原理:1917 年由奥地利数学家 J. Radon 提出了 CT 成像原理,他在数学研究中从理论上证明了三维的物体能够以它的投影的无限集合来唯一地重建图像。之后,美国的物理学家 Cormack 等人从人体模型扫描试验中,研究出重建图像的数学方法。而英国的 Hounsfield 博士实现了 CT 扫描和图像重建,使得 CT 被实际应用于临床诊断。

CT 成像基本过程:①扫描:X 线经准直器形成很细的直线射束,以不同的方式,按一定的顺序,沿不同的方向对人体受检层面进行照射。②数据采集:经人体薄层内组织器官衰减后射出的 X 线束到达探测器,探测器将含有一定人体信息的 X 线转变为相应的电信号,通过测量电路将电信号放大,再由 A/D 转换器将电信号转变为数字信号,送给计算机处理系统处理。③图像重建:计算机系统按照设计好的图像重建方法,对数字信号进行一系列的计算和处理,得出人体层面上组织器官密度值分布情况。按照显示器的物理特性在屏幕上表示出不同的灰度,显示人体这一层面上的组织器官密度的图像。④图像后处理:经扫描而获取的像素 CT 值数字矩阵直接转换成图像,往往不能直接使用,还需要对数字矩阵进行处理,才能转变为可以利用的图像。CT 后处理技术是根据一定的数学方法应用计算机技术,对已获取的像素 CT 值数字矩阵进行再加工处理,使得图像能被更方便地识别,有助于医务人员更为快速地获得诊断信息[1]。

(三)MR 成像原理

人体内含有大量水,水的重量约占体重的 60%,每个水分子中的每个氢原子都含有一个质子。质子带正电荷,并且都会自转,因此会产生磁场,其磁场的方向可以用右手定则确定。普通情况下人体所含质子的运动方向是随机的,所以其自旋产生磁场的方向是杂乱无章的,因此,人体内无数个微磁场相互抵消,人体的总体磁场强度为零。

当给人体外加磁场后,大部分质子(低能质子)产生的磁场的方向指向外加磁场方向,少量质子(高能质子)磁场方向的指向与外加磁场的方向相反,因此,产生的总体磁场方向与外加磁场方向相同。此时,质子兼顾自旋和指向磁场方向或反方向的两种运动,其综合运动在外观上类似于旋转的陀螺,称为进动(图 3-7)。但由于整个组织自旋运动的初始相位杂乱无章,所产生的横向磁化矢量相互抵消,因此,整体上不表现为进动。

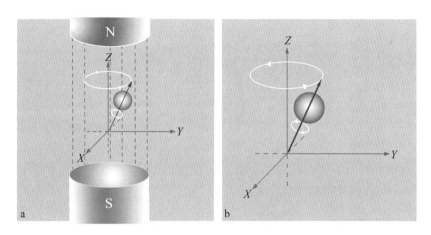

图 3-7　主磁场下氢质子的进动

　　此时,施加与质子进动频率相同的射频脉冲,产生两个作用:第一,能够传递能量,使少部分低能质子吸收能量,暂时变为高能质子,纵向磁场强度随之不断减小;第二,由于射频脉冲信号频率等于质子进动频率,所有吸收能量的质子会相互吸引靠拢,产生相同的相位,即进动质子同相位。此时,高能质子和低能质子均产生一个磁场,两磁场的纵向分矢量相互削减,而横向磁化分矢量由于相位相同,所以随着射频脉冲的施加,横向磁化矢量逐渐增大,纵向磁化矢量逐渐减小,需要注意的是,由于一直存在质子自旋状态,因此产生的横向磁化矢量是一种旋转的状态。

　　射频脉冲关闭后同时发生横向弛豫(T2 弛豫)与纵向弛豫(T1 弛豫),也就是发生自由感应衰减现象(FID)。其中,横向磁化矢量的本质是发生进动质子失相位,即失去相位的一致性,使横向磁化矢量逐渐衰减(横向磁化矢量衰减主要由主磁场环境的不均匀和自旋质子微磁场环境的波动引起),这是质子群之间的能量传递,即自旋-自旋弛豫。在T2 弛豫中,由于水的横向豫弛较慢,一直存在横向磁场,所以能采集大量电信号,信号为高信号。而脂肪横向豫弛较快,所以相对水来说是低信号。

　　而纵向弛豫(T1 弛豫)也被称为“自旋-晶格弛豫”,也就是纵向磁化矢量逐步恢复增加的过程。分子进动频率和分子固有转动频率(自旋转动)越接近,则能量交换越高效,分子晶格之间能量传递速度越快,T1 值越短,反之则越长。大分子物质转动频率远低于进动频率,所以 T1 值较长,而小分子,如水的转动频率远高于进动频率,因此水的 T1 值也很长,只有脂肪组织进动频率和转动频率接近,其 T1 值较短。T1 弛豫是质子群能量传递给其他分子的过程,在这个过程中,水缓慢恢复,所以为低信号,脂肪为快速恢复,所以为高信号。(注意:T1、T2 弛豫是同时发生的,但直接研究两种弛豫的合量比较复杂,因此可将合磁化矢量分解为横向、纵向磁化分矢量及横向、纵向弛豫进行研究。)

　　然后,将磁共振信号通过空间相位编码技术转化为磁共振图像。通过外加 X、Y、Z轴三个方向的梯度磁场(梯度磁场指场强渐变的磁场),所以采集到的每个信号都拥有了自己独特的空间位置信号,信号重建后获得磁共振图像[1]。

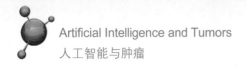
（四）超声成像原理

1.二维声像图（two dimensional ultrasonograph，2D USG）

利用回声原理，由仪器探头发射一束超声进入人体体内，并进行线形、扇形或其他形式的扫描，当超声遇到不同声阻抗的两种组织的交界面时会发生反射，由探头接收后，经过信号放大和信息处理，在屏幕显示人体的断层图像，称为声像图（sonograph）或超声图（ultrasonograph），供临床诊断用（图 3-8）。连续多幅声像图在屏幕上显示，便可观察到动态的器官活动。由于体内器官组织界面的深浅不同，使其反射的回声被接收到的时间也有先有后，借此可测知该界面的深度。测得脏器表面的深度和背面的深度，也就测得了脏器的厚度。

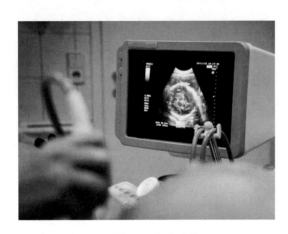

图 3-8　超声成像

回声反射（reflection）的强弱由界面两侧组织的声阻抗之差决定。声阻抗相差较大的两种相邻组织（即介质，medium）构成的界面，几乎可把超声的能量全部反射回来，不再向深部透射。例如，空气-软组织界面和骨骼-软组织界面，可阻挡超声向深层穿透。反之，声阻抗相差较小的两种相邻组织构成的界面，反射率较小，透射到人体深层的能量较多，在每一层界面上，根据该界面的反射率大小，反射回不同能量的超声，供仪器接收、显示。均匀的组织中不存在界面，没有超声反射，如胆汁和尿液中就没有回声，声像图上出现无回声的区域，在排除声影和其他原因的回声失落后，就应认为是液性区。声阻抗为密度和声速的乘积，界面两侧组织的声阻抗相差不低于 0.1%，即有超声反射。因此，在病理状态下，超声检查是一种极为灵敏的诊断方法。

超声成像还受到组织声衰减（acoustic attenuation）特性的影响。声波在介质中传播时，质点振动的振幅将随传播距离的增大而按指数规律减小，这种现象称为声波的衰减。造成声波衰减的主要因素为声吸收、声反射、声散射和声束的扩散。

声衰减系数（α）的单位为 dB/cm，在人体中，超声的弛豫吸收引起声衰减系数 α 与频率 f 近似地成正比，即 $\alpha = \beta f$，式中 β 也为声衰减系数，但其单位为 dB/(cm・MHz)。

2.彩色血流成像（color flow imaging）

彩色血液成像又称"彩色超声血流图"（简称"彩超"），共有以下三种：

（1）彩色多普勒血流成像（color Doppler flow imaging，CDFI）：利用 Doppler 原理，提取 Doppler 频移（反映血流速度）做自相关处理，并用彩色编码成像[频域法（frequency domain）]，常规把朝向换能器方向（即入射声束方向）而来的血流显示为红色，远离换能器（入射声束）而去的血流为蓝色。血流速度快，显示彩色亮而色淡；血流速度慢，显示彩色暗而色深。把上述彩色血流叠加在二维声像图上能确定血流的方位、与周围组织器官的关系，从而帮助进行疾病诊断或多普勒取样，以显示频谱进一步分析血流动力学。彩色多普勒血流显示的不足之处主要包括：①显示的信号受探测角度的影响较大；②当显示的频移超过 Nyquist 极限时，图像色彩发生混迭，出现五彩镶嵌的血流信号。

（2）彩色能量血管造影图（color power angio，CPA）：彩色多普勒能量图利用血流中红细胞散射的能量进行成像（能量法），即提取多普勒回波信号的能量（即强度），用积分法计算，然后用彩色编码成像。CPA 具有以下几个优点：①不受探测角度的影响；②灵敏度提高 3～5 倍，能显示低流量、低流速的血流；③血流可以显示平均速度为零的肿瘤灌注区；④显示的信号动态范围广；⑤不受 Nyquist 极限频率（Nyquist limit frequency）的影响，避免混迭（aliasing）现象。彩色多普勒能量图的不足极易受组织移动影响，由于其显示信号的动态范围广，对组织的微小移动也会出现闪烁伪像，对近心、近膈部位的诊断，闪烁伪像干扰尤为明显。

（3）彩色血流速度成像：根据反射回声中红细胞群在某一时间内的位移[时域法（time domain）]，由计算机应用互相关原理计算出血流的方向和速度，再把信号伪彩色编码，成为彩色血流图。该方法不使用多普勒原理，可消除血管壁搏动回声的干扰，且不出现混迭。

多年来，中国的医疗设备市场一直是外资品牌的天下，被其牢牢掌握定价权，超过 70％的市场份额都被"GPS"（通用电器、飞利浦、西门子）这三家跨国巨头企业所垄断，同时，设备的维保费用也是中国医院每年的重要支出。年轻一代研究者积极投入到国产自主研发、自主创新的医疗设备的研究中，将是民族振兴的重要一环。目前，国产医疗器械在多个领域取得突破，包括肿瘤影像诊断领域，我国企业已基本具备全系列产品线研发能力，CT 机、磁共振检查仪、彩超等部分高端产品中，国产器械已占有较大份额。在肿瘤标记物诊断领域，我国自主研发的全自动光激化学发光分析仪，弥补了国内技术空白，在世界医疗范畴中也处于领先地位。光激化学发光免疫检测技术是以纳米级高分子微粒为基础的新一代化学发光技术，该项技术可以用来测试复杂的样品和分子，是传统酶联免疫吸附剂测定的免冲洗替代品，兼顾了有效性和高灵敏度，而且测试时间短，展示出优异的重复性，从而提升了检测灵敏度，广泛应用于传染病检测、肿瘤标志物检测、甲状腺功能检测等领域。现阶段，国产医疗设备的操作性和软件交互性水平均有了较大的提高，但检测结果的准确性和稳定性还存在需要改进的地方。

参考文献

[1]李真林,雷子乔,刘启榆.医学影像设备与成像理论[M].北京:科学出版社,2021.

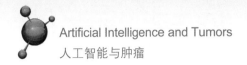

第四节 肿瘤内镜诊断

学习目的

1.掌握肿瘤内镜诊断的基本概念和分类。

2.熟悉肿瘤内镜诊断的临床应用。

3.了解医工融合思想在内窥镜发展史中的体现。

一、肿瘤内镜诊断概述

内窥镜是集传统光学、人体工程学、精密机械、现代电子、数学、软件等于一体的检测仪器,其英文源于希腊语,指一个配备有灯光的管子,它可以经口腔进入胃内或经其他天然孔道进入体内。利用内窥镜可以观察到 X 线不能显示的病变。

内镜医学是指借助内窥镜直接观察人体内脏器官的组织形态、病变部位及其变化,或开展多种诊断治疗技术的一门医学分支学科,其在多个系统肿瘤的诊断和治疗中发挥重要作用。如今,内镜技术已广泛应用于消化道(包括胃肠道及胰胆管)、泌尿道、气管支气管、胸腔、腹腔,关节腔、脑室等腔道病变的诊断与治疗。同时,伴随着光学工程技术、电子信息技术、生物工程技术以及机械工程技术的全面进步,内镜医学已进入前所未有的迅猛发展时代[1]。

(一)内镜的分类

1.按用途分类

(1)消化系统:应用于消化系统的内镜包括食管镜、胃镜、十二指肠镜、胆道镜、小肠镜、结肠镜、胶囊内镜和腹腔镜等。

(2)呼吸系统:应用于呼吸系统的内镜包括鼻内镜、喉镜、支气管镜、胸腔镜和纵隔镜等。

(3)泌尿生殖系统:应用于泌尿生殖系统的内镜包括尿道镜、输尿管镜、膀胱镜、宫腔镜和阴道镜等。

(4)心血管系统:心血管系统内镜包括血管镜等。

(5)神经系统:神经系统内镜包括脑室镜等。

(6)运动系统:运动系统内镜包括关节镜等。

(7)乳腺科:乳腺科内镜包括乳腺导管镜等。

2.按镜身能否改变方向分类

(1)硬镜:硬镜属棱镜光学系统,镜体不能屈转,最大优点是成像清晰,可配多个工作通道,选取多个视角,如腹腔镜、关节镜等。

(2)软镜:软镜属光导纤维光学系统,镜体柔软可屈,但成像效果低于硬镜,最大优点是镜头部分可被术者操纵从而改变方向,扩大应用的范围,如胃镜、结肠镜等。

3.按成像形式分类

(1)光学内镜:光学内镜可直接观察病灶,如纤维胃镜。

(2)电子内镜:电子内镜可间接观察病灶,但图像清晰、分辨率高,且具有录像及存储功能,如电子胃镜。

(二)内镜的优势

内镜下病变图像清晰,立体定位强,在肿瘤性疾病的诊治上有着得天独厚的优势。

1.利于直视病变

与其他影像学技术不同,内镜下可直视腔道内病变。消化系统、呼吸系统及泌尿生殖系统肿瘤等均可通过相应的内镜技术得到观察和诊断。

2.利于发现早期恶性肿瘤

在直视病变的基础上,通过染色放大技术或电子染色技术,可早期发现恶性肿瘤,这大幅度提高了多种肿瘤,如食管癌、胃癌及大肠癌等的早期检出率。

3.利于评价肿瘤的分期

常规内镜可直接观察病变的形态和大小,超声内镜可以明确肿瘤浸润深度及与周围脏器的毗邻关系,均可协助明确肿瘤分期,为制定治疗方案(手术或放化疗)提供依据。

4.利于引导微创治疗

内镜下可进行各种微创治疗,使一些原本需要传统手术方式治疗的疾病患者避免了较大的创面,如内镜下黏膜切除术、内镜黏膜下剥离术(endoscopic submucosal dissection,ESD)、内镜下宫腔扩张与支架置入术等。

(三)内镜的临床应用

1.胃肠道疾病的检查

(1)食管:可应用内镜的食管疾病包括慢性食管炎、食管静脉曲张、食管平滑肌瘤、食管癌及贲门癌等。

(2)胃及十二指肠:可应用内镜的胃及十二指肠疾病包括慢性胃炎、胃溃疡、胃良性肿瘤、胃癌、十二指肠溃疡、十二指肠肿瘤。

(3)小肠:可应用内镜的小肠疾病包括小肠肿瘤、平滑肌肿瘤、肉瘤、息肉、淋巴瘤、炎症等。

(4)大肠:可应用内镜的大肠疾病包括非特异性溃疡性结肠炎、克罗恩病、慢性结肠炎、结肠息肉、大肠癌等。

2.胰腺、胆道疾病的检查

内镜可检查的胰腺、胆道疾病包括胰腺癌、胆管炎、胆管癌等。

4.腹腔镜检查

腹腔镜可检查肝脏疾病、胆系疾病等。

5.呼吸道疾病的检查

呼吸道疾病的内镜检查包括肺癌检查、经支气管镜的肺活检及刷检、选择性支气管造影等。

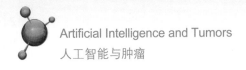

6.泌尿道疾病的检查

内镜可检查的泌尿道疾病包括膀胱炎、膀胱结核、膀胱肿瘤、肾结核、肾结石、肾肿瘤、先天性输尿管畸形、输尿管结石、输尿管肿瘤等。

（四）内镜诊断方法

内镜检查的临床应用非常广泛，凡内镜能到达的腔道均可应用内镜进行诊断或协助诊断，涉及多个器官系统。主要方法有以下几种：

1.直接观察（直视）

通过内镜可以直接对病变进行形态的观察和描述。根据目镜所见及荧屏的显示，可对疾病做出初步的形态诊断。观察的内容包括：①黏膜的光整度、色泽及血管纹理改变，黏膜皱襞是否有中断、隆起或浸润性改变；②溃疡表面的苔厚度、是否有渗血，溃疡边缘是否有虫蚀样改变、周围黏膜是否僵硬；③空腔脏器的内腔扩张情况，动态观察其收缩和蠕动的情况等。

2.放大观察

电子内镜的视频处理系统具有放大的功能，主要用于胃肠镜和宫腔镜，通过放大图像可清晰观察微细结构和微小病变，有利于微小癌变的诊断和鉴别诊断。

3.染色观察

染色观察包括染色剂染色和电子染色两种方式。

4.腔内超声扫描

超声内镜检查是将微型高频超声探头安置于内镜顶端，当内镜插入体腔后，既可通过内镜直接观察黏膜病变的形态，又可通过实施超声扫描获得管道层次的组织学特征及周围邻近脏器的超声图像。

EUS在临床上主要应用于评估肿瘤的侵犯深度、确定有无淋巴结转移及外科手术切除的可能性等。

5.组织活检

内镜检查不仅能直观地发现各种腔道的肿瘤性病变，并且能借助活检对病变进行组织病理学诊断。组织活检还可以在超声内镜、共聚焦显像技术引导下进行，具有较高的准确性和安全性。但由于内镜组织活检只能取少许病变组织，不能反映病变的全貌，取材不符合规范或未取到病变易造成诊断困难或漏诊，因此，其在肿瘤的诊断方面具有一定的局限性。

6.细胞学检查

（1）细胞刷片：细胞刷片取材面积广泛，可采集不便于甚至不能行组织活检的狭窄病变部位标本，这在一定程度上弥补了组织活检的局限性，有利于提高诊断的准确率。其对胃癌、食管癌、肺癌、宫颈癌等肿瘤的诊断有着非常重要的意义。

（2）穿刺细胞学检查：对于黏膜下病变或黏膜下浸润性病变，内镜下活检很难取到黏膜下组织，而通过内镜的注射针进行穿刺涂片细胞学诊断可以协助明确病变性质。

二、医工结合与消化内镜发展史

(一)硬管式内窥镜时代

1806 年,德国研究者 Bozzini 研制了一种以蜡烛为光源,由一系列镜片组成的器具,用于观察动物的膀胱和直肠内部结构,开启了硬管式内镜发展的时代,他也因此被誉为内窥镜的发明者。

1868 年,德国医生 Adolph Kussmaul 发明了最早的胃镜设备——一根末端装有镜子的长金属管,并为一名街头艺人进行了胃部检查。该设备存在巨大缺陷,即自然光源太弱,以及硬质镜身会带来检查痛苦和消化道穿孔危险。

1879 年,德国泌尿外科医生 Nitze 研制出了第一个含有光学系统的内窥镜,其前端含有一个棱镜,当时该内窥镜仅被用于检查膀胱。几年后,首个适用于临床的硬管式胃镜诞生,它由呈同心圆式排列的 3 根管子组成,中心细管为光学结构,第二层管腔内装有铂丝圈制的灯泡和水冷结构,外层壁上标有刻度,可反映进镜深度。

(二)半可屈式内窥镜时代

解决光源问题后,另一个亟须解决的难题是减轻患者检查的痛苦并增大观察范围,其关键在于提高内窥镜的柔软性。1932 年,德国科学家研制出第一个半可屈式胃镜(图 3-9),其光学系统由 48 个透镜组成,前端具有可屈性,可在胃内弯曲 30°～40°,使检查者能清晰地观察胃黏膜图像。半可屈式胃镜的问世解决了胃镜检查的巨大阻碍。1950 年,世界上第一台胃内照相机问世,被视为软式胃镜的雏形。

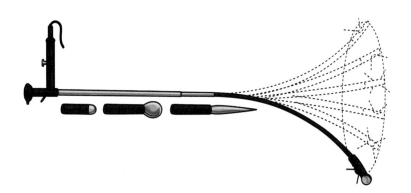

图 3-9　半可屈式胃镜

(三)纤维内窥镜时代

1953 年,光导纤维技术被发明。英国的 Hopkings 和 Kapany 解决了纤维束的图像传递问题,为纤维光学应用于内窥镜检查奠定了基础。1957 年,Hirschowitz 团队研制出了世界上第一个用于检查胃和十二指肠的光导纤维内镜。这种胃镜的镜身柔软,可在受检者胃部灵活回转,检查视野范围广,同时也极大地降低了受检者的痛苦。20 世纪 60 年代初,日本奥林巴斯(Olympus)公司在光导纤维胃镜基础上,加装了照相机及活检装置。

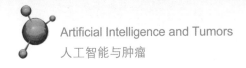
附属装置的逐步改进,如摄影系统、手术器械的发展,使纤维内镜不但可用于诊断,还可用于手术治疗。

(四)电子内窥镜时代

1983年,研究者成功研制出微型图像传感器(charge coupled device,CCD),并用其代替了内镜的光导纤维成像术,这代表着电子内窥镜的诞生。电子内窥镜主要由内镜

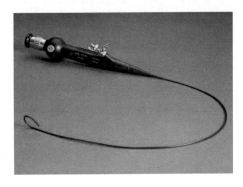

图 3-10　电子内镜

(图3-10)、电视信息系统(video information system center)和电视监视器(television monitor)三个主要部分组成。相比于纤维内镜,电子内窥镜的图像更清晰,分辨率更高,可供多人同时观看。电子内镜的问世,开创了内窥镜诊断和治疗新的时代,在临床、教学和科研中发挥了巨大的作用。

(五)磁控胶囊内窥镜时代

胶囊内窥镜的研究思路是由一个小故事引起的。1981年,以色列一名亲身体验了结肠镜检查的导弹工程师联想起了智能导弹上的遥控摄像装置,由此产生了研制胶囊内窥镜的最初设想。不久后,他研制了一种胶囊大小的照相机,可经口吞咽进入体内,在通过胃肠道时拍照并可将图像传输到外界设备。2001年,由商业公司研制出的新型胶囊内镜——M2A胶囊内镜应用于临床,为消化道疾病的诊断带来了革命性的突破。胶囊内镜(图3-11)由微型照相机、数字处理系统和无线收发系统等组成,受检者将胶囊内镜吞入后,可将消化道图像无线传送到体外的接收器。与传统消化道内镜相比,胶囊内镜最大的优点是无痛、无创、安全和便捷,尤其是对小肠的检查具有独特优势。但由于无法达到组织活检和治疗的目的,因此,使用时存在一定的局限性[2]。

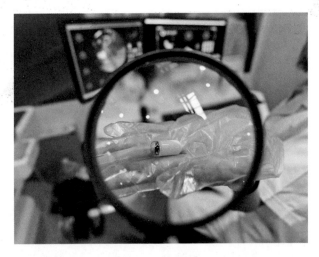

图 3-11　胶囊内镜

参考文献

［1］WOJCIECH M，XUYANG R，ALEXANDERR. Frontiers of robotic gastroscopy：a comprehensive review of robotic gastroscopes and technologies［J］. Cancers（Basel），2020，12（10）：2775.

［2］费格尔·凯夫.胶囊内镜［M］.张澎田，译.北京：北京大学医学出版社，2009.

（周伟　宋庆旭）

第四章

肿瘤放射治疗

第一节　肿瘤放射治疗学概述

学习目的

1.了解肿瘤放射治疗的发展历史及原理。

2.了解放射线的分类及特点,中子及质子治疗的原理及前景。

3.了解放射治疗的过程及照射技术类型和特点。

一、什么是放射治疗?

肿瘤放射治疗是利用放射线治疗肿瘤的一种局部治疗方法,放射治疗可以单独进行,也可以与手术或化疗等其他治疗联合使用。放射线包括放射性同位素产生的 α、β、γ射线和各类 X 线治疗机或加速器产生的 X 线、电子线、质子束及其他粒子束等。大约70%的癌症患者在治疗癌症的过程中需要使用放射治疗,约有 40%的癌症可以用放疗根治[1]。放射治疗在肿瘤治疗中的作用和地位日益突出,已成为治疗恶性肿瘤的主要手段之一。有时,同一患者会因同一癌症接受不同部位的多次放射治疗。

放射疗法虽仅有几十年的历史,但发展较快。在 CT 影像技术和计算机技术发展的帮助下,现在的放疗技术已由二维放疗发展到三维放疗、四维放疗技术,放疗剂量分配也由点剂量发展到体积剂量分配,以及体积剂量分配中的剂量调强。现在的放疗技术主流包括三维适形放疗(three dimensional conformal radiation therapy,3DCRT)、三维适形调强放疗(intensity modulated radiation therapy,IMRT),以及立体定向放射外科(stereotaxic radiosurgery,SRS)。X 刀(X-knife)、伽马刀(γ 刀)和射波刀(cyber knife)中,X 刀、伽马刀等设备均属于立体定向放射治疗的范畴,其特征是三维、小野、集束、分次、大剂量照射,它要求定位的精度更高和靶区之外剂量衰减得更快。

在过去的几十年里,由于技术的进步,放射治疗变得越来越复杂,导致其几乎完全依赖人机交互,包括软件和硬件。尽管技术有了进步,但许多放射治疗工作流程仍然需要由各种专业人员组成的团队进行耗时的手工输入,这些专业人员包括放射肿瘤学家、医学物理学家、医学剂量测量师和放疗技师。人工智能(AI)涉及复杂的开发,以及使用计算机算法以类似或改进的性能水平来执行通常需要人类智能的任务,如视觉感知、模式识别、决策和解决问题[2]。人工智能正在改变许多医学领域,并有潜力解决放疗面临的许多挑战,从而提高全球癌症治疗的可用性和质量。本章,我们将首先了解放疗的发展过程,再通过概述每一步来讨论人工智能在放射肿瘤学领域的转变,突出人工智能如何提高放射治疗的效率、准确性和质量的方法,从而在当今资源有限的医疗环境中提高癌症治疗服务的价值。我们的目的是概述人工智能在放射治疗中的变革潜力,以及对我们放射肿瘤学工作人员的影响,借 AI 所见星辰之光,照亮放疗广阔前路。

二、放疗是如何发展的?

放射治疗的历史带我们踏上了世界上一些最伟大的医学突破之旅。首先,我们需要了解像 Marie Curie(图 4-1)和 Henri Becquerel 这样的先驱如何重塑癌症患者的治疗方式[3]。放射治疗的历史有许多有趣的故事,读起来像一部英雄小说,结局非常美好。许多栩栩如生的故事,充满了突破性的发现和巧妙的头脑,值得深思熟虑。且看他们是如

何治愈世界,从而拯救人类的。放射线这种形式的治疗方式是在 1895 年左右首次尝试的,当时研究者发现了 X 线,这是放疗历史的第一关键事件。居里夫人的成就包括开创了放射性理论,发明分离放射性同位素技术,发现两种新元素钋和镭。在她的指导下,人们第一次将放射性同位素用于治疗癌症。由于长期接触放射性物质,居里夫人于 1934 年 7 月 4 日因再生障碍性恶性贫血逝世。

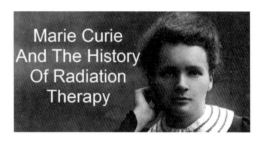

图 4-1　玛丽·居里(Marie Curie,
1867 年 11 月 7 日～1934 年 7 月 4 日)

居里夫人是法国著名波兰裔科学家、物理学家、化学家。1903 年,居里夫妇和贝克勒尔由于对放射性的研究而共同获得诺贝尔物理学奖,1911 年,居里夫人因发现元素钋和镭再次获得诺贝尔化学奖,因而成为世界上第一个两获诺贝尔奖的人。

(一)1895 年——惊人的医学发现之年

放射治疗的历史充满了研究者的决心、对患者的同情以及帮助受伤人类的强烈愿望。1895 年,发现 X 线后不久,研究者进行了大量实验,以医学方式使用 X 线。这些实验证明辐射会导致灼伤,医生便开始使用辐射来治疗各种疾病,如增生和狼疮。此时,放射线还被认为具有抗菌特性,而用于某些疾病(如肺结核)的治疗,甚至因在温泉中发现了放射性元素,这些温泉水被当作各种疾病的神奇疗法而被出售。当时,放射线被认为是相当安全的,他们认为小剂量放射线不会造成伤害,大剂量放射线只会引起暂时的不适。如今,我们知道事实并非如此,暴露于辐射下是极其危险的。

(二)镭是如何改变医学的?

镭是由玛丽·居里于 1898 年发现的,这是在发现辐射的三年后。研究者认为镭可

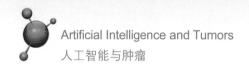

以用来治疗疾病。Henri Becquerel 将少量镭借给了巴黎的圣路易斯医院,那是在 1901 年,一位医生使用镭疗法和氯化钡成功治疗了少数狼疮患者,这在当时被认为是医学上的突破,并且研究者进行了更多的试验。镭主要以物理物品使用,如镭盐,这意味着它可以以多种方式应用,而 X 线根本无法应用。镭浴也被用作治疗方式,医生也建议将此作为患者在家治疗自己的一种方式。患者只需将镭盐溶解到标准洗澡水中,即可正常洗澡。这意味着他们从洗澡水中接受了一定剂量的辐射,镭盐使水浴具有辐射。

（三）放射治疗的快速成长

20 世纪 50 年代,随着钴-60 治疗机和医用直线加速器的发展,兆伏治疗逐渐成熟。电子感应加速器和微波加速器也被用于放射治疗。粒子治疗于 1989 年问世。使用密封源的近距离放射治疗从 1901 年开始,先是使用镭-226,然后使用氡-222、铯-137、铱-192和钴-60 源进行近距离放射治疗；此外,包括碘-125 和金-198 在内的其他同位素被证明是有效的。放射治疗发展历程如图 4-2 所示。

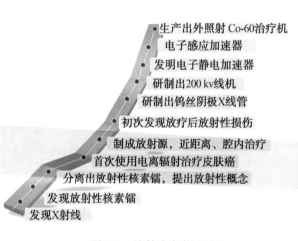

图 4-2　放射治疗发展历程

第一台治疗癌症的直线加速器诞生于美国西海岸旧金山的斯坦福癌症中心,这标志着世界放射治疗领域的正式形成。第一个接受治疗的患者,是一个患有眼部肿瘤的 2 岁男孩,这次治疗挽回了这个孩子的视力。至今,在硅谷这片炙热的科技领地上,在人工智能的推动下,斯坦福癌症中心仍在持续不断地提升放射治疗的精准实施。今天的放射治疗比 20 世纪初要安全得多,这是因为我们对辐射的影响有着更为深刻的认知,并且能够有效且安全地治疗患者。放疗的迅速发展,从来都是伴随着医学工程技术的诸多突破,这使得放疗医师能够对目标组织实施精确剂量的照射,同时能将对周围健康组织的影响降至最低。我们之所以能走到今天,也是因为医学与工程领域的完美融合,可见人工智能点点星辰之光,必将引领未来放疗发展之路。

三、放射治疗是如何起作用的?

放射治疗使用特殊的设备向癌细胞发送高剂量的辐射。人体中的大多数细胞需要生长并分裂形成新的细胞,但癌细胞的生长和分裂速度比周围许多正常细胞都快。辐射的工作原理是在细胞内的 DNA 中制造小的断裂,这些断裂会阻止癌细胞生长和分裂,并常常导致癌细胞死亡,肿瘤缩小。附近的正常细胞也会受到辐射的影响,但大多数正常细胞会恢复正常,恢复正常工作。

与化疗让整个身体都暴露在抗癌药物之下不同的是,在大多数情况下,放疗是局部治疗。它只针对并影响正在接受治疗的身体部位。放射治疗的目标是破坏癌细胞,同时尽可能减少对周围健康细胞的伤害。

有些治疗使用的放射性物质是通过静脉或口腔给予的。在这种情况下,辐射确实会传播到全身。尽管如此,大多数情况下,放射性物质聚集在肿瘤区域,所以对身体其他部位的影响很小。为了理解放射治疗的原理,了解细胞的正常生命周期是有帮助的。细胞周期经历五个阶段,其中一个阶段是细胞的分裂。当一个细胞分裂成两个细胞,这被称为有丝分裂(图 4-3)。

G0 期(静息期):细胞尚未开始分裂。细胞的大部分生命都在这个阶段度过。根据细胞的类型,这一步骤可能持续数小时或数年。当细胞得到复制(分裂)的信号时,它进入 G1 期。

G1 期:在这个阶段,细胞开始制造更多的蛋白质,准备分裂,双链 DNA 解旋为单链 DNA 也被制造出来。这个阶段持续 18~30 个小时。

S 期:在 S 期,包含遗传密码的染色体被复制,因此两个新细胞将拥有相同的 DNA。这个阶段持续 18~20 个小时。

G2 期:G2 期正好是细胞开始分裂为 2 个细胞之前。它持续 2~10 小时。

M 期(有丝分裂):在这个仅持续 30~60 分钟的阶段,细胞分裂成两个完全相同的新细胞。

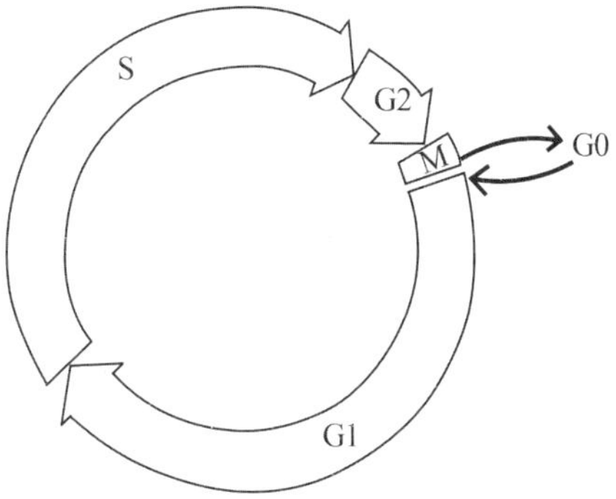

图 4-3　细胞周期

细胞周期阶段在癌症治疗中很重要,因为放疗通常首先杀死活跃或快速分裂的细胞。它对处于静息期(G0)或分裂缓慢的细胞不起作用。到达细胞的辐射的数量和类型以及细胞生长的速度会影响细胞是否或多快死亡或被损坏。放射敏感性描述了细胞被辐射后损伤的可能性。癌细胞往往分裂迅速,生长失控。放疗杀死正在分裂的癌细胞,但它也会影响正常组织的分裂细胞,对正常细胞的损伤会产生副作用。每次进行放射治疗都意味着要在摧毁癌细胞和减少对正常细胞的伤害之间取得平衡。

放射线并不总是立即杀死癌细胞或正常细胞。细胞可能需要几天甚至几周的治疗才开始死亡,而且在治疗结束后的几个月里,它们可能还会继续死亡。生长迅速的组织,如皮肤、骨髓和肠道内壁,通常会立即受到影响。相反,神经、乳房和骨组织则表现为后期效应。由于这个原因,放射治疗可能有长期的副作用,直到治疗结束后很长一段时间才会看到。过去,人们认为一旦一个区域接受了放射治疗,就不能再进行第二次放射治疗,因为治疗区域的正常细胞受到了损伤。但研究表明,一些患者可以接受第二疗程的放射治疗。

四、射线有哪些类型?

用于癌症治疗的辐射被称为电离辐射,因为它在经过的组织细胞中形成离子(带电

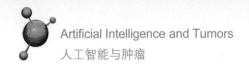

粒子),这会杀死细胞或改变基因,使细胞无法生长。其他形式的辐射,如无线电波、微波和光波被称为非电离辐射,它们没有那么多的能量,也不能形成离子。某些类型的电离辐射比其他类型的电离辐射有更多的能量。能量越高,辐射穿透(进入)组织的深度越深。某种辐射的表现方式在规划辐射治疗时很重要。放疗医师选择最适合每个癌症患者的射线类型和能量。

(一)电离辐射

电离辐射包括:①光子(X线和伽马射线),其应用最广泛。②粒子辐射(电子、质子、中子、α粒子和β粒子)。

(二)用于癌症治疗的较常见的辐射来源

1.高能光子

最常用直线加速器产生高能光子,如钴、铯,能量光子束在细胞穿过身体到达癌细胞的过程中影响癌细胞,这是目前最常用的放射治疗方法。线性加速器也能产生电子束或粒子束,这些被用于接近身体表面的肿瘤,因为它们不深入组织。

2.质子束

所谓"质子",就是指氢原子剥去电子后的带有正电荷的粒子。质子治疗是放射线治疗的一种。质子进入人体后,在射程终点处形成一个尖锐的剂量峰,称为 Bragg 峰。通过调制能量展宽 Bragg 峰可以使 Bragg 峰覆盖肿瘤。另外,质子入射通道上能量损失较小,侧散射也很小,其前后左右正常组织所受剂量较小,故具有较好的放射物理学性能。与传统的光子线不同,质子重离子能够在对肿瘤进行集中爆破的同时,减少对健康组织的伤害(图 4-4)。

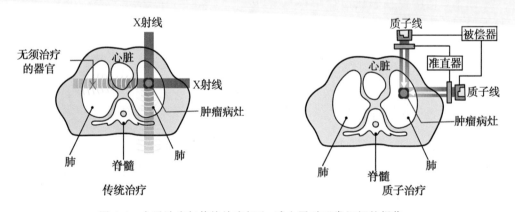

图 4-4 中子治疗与传统放疗相比,减少了对正常组织的损伤

3.中子束

中子治疗即硼中子俘获治疗(boron neutron capture therapy,简称"BNCT")。硼中子俘获治疗通过在肿瘤细胞内的原子核反应来摧毁癌细胞。它的原理是这样的:先给患者注射一种含硼的特殊化合物,这种化合物与癌细胞有很强的亲和力,进入人体后,迅速聚集于癌细胞内,而其他组织内分布很少。这种含硼化合物对人体无毒无害,对癌症也

无治疗作用。这时,用一种中子射线进行照射,这种射线对人体的损伤不大,但中子与进入癌细胞里的硼能发生很强的核反应,释放出一种杀伤力极强的射线,这种射线的射程很短,只有一个癌细胞的长度。所以只杀死癌细胞,不损伤周围组织。这种有选择地杀死形状复杂的癌细胞而不损伤正常组织的技术,称为 BNCT 技术(图 4-5)。

　　BNCT 系统目前主要用于治疗脑胶质瘤和黑色素瘤等。脑胶质瘤是对患者威胁最大的一种恶性肿瘤。这种瘤的患者多为青壮年,平均存活不到半年。由于其形状复杂,肿瘤细胞像树根一样生长在大脑中,手术、常规放疗、化疗等方法的治疗效果很差。BNCT 治疗脑胶质瘤,患者 5 年存活率可达 58%,而用手术、化疗、常规放疗等方式治疗,患者 5 年存活率还不到 3%[4]。与传统的放疗相比,BNCT 的照射更多的是引爆硼这个"炸弹",而不是直接杀死癌

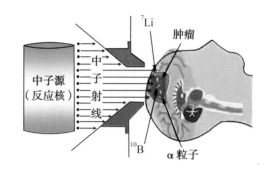

图 4-5　BNCT 原理,射程较短的定点爆破增加肿瘤组织损伤并减少了正常组织损伤

细胞。将"炸弹"有选择地安放到癌细胞里,这看起来更像是靶向治疗。因此,我们也把这种通过外部物理技术激活体内药物杀死癌细胞的方式,称为继免疫治疗之后的第五种癌症治疗方式。

五、BNCT——人工智能在放疗领域的机遇与挑战

　　BNCT 是典型的医工交叉用于临床并取得重大进展的代表。其概念于 1936 年第一次被提出,后来在核反应堆中制造中子用于治疗,但由于核反应堆的安全性太低等问题,BNCT 始终无法用于真正的院内治疗。受益于强流质子加速器技术的发展和新型靶向硼药的开发,基于加速器的 BNCT 迅速发展,2010 年后,全球 BNCT 进入发展快车道。2020 年 5 月 27 日,日本宣布硼中子俘获疗法正式用于患者。这是 BNCT 在世界上首次正式进入临床应用,这同时开创了人类攻克恶性肿瘤的新纪元。自此之后,全球 BNCT 发展不断提速。中国、意大利、芬兰、美国、英国、俄罗斯、西班牙、以色列、阿根廷等医疗强国,纷纷加紧自研开发,奋起直追,共同推进 BNCT 的临床开发与应用。对于 BNCT 来说,其包含两个最关键的部分:一是中子源,二是硼药。受益于这两项技术的提升,BNCT 正以前所未有的速度蓬勃发展,大批临床试验纷纷涌现。BNCT 的治疗原理如图 4-6 所示。

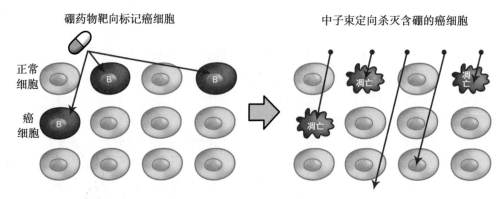

图 4-6　BNCT 的治疗原理

（一）中子源

目前，国际上共有两种中子源的产生模式：一是反应堆型，二是加速器型。以前的 BNCT 技术建立在大型反应堆中子源的基础上，从核安全角度看，这种大型核设施无法修建在人口密集的医院，医生和患者往往需要专程去偏远的大型核研究机构才能开展治疗试验，分配到的束流时间也很有限。2010 年以后，随着质子加速器技术的快速发展，加速器型中子源已经成为 BNCT 发展的主流方向。

与基于核反应堆的 BNCT 装置不同，加速器 BNCT（AB-BNCT）装置可以在人员密集区域的医院使用，甚至未来可往市、县一级拓展，能够在较广的范围实现个性化与例行性的 BNCT 治疗。加速器驱动的 BNCT 中子源，通过加速器提供的强流质子束打靶产生中子，经慢化到适当能谱，通过准直后照射肿瘤靶区。这样的 BNCT 超热中子分布更理想，更适合治疗人体的深部肿瘤。目前，已知的加速器型中子源有回旋加速器、电磁直线加速器和静电加速器三种。

回旋加速器的特点是能产生高通量、高能量的快中子，但是在 BNCT 的设施规划中，需要很大的中子慢化体材料，以及高要求的设施辐射屏蔽设计；并且，治疗期间快中子污染问题也难以解决。直线加速器是利用高频电磁场进行加速，被加速粒子的运动轨迹为直线的加速器。由于电磁直线加速器的电场需要与被加速的带电粒子同步耦合，所以设计上比较复杂。而且，该类型的加速器造价昂贵，速调管系统运行维护复杂，因此，一般都用作研究。静电加速器则是利用直流高压静电场对带电粒子进行加速的装置。静电加速器结构简单紧凑，由于产生的中子能量比较低，所以中子慢化和安全屏蔽对附属设施要求不高，建造成本低；运行和维护简单，对从业人员资质要求不高，运行费用低廉；且静电加速器所有部件基本都可以国产化。

日本较早开始了 AB-BNCT 的研发与装配，除已经正式接诊患者的日本南东北医院中子治疗中心、日本关西 BNCT 共同医疗中心外，日本国家癌症中心、日本筑波大学、日本名古屋大学均在建设新型中子治疗装置，且日本已将中子治疗纳入医保体系。此外，美国、俄罗斯、芬兰、阿根廷、以色列等国均在发展新型中子治疗装置，10 余个中子治疗中心或在建，下文将介绍其中几个有代表性的治疗中心。

1.日本南东北医院中子治疗中心(已正式治疗患者)

日本南东北医疗集团创立于 1981 年,至今已拥有 8 家附属医院及 100 多家附属机构,总病床数超过 3000 张。其中,中子治疗中心位于福岛县群山市南东北综合医院,2020 年 3 月,中子治疗装置完成临床试验(适应证为头颈部肿瘤),并通过医疗器械认证;2020 年 6 月,该中子治疗中心开始正式接治患者并纳入日本医保体系,成为世界上首个临床正式应用的中子治疗中心,以及国际首个同时有质子和中子治疗的医院。

2.日本关西 BNCT 共同医疗中心(已正式治疗患者)

2018 年 6 月,京都大学医学部与大阪医科大学等共同完成日本关西 BNCT 共同医疗中心建设,该中心共四层(地下一层,地上三层),其中地下一层和地上一楼主要是中子治疗室与实验室,二楼主要是患者休息室、PET/CT 检查室等,三楼是会议室和办公室。

2020 年 6 月,关西中子治疗中心针对复发性头颈部癌症,已经完成所有临床试验,开始治疗患者并纳入日本医保体系,该中心设备同样来自日本住友重工。目前,需要提前 3～4 周申请治疗,对于一个部位仅仅需要一次治疗,每次治疗时间为 30～60 分钟,治疗之后可能存在治疗区域的肿胀情况,需要患者住院 3～7 天,治疗后一年内每三个月需要去医院复诊一次。目前,日本对国外患者的收费标准为 8 万～10 万美元/人。

3.日本国立癌症中心(装置建成,临床试验中)

日本国立癌症中心(National Cancer Center,NCC)由日本中央政府于 1962 年成立。目前,日本 CICS 株式会社为日本国立癌症研究中心研发了一套新型加速器型中子治疗装置,目前该装置已完成安装调试,并于 2019 年开始进行恶性黑色素瘤和血管肉瘤的临床试验工作,即将投入正式临床应用。

4.芬兰赫尔辛基大学医院(装置建成,临床试验中)

芬兰赫尔辛基大学创建于 1640 年,其生命科学以及医学居世界领先位置,其中,赫尔辛基大学医院是欧洲癌症研究所组织认证的综合性癌症中心。医院已经应用基于核反应堆的中子源为超过 200 例患者实施了中子治疗。2019 年 4 月,医院完成基于加速器的中子治疗系统,这是欧洲首台此类装置,现已完成中子源调试工作,计划在 2022 年开展患者临床试验工作。

(二)硼药物

在 BNCT 治疗体系中,硼药研发滞后已经成为目前制约 BNCT 发展的关键因素。符合 BNCT 治疗要求的含硼药物须具备以下特点:毒性低,正常细胞摄取量低并可被快速清除,而肿瘤细胞高摄取、清除慢,具有较高的肿瘤组织与正常组织的血液药物浓度比。在 BNCT 治疗中,硼-10 的分布直接决定着治疗效果。在中子源提供稳定中子照射的同时,需要尽可能提高肿瘤组织内硼-10 的浓度,才能更好地发挥 BNCT 的治疗作用。如何实现硼的高效递送和长时间滞留,以及在正常组织和血液中的快速代谢是目前硼药研究的难题。

目前,仅有巯基十一碳氢十二硼烷钠盐(BSH)和 4-二羟基硼酰基苯丙氨酸(BPA)被 FDA 批准用于临床试验,其中,BPA 于 2020 年 3 月在日本获批上市。BSH 用于 BNCT 已有 50 多年的历史。BSH 最早是由索洛韦(Soloway)和汉塔纳卡(Hatanaka)在 1967 年

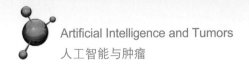
引入的,并由 Hatanaka 于 1968 年用于多形性胶质细胞瘤(glioblastoma,GBM)的 BNCT治疗。BSH 不能通过完整的血-脑屏障(BBB),因此正常脑中的硼-10 浓度非常低。相反,在恶性脑肿瘤中,由于 BBB 分解,BSH 会在脑肿瘤中蓄积。在一项旨在评估 BSH 生物分布的欧洲 BNCT I 期研究(EORTC 11961)中,14 例胶质母细胞瘤患者接受了 100 mg/kg BSH 给药,平均正常脑与血液 BSH 比值为 0.2±0.02,肿瘤与血液 BSH 比值为 0.6±0.2。BSH 由于不能透过血-脑屏障,肿瘤摄取和滞留较低,并存在一定的毒副作用,限制了其临床应用和普及。BPA 是中性氨基酸苯丙氨酸的衍生物,由 Snyder 等人于 1958 年首次合成。BPA 的化学结构与酪氨酸相似,酪氨酸是黑色素聚合物的前体氨基酸。BPA 可被任何类型的癌细胞摄取,且 BPA 在黑色素瘤细胞中保留的时间比在其他癌细胞中要长。国外一项 BNCT 临床试验数据显示,黑素瘤患者接受 170～210 mg/kg BPA 给药后,测量血液和肿瘤中的硼-10 浓度。结果显示,皮肤与血液中 BSH 的平均比值为 1.31±0.22,肿瘤与血液中 BSH 的比值为 3.40±0.83。与 BSH 相反,BPA 通过 BBB 主动转运并被正常大脑摄取。BPA 选择性地在分裂细胞中积累,而不是非分裂细胞或静止期肿瘤细胞。因此,即使初始肿瘤控制良好,也可能导致复发。相反,BSH 相对均匀地分布在细胞和组织中,尽管硼-10 在肿瘤中的浓度相对较低。

尽管二者对某些癌症具有一定的临床效果,如 BPA 用于黑色素瘤、头颈部肿瘤,以及在扩散性的肝转移肿瘤上有过较好的疗效,而且 BSH 与 BPA 的联合使用在延长脑胶质瘤患者的存活期上效果明显,但作为 BNCT 技术的一个关键突破环节,其效果离要求还相差甚远。目前,以进一步提高肿瘤特异性和摄取量为目标的第三代硼药正在研发中。其中,开发具有肿瘤靶向性的含硼药物是一个新的研究方向。为切实提高 BNCT 的试治效果,仍然需要各国药物学家和化学家不断改进、更新与创造新型的含硼药物,而靶向纳米材料和硼药物的结合可能是未来的技术突破口之一。

(三)我国 BNCT 发展情况

我国的 BNCT 研究起步较晚。1990 年 6 月,我国首次在北京召开了 BNCT 的学术研讨会,开启了 BNCT 在科研领域的篇章;2006 年 10 月,日本举办了第 12 届 NCT 国际大会,国内以原子能院为首的各单位首次参加,并参与了一些基础项目的研究。2009 年12 月,我国著名核反应堆工程专家周永茂教授带领团队设计建造了中国医院中子照射器(in hospital neutron irradiator-mark 1,IHNI-1),它是世界上 BNCT 治疗领域唯一的专用研究堆。其配备有 2 条不同能域的照射束装置,既能够开展动物试验,又能够照射治疗人体浅表以及体内脏器的肿瘤,这项发明在我国 BNCT 研究领域中具有里程碑式的意义。

2010 年 3 月,我国召开了医院中子照射器 BNCT 交流研讨会,同年,中国台湾利用改造后的台湾清华大学泳池堆进行了复发性头颈部肿瘤的治疗,有效率高达 70%。2015 年 5 月,我国使用 IHNI-1 首次成功治愈了一名黑色素瘤患者。到目前为止,在"十二五"国家科技支撑计划项目"恶性肿瘤诊治新技术和新方法研究"的子课题"硼中子俘获疗法技术研究——二元靶向放射治疗技术"的支持下,共进行了 3 例恶性黑色素瘤患者 BNCT 临床研究,并取得了研究预期效果。

中子源方面,高能物理研究所于 2018 年在广东东莞建成了我国首台散裂中子源,散裂中子源是用加速器产生的高能质子轰击重金属靶产生中子。合肥研究院核能所于 2018 年完成的强流氘氚聚变中子源科学装置,先后突破了强流稳态中子产生、多类型中子能谱精准调控、宽能谱中子精确测量等关键技术,可稳定产生超高流强中子,实现治疗用中子能量与数量精确调节的中子精准调控,设计研发的强流氘氚中子源实验装置(HINEG)综合性能指标达国际领先水平。同时,实现了装置小型化、即开即停、固有安全,易于在医院推广。2019 年 5 月 19～24 日,第 27 届国际核工程大会(ICONE27)在日本筑波市召开,中科院核能安全技术研究所研发的中子输运设计与安全评价软件系统"超级蒙卡"云智能版在会议期间向全球发布,基于该软件,团队已设计完成能够精准计算剂量制定患者治疗方案的中子治疗计划系统,开启了核设计分析的云端智能化新模式。2020 年 8 月,中国科学院高能物理研究所在东莞中子科学中心成功研制了一台 AB-BNCT 装置并通过验收。此外,南京中硼联康医疗科技公司联合南京航空航天大学在厦门弘爱医院建造了临床研究用 AB-BNCT。中硼器械独立研发生产了国际先进的束流整形体系统(BSA),具有缓速效果卓越、结构紧凑、安全可靠等特点,最高治疗深度达到 11 cm,较日本设备提高近一倍,并首度实现束流强度可调节,可以应对各类治疗需求,有望将 BNCT 推向更广的治疗领域。2021 年,中硼医疗 BNCT 加速器装置在厦门弘爱医院成功装机出束,并完成了上百只大小鼠的动物试验。

国内 BNCT 癌症治疗方式中的另一关键要素——硼药研发也取得重大进展,位于重庆高新区国家生物产业基地的高晋生物研发出可用于肿瘤中子精准治疗的硼药,目前已完成中试,即将进入生产批文申请阶段,预计 2023 年进入临床应用。

(四)BNCT 的优势

与常规放疗相比,BNCT 的优势如表 4-1 所示:

表 4-1 BNCT 的优势

	常规放疗 (X线、电子束、质子束、重离子等)	BNCT (硼中子俘获疗法)
照射能量级别	MeV,"杀敌一千,自损八百"	keV 或 eV,"分清敌我,精准打击"
局部单个原发浸润灶	扩大照射范围,损伤正常组织	实现"细胞级别保护"
局部多发转移灶	设置多个靶区,转移灶过多则束手无策	以整个器官为靶区,1～2 次照射解决多发转移
全身多发转移灶	照射范围过大,难以应对	可能通过全身照射,1～2 次照射消灭全身转移灶
全身微小转移灶	难以发现	"细胞级别"精准打击
细胞周期敏感性	选择性杀伤	全细胞周期高效杀伤

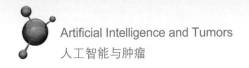
(五)BNCT 临床应用现状和未来发展

BNCT 的世界首例临床应用是于 1951 年在美国研究核反应堆上安装的中子照射场中进行的,但因为注入的硼化合物缺乏靶向性,不能够富集于肿瘤细胞中,导致肿瘤细胞中的硼剂浓度与正常细胞和血液中的硼剂浓度的比值较低(<1),因此,杀灭肿瘤细胞的效果甚微。1968 年始,日本已经成功治疗了多例 GBM 患者,并且经过长期跟踪观察,其患者 5 年生存率为 58%,10 年生存率为 29%。由日本京都大学反应堆(Kyoto University reactor,KUR)安装的使用热中子照射设备的 BNCT 的临床研究从 1990 年 2 月开始进行,最初,该研究所的 BNCT 仅用于治疗恶性黑素瘤以及进行开颅手术治疗恶性脑肿瘤;2002 年,其应用扩展到头颈部肿瘤;2003 年,发展为非颅脑切开术治疗脑肿瘤;直至 2005 年,其治疗领域已经扩展至肝脏、肺和恶性胸膜间皮瘤等体内肿瘤。

后期,日本研究者使用手术切除肿瘤后用低能中子辐照,对脑胶质瘤患者进行治疗,治愈后长达 20 年无复发。目前,该团队采用 BNCT+X 线放疗的最新疗法,但具体治疗效果尚在研究。20 世纪 90 年代起,欧洲一些国家也掀起了 BNCT 研究的热潮。芬兰在国家技术研究中心(VTT)的支持下,使用 FiR-1 反应堆进行了 BNCT 研究试验。美国 Coderre 团队使用硼剂 BPA 对神经胶质瘤载瘤鼠进行治疗实验,且其治疗效果达到了预期;除此之外,美国研究团队在基于 Monte Carlo 方法的基础上,成功开发了临床模拟实验软件,如 MacNCTplan、SRIM 等。2001 年,意大利首次用 BNCT 成功治疗了人类肝癌。2003 年起,阿根廷进行了黑素瘤 BNCT 临床一期和二期试验,有效率约达到 69.2%。2009 年初,世界上第一个基于加速器的中子辐射 BNCT 临床照射辐射系统在日本京都大学原子炉实验所研究完成,于 2011 年开展了细胞及动物临床实验,且从 2012 年起开始使用该系统进行临床治疗。

现阶段,根据国际上与中子治疗相关的临床研究及临床试验,中子治疗可广泛应用于恶性原发性脑肿瘤、黑色素瘤、头颈部肿瘤(口腔癌、舌癌、咽癌、喉癌、甲状腺癌、腮腺癌、外耳癌、中耳癌症等)、肝脏肿瘤(包括多病灶转移)、乳腺癌、肺癌、消化道肿瘤、间皮瘤等。目前,国际上首台中子治疗设备于 2020 年在日本投入临床应用,中子放疗的临床应用范围正在不断扩大。

BNCT 相关的设备正在逐步成熟,各种相关临床实验正在积极开展。BNCT 由于具有独特的优势,在未来的临床应用中拥有巨大潜力。而 BNCT 的发展依赖于包括物理学、材料学、工程学在内的多个学科,是典型的医工交叉技术。全球范围内 BNCT 的实验研究和设备研发如火如荼,即将进入一个新的发展纪元,我们应该抓住大好机遇,积极突破 BNCT 技术和设备研发的瓶颈,力争在世界肿瘤 BNCT 治疗领域夺得话语权,同时更好地造福患者。

六、放射治疗的目标

放疗被认为是一种局部治疗,因为只有癌细胞内部和周围的细胞受到影响。它不能治愈已经扩散到身体远处的癌症,因为大多数形式的放疗并不能到达身体的所有部位。癌症的放射治疗有以下几种方法:

（一）治疗或缩小早期肿瘤

有些癌症对放疗非常敏感。在这种情况下，放疗本身可以使肿瘤缩小或完全消失。对于其他癌症，它可能在手术前用于缩小肿瘤（也称为"新辅助治疗"），或在手术后防止癌症复发（这称为"辅助治疗"）。在某些情况下，它也可以与化疗一起使用。当放疗与其他形式的治疗一起使用时，治疗方式由外科医生、肿瘤放疗、化疗和患者共同规划。

（二）预防癌症在其他部位复发

如果已知一种癌症扩散到某一特定区域，即使影像扫描（如 CT 或 MRI）没有显示肿瘤，医生通常会认为一些癌细胞可能已经扩散到该区域。这个区域可以被照射以防止这些细胞生长为肿瘤。例如，某些类型的肺癌患者可能会接受预防性的头部放射治疗，因为这种类型的癌症通常会扩散到大脑。

（三）治疗晚期癌症引起的症状

有些癌症可能已经扩散到无法治愈的程度，但其中一些肿瘤仍然可以通过治疗而变小，这样患者就会感觉更好。放疗可能有助于缓解晚期癌症引起的疼痛、吞咽或呼吸困难或肠道问题等症状，这通常被称为姑息放疗。

七、谁可进行放射治疗？

在放射治疗期间，将由一个医疗专业团队进行全程管理。下文列出了一些在这个团队中的人员（见图 4-7）：

（1）放疗医师是经过专门训练用放射线治疗癌症的医生，确定具体的放疗部位及剂量。

（2）放疗物理师要确保放疗设备正常工作，并按照医生规定的剂量进行照射。

（3）剂量测量师帮助医生计划和计算所需的治疗剂量，剂量测量师受物理师监督。

（4）放疗技师操作放射设备并为患者进行治疗。

（5）放疗护士是经过癌症治疗专业培训的注册护士。

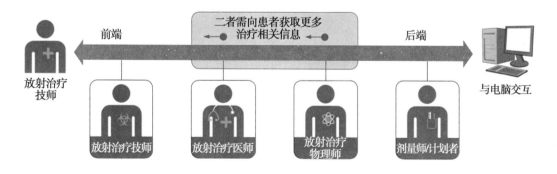

图 4-7　放疗人员的参与，全过程依赖计算机处理

此外，还可能需要营养师、理疗师、牙医、牙科肿瘤学家或其他卫生保健专业人员的服务。

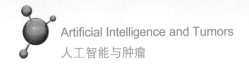

八、放疗过程是如何进行的?

大多数人认为放疗全部由体外机器实施,但放疗的形式多种多样,有时同时由一种以上的方式给予放疗,或者不同类型的放疗相互结合。

(一)体外放疗

外照射是最广泛使用的放射治疗类型。放射线来自体外的机器,并集中在肿瘤。这很像 X 线,但时间更长。这种类型的放疗通常是由直线加速器所提供,放射线是针对肿瘤的,但它在进出人体的过程中也会影响正常组织。外部射线辐射可用于治疗大面积的身体。它也可以治疗多个区域,如主要肿瘤和附近的淋巴结。

(二)外照射的类型

1.3DCRT

治疗前需要完成模拟 CT 定位,精准定位肿瘤所在位置。在治疗过程中,患者被固定在一个塑料模具下或使用支架来保持身体部分不动。放射线与肿瘤的形状相匹配,并从多个方向传送到肿瘤。通过更精确的瞄准照射,有可能减少辐射对正常组织的损伤,并通过增加对癌症的放射剂量来更好地对抗癌症。3DCRT 的一个缺点是,在影像学检查中很难看到某些肿瘤的全部范围,动度较大的肿瘤,或需要精准保护的器官周围不适用这种治疗。

2.IMRT

IMRT 是一种先进的、利用光子束的外部放射治疗方法。与 3DCRT 一样,计算机程序可以用于精确地绘制肿瘤的三维图。但是随着从多个方向瞄准光子光束,光束的强度可以调整。这可以更好地控制剂量,减少到达敏感正常组织的照射,同时向肿瘤输送更高剂量的射线。由于它的精确性,在治疗过程中患者保持在正确的位置并保持完全静止就更加重要了。同样,对肿瘤大小和确切位置的错误计算可能意味着错过的区域将得不到治疗。因为 IMRT 使用了更高的辐射总剂量,它可能会略微增加以后患者患第二种癌症的风险,这是研究人员正在研究的问题。

3.强度调制质子治疗(intensity-modulated proton therapy,IMPT)

IMPT 使用质子束代替 X 线。质子是原子的组成部分,它们所经过的组织几乎不会受到损伤,但却非常擅长杀死路径尽头的细胞。而且,只有很少剂量的质子束在光束路径的末端超出肿瘤。这意味着质子束辐射可以向肿瘤提供更多的照射,同时减少对附近正常组织的副作用。对于靠近关键身体结构的肿瘤,如眼睛、大脑和脊柱,IMPT 是一个很好的选择。质子只能通过一种叫作回旋加速器或同步加速器的特殊机器产生。这台机器耗资数百万美元,需要专业人员操作。正因为如此,质子束治疗非常昂贵,在全球很少有治疗中心提供这种治疗。目前,还需要更多的研究来比较质子治疗和光子治疗的结果,以便每一种治疗方法都适用于效果最好的癌症类型。

4.SRS

SRS 又叫"立体定向放射治疗",为小而明确的肿瘤提供大而精确的放射剂量。"手术"(surgery)一词可能令人困惑,因为它不涉及切割。SRS 可用于一些原发于大脑或扩散到大脑的肿瘤,也可用于其他地方的肿瘤,如脊柱、肝脏、胰腺、肾脏、肺和前列腺。在某些情况下,需要头部固定架来保持颅骨不动,以便精确瞄准放射线。一旦肿瘤的确切位置被绘制出来(使用定位 CT),狭窄的放射线就会从一台叫作伽马刀的机器中,在短时间内从数百个不同的角度射出,从而对肿瘤进行聚焦。如果需要,可以重复这个过程。另一种类似的方法是使用由计算机控制的可移动直线加速器。直线加速器不是一次发射很多束射线,而是从不同的角度向肿瘤发射射线,如 X 刀、射波刀、医用直线加速器(clinac)都是以这种方式工作。

5.术中放射治疗(intra-operative radiation therapy,IORT)

在手术期间向肿瘤提供放射治疗。放射治疗可以是外部的,也可以是内部的,它通常与手术前或术后的外部放射治疗一起使用。IORT 对不能完全切除的腹部或盆腔肿瘤(如那些生长在身体重要部位附近的肿瘤)和治疗后可能重新生长的肿瘤很有用。在手术中尽可能多地切除肿瘤,然后对肿瘤部位进行大剂量的放射治疗。术中正常组织可以被移开并受到保护,所以 IORT 减少了暴露在辐射下的正常组织数量。这使得更高剂量的射线可以到达肿瘤区域。

(三)外照射治疗计划(见图 4-8)

计划体外放射治疗的过程有许多步骤,可能需要几天才能完成。治疗计划的第一部分叫作模拟定位。在医疗团队为患者确定最佳治疗姿势以及如何保持这种姿势(可能会使用胶带、头枕、石膏、身体模具或泡沫枕头)时,患者将被要求躺在桌子上。然后医护人员会标记辐射场(也被称为"治疗端口"),这是患者身体上辐射的确切位置。这些标记可以是永久性的标记,也可以是看起来像小雀斑的文身。医生可能会使用影像学检查来检查肿瘤的大小,找出它更有可能扩散的地方,勾勒出治疗区域的正常组织,进行测量,并制订治疗计划;也可以拍摄照片,并用于使日常治疗设置更容易。

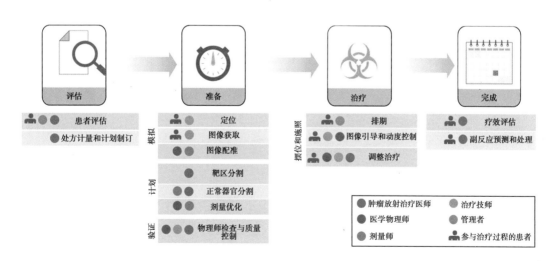

图 4-8　外照射治疗计划

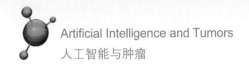

通过一个叫作剂量测量的复杂过程,计算机程序被用来找出附近的正常结构会受到多少辐射,从而给癌症提供规定的剂量。医生和放射量测量师将共同决定患者将接受的放射量以及将其用于癌症的最佳方法。该方法基于肿瘤的大小、肿瘤对辐射的敏感程度,以及该区域的正常组织承受辐射的能力。

（四）外照射的剂量和治疗

患者受到的照射剂量以格雷（Gy）为单位来衡量。对于外部辐射,总剂量通常分为几个较小的剂量,最常在数周内给予,目的是在对正常组织损伤最小的情况下给予最好的剂量。在大多数情况下,每周治疗 5 天,持续 5～8 周。

对于某些癌症,患者每天的治疗次数可能超过 1 次。超分割放疗将每日剂量分为 2 次治疗。加速超分割治疗的每次剂量、每天次数与超分割放疗相同,但总疗程缩短,总剂量略低于常规分割放疗的方法,包括全程加速超分割放疗、同时加量照射放疗、后程加速超分割放疗、连续加速超分割放疗等四种方法。通过更频繁地（每天超过 1 次）给予相同剂量的照射,在更短的时间内给予总照射剂量可以使辐射更好地治疗一些肿瘤,缺点是辐射的副作用可被更早发现,而且可能更严重。

（五）近距离放疗

近距离治疗（brachytherapy）也称"内照射放疗""密封源式放射治疗""镭疗法"或"内部镭疗法",是放射治疗的一种形式,即将放射源放置于需要治疗的部位内部或附近。近距离放射治疗被广泛应用于宫颈癌、前列腺癌、乳腺癌和皮肤癌,也同样适用于许多其他部位的肿瘤治疗。近距离放疗可单独进行或与其他疗法,如外科手术、外照射放疗和化疗结合。近距离放射治疗的优点是能够将高剂量的辐射传递到小区域。如果放射辐射必须从外部进入,它对需要高剂量辐射或需要剂量超过正常组织所能承受的剂量的肿瘤很有用。

（六）近距离放疗分类

近距离放疗按照照射技术分为模具或敷贴器治疗、组织间植入治疗、腔内治疗、管内治疗、术中置管术后治疗。其可以将小颗粒辐射源放置在肿瘤内或肿瘤附近,亦可将一个装有放射性物质的容器放置在身体的一个腔体中,如胸腔、直肠、子宫或阴道。当然,超声波、X 光或 CT 扫描可以帮助医生将放射源放到正确的位置。这种安置可以是长期的,也可以是短期的。永久近距离放射治疗需要使用一颗米粒大小的容器,它们被细的空心针直接插入肿瘤。一旦放置到位,颗粒就会数周或数月发出辐射。因为它们非常小,不会引起什么不适,所以它们的放射性物质用完后就被留在原地。

临时近距离放射治疗可以是高剂量率（HDR）或低剂量率（LDR）。放射性物质可以在这些容器中放置一小段时间,然后被移除。这可以由医院工作人员完成,或者可以通过机器将放射性物质远程放入设备中。对于 HDR 近距离放射治疗,每次将放射源放置10～20 分钟,然后移除。这个过程可以在几天内每天重复两次,也可以在几周内每周重复一次。对于 LDR 近距离放射治疗,辐射源可以在原地停留长达 7 天。为了不让植入物移动,患者需要待在床上一动不动。因此,在 LDR 治疗期间,患者将留在医院。

（七）治疗实施过程

对于严重的疼痛或疾病,一般不采用种植治疗。患者可能会因为植入植入物时的麻醉而感到困倦、虚弱或恶心一段时间。图 4-9 展示了一例患者粒子植入过程,根据定位扫描 CT 图像,软件设计粒子植入路径,计算肿瘤及周围正常组织的放射剂量是否在可接受范围内。应用 3D 打印技术,提前制作出符合个体需求的针道出入模板,增加实施过程的精准度。

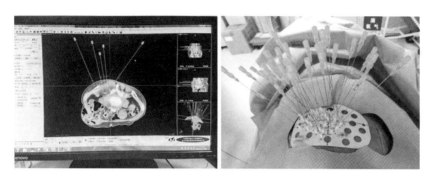

图 4-9   粒子植入路径设计以及穿刺模具的个体化设计过程

（八）放射治疗的常见副作用

正常的身体组织对放射线的反应不同。与肿瘤一样,细胞快速分裂的正常组织可能会受到影响,这会导致放射治疗的一些副作用。由于放射治疗是一种局部治疗,其副作用取决于所治疗的身体部位。放疗的早期影响可能在治疗开始后几天或几周内就能看到,并可能在治疗结束后持续数周。其他影响可能要几个月甚至几年之后才会显现出来。精准放疗的发展趋势在于"扬长避短",因此,了解并规避副作用就尤为重要了。

1.乏力

患者极度的疲劳,即使休息也不能得到改善。这是放疗的常见影响,但确切的原因尚不清楚。有时肿瘤会导致免疫系统产生导致疲劳的物质。贫血(红细胞计数低)、营养不良、疼痛、某些药物(如类固醇或化疗)、抑郁和压力也可能引起疲劳。

2.皮肤的变化

在治疗的前两周,皮肤可能会出现轻微的红色,可能会变得脆弱或敏感,干燥和脱皮可能在 3～4 周发生。之后,治疗区域的皮肤可能会变黑。这是因为辐射对皮肤中产生色素(颜色)的细胞有影响。治疗区域的皮肤也可能发生脱发。

3.口腔和咽喉问题

黏膜炎(口腔内的炎症)是一种短期的副作用,当对头颈部进行放射治疗时可能会发生,通常在治疗结束后的几周内病情就会好转。射线对唾液腺和味蕾的损害会导致口干和味觉丧失。放疗过程中,如何保护唾液腺尤为重要。

4.大脑

对大脑进行大范围的放射治疗有时会导致大脑功能的改变,从而导致记忆力丧失、性欲降低或对寒冷天气的耐受性差。恶心、走路不稳和视力变化也会出现。尤其对于儿童放疗,如何保护海马体是放疗方案设计中重要的考量。

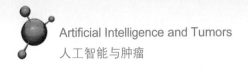
5.肺

放疗期间肺的一个早期的变化是一种被称为表面活性剂的物质的水平下降,这种物质有助于保持空气通道畅通。低水平的表面活性剂使肺部无法完全扩张,这可能导致呼吸短促或咳嗽。这些症状有时可用类固醇治疗,与双肺受照剂量直接相关,5%~20%接受肺癌放疗的患者会发生放射性肺炎,但乳腺癌、淋巴瘤或其他癌症的胸部放疗也可能导致放射性肺炎。使用呼吸门控技术以及四维CT模拟呼吸动度有助于减少因呼吸运动产生的放射性肺炎。

6.消化道

照射腹部可能会引起食道、胃或肠道的肿胀和炎症,这会导致疼痛、恶心、呕吐或腹泻。此时需要对消化道进行放疗限量,盆腔放疗中,俯卧位有助于使小肠规避照射,定位模具工程学设计有助于固定放疗体位,加强放疗期间营养支持有助于增加耐受[5]。

7.生育能力

对睾丸的放射线可能导致永久的精子生产损失,如果女性两个卵巢都暴露在照射下,会导致早期绝经和永久不孕。治疗计划中需要重点降低生育器官的照射剂量。

第二节　人工智能对肿瘤放疗的全程管理

学习目的

1.了解人工智能在放疗各环节中的作用。

2.了解人工智能在放疗图像采集、配套分割、评估等方面的优化。

计算机技术已经彻底改变了诊断和成像领域,在当今放疗工作流程中是必不可少的。计算机技术的早期里程碑包括图像采集,如计算机断层扫描(computed tomography,CT)、核医学和磁共振成像,以及数字化图像存档和通信系统的发展。

近年来,随着AI技术的蓬勃发展,由于深度学习的出现,已经实现图像分析。在某些非常特殊和有限的应用中,计算机现在能够执行以前只有医生才能完成的任务。例如,用于相关断层扫描图像的深度学习,增强的分割和分类系统可实现临床应用的性能,即与专家的性能相当或有所超越,可识别出一系列威胁视力的视网膜疾病。通过深度学习技术与适当的医学成像任务的适当结合,可以开发高效的人工智能系统,以帮助放疗科医生减少工作量,提高准确性和一致性。它最终可能会改变某些任务的放射工作流程。因此,更好地理解新技术的优势和局限性对放疗科医生来说是非常有益的。

早期的人工智能平台基于规则进行推理,然而,在过去的十年里,图像处理任务的自动化驱动着计算机算法发生了根本性的转变。这种转变的标志是神经网络的复兴。神经网络是一类机器学习算法,大致基于我们对人类大脑功能的假定理解。越来越多的可用数据,以及计算能力的提高和算法发展的进步,都重新引起了人们对这一研究领域的兴趣,深度学习算法提供了比之前的人工智能算法更强的学习能力,所以能够识别非常复杂的非线性关系数据。因此,深度学习可以接近甚至超过人类完成高度复杂任务的能力,并已被应用于多个医疗场景。

放射治疗工作流程涉及许多复杂的任务,包括肿瘤和器官分割、剂量优化、结果预测和质量保证(quality assurance,QA),这些任务代表了不同程度的数字化和由此带来的自动化。多模态深度学习架构能够聚合不同类型的数据流,这可能最终改善临床决策,从而为所有患者提供更好的放疗质量。事实上,各种人工智能算法已经被应用到放射治疗工作流程的每一项任务中。在接下来的章节中,我们描述了每一步的关键任务、涉及的工作人员以及人工智能潜在促进作用的显著例子。

一、患者评估及初始治疗决策

放疗工作流程从接收和评估患者开始。这一步骤通常包括肿瘤学专家的会诊,包括对肿瘤的评估,以及对患者症状、病史、体格检查、病理和基因组数据采集、明确诊断、分期,以及放疗疗效预测和毒性风险评估。放疗医师综合这些数据后制订计划。参与这一过程的临床医生不断面临着新挑战,随着全球各大肿瘤中心临床研究的开展,涉及的可参考的临床数据持续积累,其数量级超过了人类能够迅速吸收和理解的数量级。

基于人工智能的方法可以自动提取关键的临床特征,这对在最初为临床医生构建决策提供了重要的支持。基于患者初始影像数据深度学习,有望无创获得更多辅助临床决策,图 4-10 所示为 PET/CT 图像经过三维分割提取,统计体素代谢及密度数据,建立与基因检测数据的关联从而能预测突变状态的研究[6]。

关于肿瘤治疗临床方案的制定,涉及大量数据的处理学习。2013 年 2 月,国际商业机器公司(IBM)宣布 Watson 系统的第一个商业应用将是在肺癌治疗中提供管理决策。Watson 肿瘤解决方案(Watson for Oncology,WfO):Watson 肿瘤解决方案采用人工智能技术,通过提供循证治疗建议,帮助肿瘤医生做出治疗决策。Watson 系统通过深入洞察医学知识和医学数据,助力解决在肿瘤与基因、医学影像、生命科学、健康管理、医疗支付等医疗健康领域的多重难题。在肿瘤领域,不论是社区医院还是全球顶级医院,肿瘤专家像所有临床医生一样,都在通过大量的研究成果、医疗记录和临床试验来了解、学习该学科的最新动态(图 4-11)。现在,IBM 与纪念斯隆-凯特琳癌症中心等顶级癌症研究机构合作,WfO 解决方案已临床应用于 13 种癌症,在全球 25 个国家的 300 余家医院使用,服务了超过 140000 位癌症患者[7]。例如,在乳腺癌中,WfO 和肿瘤委员会提出的治疗建议对Ⅰ～Ⅳ期乳腺癌病例高度一致。WfO 可能是乳腺癌治疗决策的有用工具,特别是在专家乳腺癌资源有限的中心,但尚未在常规临床实践中实施。

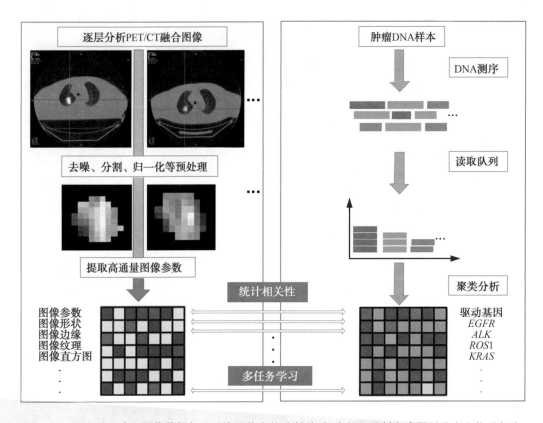

图 4-10　深度学习建立影像数据与基因检测状态的映射关系,有望以无创方式预测肿瘤生物学行为

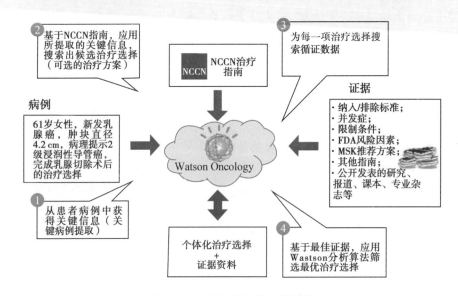

图 4-11　肿瘤治疗临床方案制定

　　根据国际及国内共识和来自临床试验的数据,放疗医师在制订治疗计划之前需要确定对肿瘤的放疗剂量和对周围器官的限制。然而,肿瘤生物学表现可能导致放疗敏感性

的实质性差异,即使是对某一特定的肿瘤类型,其敏感度也可能存在差异。此外,根据肿瘤和周围器官的空间位置,预期的剂量可能无法实现,需要在布置射野及剂量时进行调整。AI平台可能根据肿瘤和器官的轮廓,预测肿瘤的放疗敏感性,进一步调整处方剂量或治疗计划以实施个体化。

二、治疗计划与准备——模拟定位,图像采集、处理与配准

在准备治疗计划时,会进行模拟定位,需要固定患者体位,以提高放疗精准实施的重复性。模拟定位下获得的医学图像用于制订治疗计划。根据疾病部位的不同,这个过程可能非常复杂,而最佳的患者固定是主观的,常用体位可以是仰卧位或俯卧位,并且需要借助体膜、负压袋或乳腺托架等设施的固定,因此这个过程通常需要放疗医师和物理师共同参与。例如,必须特别考虑固定方式对器官位置及动度的限制,治疗光束角度或患者特有的问题,避免与治疗机器的碰撞。

对于接受放射治疗的患者来说,在制订治疗计划时需要多种类型的医学图像,包括用于计算放疗剂量的 CT 图像和辅助肿瘤分割的 MRI 图像。通常,这些图像是在患者处于不同体位时采集的(定位 CT 时为治疗体位,与其他诊断图像采集时体位可能不同),如何通过 MRI 图像获取组织密度数据,减少 MRI 和 CT 融合误差是很重要的一个方向。人工智能已被用于从大脑[8]和骨盆[9]的 MRI 图像生成合成 CT 图像,使用合成的 CT 制订治疗计划与使用真正的 CT 制订治疗计划之间的差异很小。此外,这种方法有可能通过减少患者进行 CT 扫描的次数,降低辐射成本,从而提高临床效率。

技术的进步带来了 MRI 在指导放射治疗方面的新兴作用,并将 MRI 扫描仪与线性加速器整合为单一治疗技术(MR Linac)。高分辨率和低噪声的 MRI 图像需要很长的采集时间,因此,在图像采集和其他临床任务可用的时间内,必须在分辨率和信噪比方面做出让步。人工智能有可能通过重建细节来减少核磁共振扫描时间,使用深度学习算法生成高分辨率、高对比度、低噪声的脑和心脏 MRI 等未采样数据中的图像。由于整合 MRI 扫描仪与放射治疗线性加速器要求磁场兼顾复杂条件,目前的 MR Linac 系统建立在低强度磁铁(通常为 $0.35\sim1.5$ T),相比使用常规的高场强 MRI 扫描仪获得的高分辨率图像,图像质量不高。人工智能可以在低场强 MRI 扫描中重建高信号、高分辨率图像(如从 3 T MRI 数据中重建大脑的 7 T MRI 样图像),以提高肿瘤可视化。

图像配准是放射治疗工作流程的另一个组成部分,多模态影像数据需要进行整合计算。商业上可用的自动图像配准算法通常只用于特定模态的图像,对图像质量敏感,可能降低准确性,并且经常需要额外的手工调整实现临床可接受的配准。人工智能工具经过训练,可以确定最优图像配准过程。这些算法可以达到更好的准确性和鲁棒性(robust),如一些最先进的配准方法可推广到多个成像模式。例如,对于脑胶质瘤,应用治疗前多模态 MR 结构像可实现早期准确的脑胶质瘤分级(见图 4-12),基于注意力感知生成对抗网络的图像及胶质瘤分级方法,对抗网络对单一模态实现多模态的图像合成任务,通过边缘感知策略学习深度细节特征以提升图像的合成质量,利用肿瘤注意力感知帮助模型启发式地搜索对肿瘤分级任务有效的特征以增强特征权重,利用多任务学习的

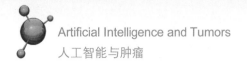
策略提高模型的学习能力,在实际临床环境中实现对缺失图像模态的生成和脑胶质瘤的分级。对于确定个性化治疗和实施精确医学是非常重要的[10]。

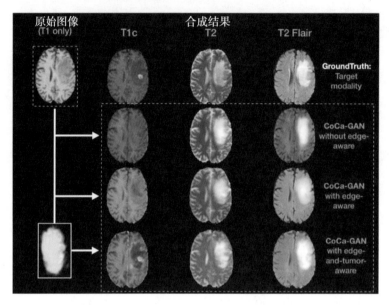

图 4-12　治疗前多模态 MR 结构像可实现早期准确的脑胶质瘤分级

通过对 T1 加权、T2 加权、T1 增强(T1c)、T2-FLAIR 等四种 MRI 图像进行分析处理,研究者提出可以考虑以 T1 加权作为单一的输入模态,对其他三种模态缺失的临床环境进行早期预期。

此外,人工智能方法已被证明可以减轻图像伪影的影响(如脊柱 X 线图像中包含金属螺钉和导丝造成的伪影)和运动伪影。人工智能工具已被开发用于 MRI、X 线图像、CT-MRI 和 MRI-PET 的初始图像配准。虽然这些算法中有许多算法并非在放射治疗的背景下专门开发,但它们所解决的是这一背景下研究者所面临的挑战。因此,这些算法有可能被应用于改善放射治疗工作流程。

三、图像分割和剂量治疗规划

目前,放疗医师需要手动勾画主要肿瘤和淋巴结,这一过程非常耗时。肿瘤分割的准确性直接影响结果:若错误描述肿瘤,可能会导致剂量实施不准确,导致肿瘤控制下降或者毒性风险增加。肿瘤分割受观察者之间的差异影响,不同专家可能存在较大差异。这可能导致治疗计划质量的差异,并对生存结果产生影响。目前有些临床中心使用半自动化分割工具,参考图像分割学习的先验知识,实现 AI 智能勾画,但经济成本高,而且仍然需要投入大量的人工修改。人工智能几乎已经完全实现了自动化的分割方法,如鼻咽癌、原发性肺肿瘤和口咽癌的轮廓绘制,可以极大地提高放射治疗计划的效率、再现性和质量。重要的是,这些分割算法的性能与研究者所实现的功能类似。

然而,还需要进一步的大量研究,特别是前瞻性研究,来直接衡量这种人工智能工具的效率、准确性和重复性。在放射治疗计划中，肿瘤附近的器官也需要被分割，以计算这些重要器官的照射剂量，并确保其在安全范围内。早期的人工智能工具在描绘全身各种器官（包括复杂的解剖结构）方面展示了前景（头颈区 65 个，胸器官 66 个，肾脏 67 个，肝脏 68 个，心脏亚结构 70 个）。然而，这些发现受到小训练集和人工智能算法的潜在过拟合的限制）。迄今为止，有关这种方法的报道，规模最大的研究是伦敦大学学院医院放疗部（University College London Hospitals Department of Radiotherapy）与谷歌人工智能深度思考（DeepMind）的行业合作研究，利用来自 663 名患者的 CT 图像训练数据集，开发一种能够在头颈部区域分割器官的算法，其性能可与人类专家媲美[11]。随着商用的基于 AI 的自动分割工具开始在治疗计划系统中出现，QA 需要额外的工具来识别错误。自动分割的质量保证是一项耗费大量人力和时间的工作，而这又是另一个需要进一步研究的领域。

基于人工智能的 QA 工具可能会减少所需的时间和资源。一旦提供了医学图像、肿瘤和器官分割以及剂量处方，医学剂量测量师的目标是为患者生成最佳的治疗方案，最大限度地向肿瘤提供射线，同时保留周围器官。治疗方案的制定过程是一个时间密集、反复的过程，剂量测量师据此设计剂量分布，并在试错的基础上做出必要的改变，以达到剂量处方中概述的目标。

治疗计划在批准实施前由放疗医师进行评估。照射计划的质量取决于几个不同的人为因素，如射线角度的选择和计划参数的优化，这会导致不同医疗机构内和机构间存在巨大差异。自动化治疗计划的人工智能工具有两个主要功能：①预测最佳剂量分布；②确定实现该分布所需的参数。几项研究的结果表明，深度学习算法能够根据患者的解剖结构预测个体患者的最佳剂量分布，并加速剂量计算[12]。为了让基于人工智能的治疗计划算法生成高质量的计划，需要将关于复杂决策过程的信息包含在基础模型中。在回顾性研究中，研究人员应用游戏化概念自动生成治疗方案，用于宫颈癌患者的高剂量近距离放疗[13]或非小细胞肺癌（non-small cell lung cancer，NSCLC）患者的放疗剂量适应[14]，其性能可与人类计划者媲美或优于人类计划者。

总的来说，人工智能技术有潜力大幅改善放疗关键步骤。首先，通过预测放射剂量分布，以便放疗医生可以选择最佳的治疗方法；其次，通过随后生成治疗计划提供最佳的放疗剂量。因此，在不久的将来，人工智能可能使治疗计划过程完全自动化。复旦大学附属肿瘤医院放射治疗中心与联影公司携手打造的智极一站式放疗（All-In-One）方案，让首次接受放疗的肿瘤患者在同一台机器上就可以完成放疗模拟定位、影像采集、靶区勾画、制订计划、复位、计划质控和拍摄验证片、正式放疗等流程，将以往平均等待时间由 3～15 天缩短到仅仅 23 分钟。

四、放疗前处理审查和验证

放疗医师批准治疗计划后，由物理师进行计划检查和其他 QA 检查，以确保所有与治疗传递相关的组件正常工作，并被正确设置为向患者传递预期剂量。人工智能工具已经被开发出来，以满足最小化重复、耗时的手工测量的需要，并提高一些 QA 活动的效

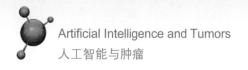

率,如针对患者和机器的 QA 评估。

针对患者的 QA 包括对治疗计划的评估,以检测治疗机器软件和硬件作为一个整体的性能中的人为错误和潜在异常(机器 QA 是设备的孤立部分测试)可能会影响特定治疗计划的实施。这些评估包括检查计划和治疗参数的适用性和准确性,并核实计划剂量与交付剂量的对比。人工智能工具已经加快了这个过程,并可检测罕见的错误。例如,对于高度复杂的治疗计划,提供的物理测量可以使用一个包含剂量计的映像,并与计划剂量进行比较。人工智能算法被设计用于预测基于治疗计划本身的 QA 通过率,并识别可能的错误来源,潜在地消除了物理剂量测量的需要[14]。机器质控包括每天、每周、每月或每年对处理机器的功能、准确性和精度进行的各种评估。在这些评估过程中获得的大量数据为开发能够预测趋势和误差的人工智能算法提供了手段[15]。

自动检测成像伪影这些工具可以提高 QA 过程的效率,从而为医学物理学家提供更多的时间来完成其他任务。接受放射治疗的患者需要到放射肿瘤科进行多次预约,包括会诊、放射剂量规划、治疗和后续评估,这些过程可能需要不同的时间和等待时间。等候时间过长不仅对诊所的效率有负面影响,而且对患者的焦虑和满意度也有负面影响。人工智能已经能识别影响等待时间长短的最重要因素(如一天的时间,放疗剂量分数、中位数等,过去的治疗持续时间,治疗区域数量和以前的治疗持续时间),并预测等待时间[16],从而实现诊所流程和效率的优化。通过使用人工智能模型,预约安排可能会根据解剖治疗部位和使用的固定和治疗技术来组织患者的顺序,从而减少患者之间的房间切换时间,容纳更多的患者。

五、图像引导和运动管理

图像引导放射治疗(IGRT)是一种四维的放射治疗技术,在患者治疗前、治疗中,利用各种先进的影像设备对肿瘤及正常器官进行实时的监控。它在三维放疗技术的基础上加入了时间因数的概念,充分考虑了解剖组织在治疗过程中的运动和分次治疗间的位移误差,如呼吸和蠕动运动、日常摆位误差、靶区收缩等引起放疗剂量分布的变化和对治疗计划的影响等方面的情况,并能根据器官位置的变化调整治疗条件,使照射野紧紧追随靶区,使之能做到真正意义上的精确治疗。

临床上应用最多的治疗方式是基于锥形束(cone-beam computed tomography systems, CBCT)的在线自适应放射治疗,确保患者放疗时体位与制订治疗计划时体位完全相同是放疗的关键部分。目前,CBCT 设备最常用于治疗中成像,以定位患者。它们的工作流程类似,一般情况下,治疗前采集 CT 影像数据,然后与定位 CT 进行在线配准,如果得到的比对结果在容许误差范围内,则治疗可以进行;比对结果如果超出误差容许范围,系统会自动形成新的摆位参数,直接修正患者治疗的位置参数,实现患者定位与治疗时摆位的精确重复,最终达到控制肿瘤和保护周围重要器官的最佳治疗效益。肺部肿瘤的低能量锥形断层扫描和计划扫描的融合截图重新进行调整,以确保肿瘤的正确定位[17]。

然而,CBCT 提供的图像质量远低于计划中的 CT 图像。AI 已被应用于改善 CBCT 图像质量,使患者在治疗时能够得到更准确的定位。越来越复杂的多模态成像技术正在被纳入 IGRT,包括机载 MRI、超声成像和光学表面成像,这为基于图像的人工智能方法在提升放疗实施质量方面提供了一个独特的机会。

在整个治疗过程中,患者或器官的运动可能需要增加对正常组织的放射剂量,以确保肿瘤得到充分的照射。运动管理方法旨在减少、捕捉和(或)监测呼吸和(或)消化运动的程度。然而,在幅度、振幅和频率以及器官之间相对的运动方面,个体之间和个体内部的运动存在着相当大的变异性,这使肿瘤运动的预测建模趋于复杂化。

人工智能可以用来解释这些不同的变量,生成针对患者的动态运动管理模型,以适应运动模式的变化,以改进肿瘤跟踪。到目前为止,这一领域的研究主要集中于使用从外部替代位置标记收集的数据作为模型的输入来预测呼吸运动。这些算法可以自动调整复杂的呼吸模式实时准确跟踪肿瘤运动和预测位置[18]。图 4-13 所示为解决肺部肿瘤动度的三种思路。

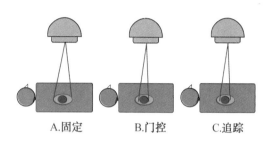

A:扩大照射范围,覆盖动度(固定);B:监测肿瘤移动到相对固定射线范围内再发出射线(门控);C:通过监测呼吸运动,射线随肿瘤移动

图 4-13　解决肺部肿瘤动度的三种思路

六、自适应处理

从定位及制订放疗计划至开始治疗之间(通常是几天或几周),以及整个治疗期间(通常超过几周),若患者的解剖结构发生重大变化,需要重新调整计划。这些变化通常反映肿瘤的收缩或生长,或解剖结构的变化,如运动、内脏器官或肠胃中气体或液体填充的差异,这都可能导致肿瘤和器官的剂量改变。

此外,未来需要关注的是,放疗疗程过半,除了肿瘤体积位置的改变,其内部生物特征活性的改变也是需要自适应调整的。应用功能影像如葡萄糖正子造影(FDG-PET)显像可针对有活性的肿瘤继续加大放疗剂量,增加肿瘤控制率,基于肿瘤乏氧、增殖的功能影像进行 AI 图像融合后,可引导肿瘤个体化放疗进程[19]。

放疗过程根据肿瘤内 FDG 代谢灶进行局部加量,有望增加肿瘤控制,并不会增加毒副反应(2021 年 ASCO 美国肿瘤年会)。

如果在放疗摆位时或放疗中使用 IGRT 采集图像,可有效提高治疗位置和处方的精确度。使用 IGRT 很有意义的病例包括:①要求精确定位的肿瘤,如头颈部肿瘤、椎体肿瘤;②摆位误差或不同分次间运动幅度大的肿瘤;③大分割剂量治疗的肿瘤;④已采用实形、调强技术的病例。人工智能可以提供工具,预测哪些患者需要适应治疗,以及采用适应治疗的理想时间点。在回顾性研究中,人工智能模型预测了头颈部肿瘤患者在整个治疗过程中发生的几何变化,并在第四周进行了识别,作为治疗适应的理想时间点[20]。类似的方法已应用于肺癌患者,以确定调整治疗计划的必要性,最大限度地控制局部肿瘤和减少辐射引起的肺炎(见图 4-14)。

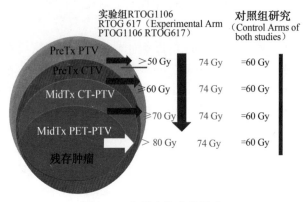

图 4-14　自适应放疗的探索

七、完成治疗

(一)反应评估和后续护理

实体肿瘤疗效评价标准是最广泛采用的评估实体肿瘤患者治疗效果的系统,其基于实体肿瘤体积的变化进行评估。人工智能算法有可能在整个放射治疗过程中提供关于肿瘤反应的更详细的信息。例如,通过影像特征捕捉到的肿瘤表型变化,与仅根据肿瘤体积变化相比,可能提供更好的反应评估和结果预测。使用人工智能与治疗前和治疗后成像进行早期评估对各种治疗的反应的初步研究已经在肺癌患者中进行,并能够预测癌症特异性结果[21],如疾病进展、远处转移和局部复发的发展,以及总生存率。结合多模态影像可以实现对多种生物信息的无创提取(图 4-15)。

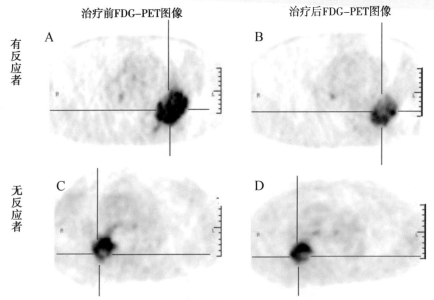

图 4-15　放化疗过程中氟-18 标记脱氧葡萄糖(^{18}F-FDG)摄取异质性状态变化的典型实例

注:有反应者治疗中(B)的 ^{18}F-FDG 摄取异质性程度比治疗前(A)显著降低;
无反应者治疗前(C)PET 图像摄取异质性程度与治疗中(D)相比,变化不显著。

放射诱导组织损伤的存在不仅降低了 RECIST 反应定义的可靠性,而且也混淆了疾病复发的检测。研究表明,人工智能算法有潜力检测与局部复发相关的肺部早期变化,而这些变化可能被医生忽视为放射诱发的纤维化。这些额外的信息将提供更早的个性化治疗干预措施。

（二）毒性预测和管理

需要对急性和晚期毒副反应进行积极的管理,因为这些不良反应是否发生和（或）严重程度在很大程度上不可预测。然而,放疗毒性的预测模型可根据影像学数据和危险因素产生,包括某些临床特征、种系基因组变异和放射剂量分布,并可用于指导治疗计划。迄今为止,这些方法主要集中于临床前和观察性研究。

人工智能将使这些数据流得到更全面的分析,从而建立更稳健的预测模型,结合并发症、放疗剂量和预处理成像数据,为毒副反应的预期管理和二级预防提供临床决策支持。例如,基于人工智能的正常组织并发症概率模型已经被开发出来,用于预测头颈癌患者急性吞咽困难、口干和口腔疾病的严重程度[22],预测其他癌症类型患者中放疗诱发的肺炎、食管炎、直肠毒性和癫痫[23]的 AI 工具也已经被开发出来。

预处理临床资料也可用于指导潜在的严重毒性反应。在一项回顾性研究中,来自电子病历的临床数据训练的几种 AI 算法,能够准确预测接受放疗或放化疗的患者急性毒性,导致急诊室就诊和住院的风险降低（使用性能最好的梯度树增强法,敏感性为81.0%,特异性为 67.3%）[24]。整合多个临床数据流,以提前预测期间的不良事件,人工智能可以提供实时、有意义的临床决策支持意见。

第三节　人工智能时代下肿瘤放疗的发展和挑战

学习目的

1.了解人工智能影响放疗过程的评价机制。

2.了解人工智能对医师、物理师、剂量师未来工作方向的影响。

一、发展挑战

在开发临床人工智能工具的道路上,面临着多重挑战。进行算法训练和使用高质量数据验证这些算法的可用性可以说是最关键的因素。构建高精度人工智能模型所需的数据量强烈依赖于应用程序。为每个患者生成的大量数据通常需要经过艰难的处理,才能用于开发 AI 模型,因为在生成这些数据时缺乏一致的标准。治疗技术、肿瘤复发的性质和时间、毒性的严重程度分级,以及用于评估治疗计划的标准都存在不同中心的差异,这一缺陷妨碍了各机构之间的数据共享和汇总,而这是开发能够准确捕捉所有临床差异、避免标准偏差的人工智能模型的先决条件。虽然医疗数据存储库

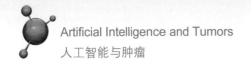
的建立,如肿瘤影像存档,有助于促进数据共享,专业组织也已经试图标准化放疗计划信息细节[25],但在这一领域还需要研究者投入更多的工作。

随着一些供应商开始发布应用程序编程接口,研究工作人员能够与人工智能算法进行交流,并将其集成到临床软件中。放射肿瘤学的早期人工智能研究通常侧重于容易衡量的结果,如总生存率,这可能不是所有接受治疗的患者最感兴趣的。相反,人工智能解决方案开始转向预测与放疗更直接相关的结果,如局部肿瘤控制和放疗的诱导毒性。然而,收集可靠的数据仍然是一个挑战。

（一）临床应用是实现人工智能在放射肿瘤学中潜力的关键障碍

引入人工智能工具需要前期投入大量时间和资源,以了解这些工具的效用和局限性,并改变当前的临床工作流程。许多人工智能工具仍处于概念验证阶段,缺乏外部验证,导致其转化为常规实践的过程缓慢,无法证明其普遍性和有效性。考虑到许多机器学习算法,特别是深度学习的"黑箱"性质,建立对人工智能系统的信任也至关重要。人工智能的透明度缺乏影响了我们理解输出、预测故障和排除泛化问题的能力。如果不积极监测部署人工智能工具的性能,以及持续评估适合临床问题的训练数据,系统偏差可能增加引入错误。

目前的人工智能工具并不完全准确,有三个标准可以用来评估它们的临床潜力：①用户可使用的时间和判断结果准确性的能力；②错误能否被识别；③是否能检测模型错误,并在进入放疗工作流程的下一个步骤之前进行纠正。然而,如果用户判断结果准确性所需的时间和能力较慢,那么临床实施的潜力就会更低。此外,用户无法判断结果正确性的应用程序,无法实施临床潜力。人工智能协助或完成的任务可能对患者的治疗产生重大影响,但由于可能给患者带来的后果,这些任务的临床实施将面临特别的挑战。从法律角度来看,一种合理的算法应当能够给予患者合理解释和缜密的共识才能被应用到临床。

人工智能有可能减少医疗事故,但也将改变围绕临床责任的法律格局。事实上,人工智能使用的增加将改变医患关系,医患关系很可能会转向患者与医疗系统之间的关系,从而潜在地削弱了医生对患者的个人责任的概念。在道德方面,用于面部识别或预测罪犯再犯风险的算法已经证明了固有的种族偏见,医疗系统也已经开始出现类似的问题。此外,不道德的人工智能方法可能被别有用心的各方开发出来,使结果向经济利益倾斜。所有的挑战必须得到解决,才能使人工智能得到有效广泛的临床采用。

（二）监管和临床评价

目前,人工智能技术被 FDA 和国际监管机构认定为保密的"医疗设备软件"。例如,治疗计划决策支持软件已经明确为一个医疗设备软件,这些技术须符合相应的监管标准。目前,在 AI 算法监管和临床实施标准方面,仍存在很多讨论。

临床评估这些设备的效用也需要更明确的标准。值得注意的是,人工智能工具可能会对患者的预后产生影响,这只能通过在代表性人群中开展的强有力的回顾性或前瞻性研究来确定。随机临床试验是评估抗癌疗法的"金标准",但这样的研究不可行,也不是所有人都需要 AI 工具。尽管如此,有可能影响患者预后、成本和临床工作流程效率的工具都应被考虑用于前瞻性临床评估。考虑到人工智能技术的快速应用,评估单一类别多种技术在一系列恶性肿瘤中的规范协议可能会提高前瞻性评估研究的可行性和效率。上市后的监管对于评估基于人工智能的放射治疗技术的价值至关重要,因为这些工具的功能可能会受到具有交互作用的其他硬件和软件的影响。高质量的、风险分层的临床验证可以建立人工智能技术的价值,并产生对人工智能技术的信任,这对那些"黑箱"系统尤其重要,因为它们可以对癌症治疗产生相当大的影响。

（三）工作人员角色重新定义

在未来的几十年里,工作人员的角色将被重新定义,特别是那些目前花费大量时间从事需要人工输入的重复性工作的工作人员。AI 将主要影响员工执行"后台"活动,包括放射治疗技术方面(如肿瘤和器官分割、计划设计和 QA),对"前台"活动的影响相对较少,包括直接与患者互动,这通常是由医生、放射治疗师和护士执行。而且,护理是一个主要面向患者的职业,因此,随着人工智能融入临床,护士的角色不太可能发生实质性的改变。

（四）医生关注点的转向及放疗医师培训模式的演变

随着基于人工智能的分割算法开始取代由放疗医师进行的手动分割,这些医生的关注点将转向人工智能输出的质量控制和高价值的人际互动的前台活动,如患者咨询、教育、支持和临床管理。人工智能解决方案可能会增加肿瘤分割的标准化,并减少不必要的差异,特别是在资源不足的医疗环境中,这可能转化为改善的临床结果和护理质量。放疗医师的培训将需要从目前的住院医师培训模式演变为专注于记忆临床事实和进行漫长的实习期,以获得执行手动分割和评估治疗的专业知识计划。相反,我们预测未来的培训课程将会更加关注如何整合和解释来自大数据集的信息,以支持研究者对临床决策的深入理解。

二、未来启示

（一）对物理师的启示

人工智能工具有可能减少物理师执行 QA 任务的频率和(或)时长。这一变化将使物理师的工作重点转向主动预防并规避非常规、高风险的问题,以及开发和实施更新的技术。随着放射治疗领域向更复杂的治疗方向发展,物理师的作用将是关键的,即确保所涉及技术的准确性、精确性,包括基于人工智能的系统临床实施。

此外,呼吁物理师从幕后到临床,面对患者,为患者提供更高质量的服务,以及提高患者的满意度。这一过程需要对物理师进行适当的临床培训,才能得以实现。我们的观点是,尽管他们的技术任务将实现自动化,但物理师的角色应进一步加强。

（二）对剂量师的影响

剂量师目前执行许多人工治疗计划任务,这些任务最有可能被人工智能方法所取代。研究表明,治疗计划质量的变化通常归因于总体的计划技能,而不是其他参数,如经验、认知和教育。这一发现强调了剂量师任务自动化的潜在好处,特别是降低提供治疗

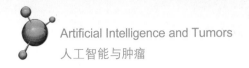
时的可变性。有人建议,进行自动化治疗计划,以减少医疗剂量师工作量,需要更多的证据来为向完全自动化的转变提供足够的数据支持。我们预测,人工智能自动化可能会在长期内影响这一职业。根据 2017 年美国医学剂量学协会(American Association of Medical Dose Measurement)的一项调查,45％的受访者认为他们受到了人手不足的影响。自动化可能减少剂量师的工作量,以达到适当的人员编制水平,这可能导致剂量师的人数大量减少。

(三)对放疗医师的启示

放疗医师是提供治疗的最后把关人,可确保患者安全和避免错误的放射治疗。正如我们所概述的,人工智能可以提供软件工具,帮助放疗医师确保治疗准确和安全,并提高效率和患者的可及性。然而,我们相信放疗医师将继续在监测这些自动化系统和患者的临床表现方面发挥重要作用。

※ 拓展阅读 ※

医学人工智能与我国国民经济的关系:2020 年,中国 AI 医疗总融资金额达到 39.8 亿元。医学领域的 AI 具有溢出带动性很强的"头雁"效应,在移动互联网、大数据、超级计算、传感网、脑科学等新理论新技术的驱动下,AI 加速发展,呈现出深度学习、跨界融合、人机协同、群智开放、自主操控等新特征,正在对我国经济发展、社会进步、国际政治经济格局等方面产生重大而深远的影响。我国经济已由高速增长阶段转向高质量发展阶段,迫切需要新一代人工智能等重大创新添薪续力,要推进人工智能和产业发展融合,为高质量发展提供新动能。

参考文献

[1]王绿化,朱广迎.肿瘤放射治疗学[M].北京:人民卫生出版社,2016.

[2]HUYNH E, HOSNY A, GUTHIER C,et al. Artificial intelligence in radiation oncology[J]. Nature Reviews Clinical Oncology,2020:1-11.

[3]COLVETTK . The history of radiation oncology[J]. Southern Medical Journal,2006, 99(10):1155-6.

[4]MALOUFF T D, SENEVIRATNE D S, EBNER D K,et al. Boron neutron capture therapy:A review of clinical applications[J]. Frontiers in oncology,11:601820.

[5]程玉峰.食管癌放疗患者营养管理[J].肿瘤代谢与营养电子杂志,2018,5(1):1.

[6]WANG C, DONG X, SUN X, et al. Association of radiomic features with epidermal growth factor receptor mutation status in non-small cell lung cancer and survival treated with tyrosine kinase inhibitors[J]. Nuclear Medicine Communications, 2019,40(11):1091-1098.

[7]SOMASHEKHAR S P, MJ SEPúLVEDA, PUGLIELLI S, et al. Watson for Oncology and breast cancer treatment recommendations: Agreement with an expert multidisciplinary tumor board[J]. Annals of Oncology Official Journal of the European Society for Medical Oncology,2018,29(2):418-423.

[8] DINKLA A M, WOLTERINK J M, MASPERO M, et al. MR-only brain radiation therapy: Dosimetric evaluation of synthetic CTs generated by a dilated convolutional neural network[J]. International journal of radiation oncology, biology, physics,2018,102(4):801-812.

[9]MASPERO M,SAVENIJE M H,DINKLA A M,et al. Dose evaluation of fast synthetic-CT generation using a generative adversarial network for general pelvis MR-only radiotherapy[J]. Phys Med Biol,2018,63(18):185001.

[10]HUANG P,LI D,JIAO Z,et al. CoCa-GAN:Common-feature-learning-based context-aware generative adversarial network for glioma grading[C]// International Conference on Medical Image Computing and Computer-Assisted Intervention. Cham: Springer,2019.

[11]NIKOLOV S,BLACKWELL S,MENDES R,et al. Deep learning to achieve clinically applicable segmentation of head and neck anatomy for radiotherapy[J].J Med Internet Res,2021,23(7):e26151.

[12]XING Y, NGUYEN D, LU W, et al. Technical note: A feasibility study on deep learning-based radiotherapy dose calculation[J]. Med Phys,2020,47(2):753-758.

[13] SHEN C, GONZALEZ Y, KLAGES P, et al. Intelligent inverse treatment planning via deep reinforcement learning,a proof-of-principle study in high dose-rate brachytherapy for cervical cancer[J]. Phys Med Bio,2019,64(11):115013.

[14] MT A, EC A, RS A, et al. Deep reinforcement learning for fractionated radiotherapy in non-small cell lung carcinoma[J]. Artificial Intelligence in Medicine, 2021,119:102137.

[15]VALDES G,CHAN M F,SENG B L,et al. IMRT QA using machine learning: A multi-institutional validation[J]. Journal of Applied Clinical Medical Physics,2017,18 (5):279-284.

[16]LIZAR J C, YALY C C, BRUNO A C, et al. Patient-specific IMRT QA verification using machine learning and gamma radiomics[J]. Physica Medica,2021,82 (1):100-108.

[17]DE CREVOISIER R, CHAUVET B, BARILLOT I, et al. Image-guided radiotherapy[J]. Cancer Radiother,2016,20 Suppl:S27-S35.

[18]SAYEH S, WANG J, MAIN W T, et al. Respiratory motion tracking for robotic radiosurgery[M]. Berlin,Heidelberg:Springer,2007.

[19]FENG-MING S K, CHEN H, RANDALL T H,et al. NRG-RTOG 1106/ACRIN

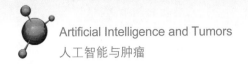

6697：A phase Ⅱ R trial of standard versus adaptive（mid-treatment PET-based）chemoradiotherapy for stage Ⅲ NSCLC-Results and comparison to NRG-RTOG 0617（non-personalized RT dose escalation）[J].Journal of Clinical Oncology，2021，39，no. 15_suppl：8548-8548.

[20]GUIDI G，MAFFEI N，MEDURI B，et al. A machine learning tool for re-planning and adaptive RT：A multicenter cohort investigation[J]. Physica Medica，2016，32（12）：1659-1666.

[21]DONG X，SUN X，LU S，et al. Early change in metabolic tumor heterogeneity during chemoradiotherapy and its prognostic value for patients with locally advanced non-small cell lung cancer[J]. Plos One，2016，11（6）：e0157836.

[22]DEAN J A，WONG K H，WELSH L C，et al. Normal tissue complication probability（NTCP）modelling using spatial dose metrics and machine learning methods for severe acute oral mucositis resulting from head and neck radiotherapy[J].Radiother Oncol，2016，120（1）：21-27.

[23]LIU Z，WANG Y，LIU X，et al. Radiomics analysis allows for precise prediction of epilepsy in patients with low-grade gliomas[J]. Neuroimage Clinical，2018，19：271-278.

[24]HONG J C，NIEDZWIECKI D，PALTA M，et al. Predicting emergency visits and hospital admissions during radiation and chemoradiation：An internally validated pretreatment machine learning algorithm[J]. Jco Clinical Cancer Informatics，2018（2）：1-11.

[25]JAH A，AD B，MF ，et al. Minimum data dlements for radiation oncology：An American society for radiation oncology consensus paper［J］. Practical Radiation Oncology，2019，9（6）：395-401.

（董鑫哲）

第五章 肿瘤内科治疗

第一节 肿瘤内科学概述

学习目的

了解肿瘤内科治疗的概念及范畴。

肿瘤内科学（Medical Oncology）是一门应用药物和生物制剂等措施预防、诊断和治疗恶性肿瘤的学科。肿瘤内科学所涵盖的领域非常广泛，包括使用化学药物、内分泌药物、分子靶向药物、免疫制剂等进行抗肿瘤治疗、姑息治疗、抗肿瘤药物毒副作用处理以及恶性肿瘤预防等范畴。与肿瘤外科和肿瘤放疗相比，肿瘤内科学发展历史较短，但却是临床肿瘤学中发展最迅速、研究最活跃的学科。随着近年来肿瘤分子生物学研究和肿瘤遗传学研究的不断深入，以及肿瘤转化研究的蓬勃发展和临床研究的巨大进步，新型抗肿瘤药物和治疗理念不断获批临床应用，显著地提高了恶性肿瘤治疗疗效，使得肿瘤内科治疗在各种治疗策略中的地位持续跃升。目前已获批临床应用的抗肿瘤药物（主要包括化疗药物、靶向治疗药物及免疫治疗药物）、抗肿瘤药物毒副反应防治药物、止痛药物、对症支持药物等品种繁多，同时还有大量的新型药物正在进行临床研究，越来越多的新型肿瘤治疗药物和治疗组合被批准用于临床治疗。肿瘤内科学已经成为临床肿瘤学中最活跃的研究领域之一，引领着临床肿瘤学的前进方向。

第二节 肿瘤的化学治疗

学习目的

1.了解肿瘤化疗药物的分类、应用模式、毒性及局限性。

2.了解纳米化疗药物递送系统的分类。

3.了解两种基于纳米化疗药物递送系统研发的新型化疗药物。

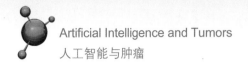
一、肿瘤化疗概述

(一)肿瘤化疗的发展简史

化学治疗(chemotherapy)简称"化疗",是通过化学合成的小分子药物杀伤肿瘤细胞、抑制肿瘤细胞生长的治疗方法。化疗、手术、放疗合称恶性肿瘤三大治疗手段,在恶性肿瘤治疗中发挥着重要的作用,目前已获批在临床使用的不同机制的化疗药物达数十种。手术和放疗属于局部治疗,对局限于治疗部位的肿瘤效果好,对潜在的转移性病灶和已经发生临床广泛转移的病灶难以发挥有效治疗作用;而化疗是一种全身治疗手段,经口服、静脉或体腔用药后,化疗药物会随着血液循环遍布全身的绝大部分器官和组织,发挥杀伤肿瘤细胞的作用。因此,对于有全身播撒倾向的肿瘤与已经发生淋巴结转移或远处器官转移的中晚期肿瘤,化疗都是主要治疗手段之一。近三十年来,伴随着肿瘤分子生物学技术的进步,大量新型靶向药物进入临床应用,化学治疗与靶向药物的联合已经成为多种恶性肿瘤的重要治疗策略,显著提高了肿瘤治疗的有效率。此外,随着免疫检查点抑制剂(immunological check-point inhibitor,ICI)的蓬勃发展,化疗与免疫治疗的联合应用也已经成为恶性肿瘤治疗的新方向,成为晚期肺癌、胃癌等恶性肿瘤的标准治疗策略[1~3]。

(二)肿瘤化疗药物的作用机制及分类

根据化疗药物抗肿瘤药理作用机制的不同,传统上可以将化疗药物分为以下六类:①阻碍脱氧核苷酸合成,干扰DNA的生物合成,包括甲氨蝶呤、氟尿嘧啶、巯嘌呤、羟基脲、阿糖胞苷等;②直接破坏DNA结构与功能,包括氮芥、环磷酰胺、白消安、顺铂、卡铂、多柔比星、柔红霉素、吡柔比星、米托蒽醌、博来霉素、丝裂霉素等;③干扰转录过程和阻止RNA的合成,包括放线菌素D、阿克拉霉素、普拉霉素等;④抑制拓扑异构酶,影响DNA合成,引起DNA断裂,如伊立替康、拓扑替卡、羟喜树碱、依托泊苷、替尼泊苷等;⑤干扰蛋白质合成与功能,使有丝分裂停滞,如长春碱、长春新碱、紫杉醇、高三尖杉酯碱、门冬酰胺酶等;⑥影响体内激素平衡,如他莫昔芬、来曲唑、己烯雌酚、黄体酮、丙酸睾酮、泼尼松及地塞米松等[1~3]。

(三)化疗药物的临床应用模式

根据恶性肿瘤临床治疗目的不同,传统上可以将化疗分为以下几种模式:

1.根治性化疗

根治性化疗是以治愈肿瘤为目的的化疗,血液淋巴系统肿瘤及生殖细胞肿瘤均为化疗药物高度敏感的肿瘤,部分患者可通过仅应用全身化疗药物获得根治。

2.姑息化疗

姑息化疗是指应用化疗药物治疗无法根治的转移性肿瘤或局部晚期肿瘤,目的是减轻肿瘤负荷、缓解肿瘤相关症状、改善患者生活质量及延长生存。

3.术前新辅助化疗

新辅助化疗是指手术前的全身化疗,目的是降低肿瘤分期,减少肿瘤负荷,提高根治性手术切除率,降低手术损伤,杀灭潜在的远处微小转移灶。此外,新辅助化疗还能够检验所选用化疗方案的有效性,为术后辅助化疗方案的制定提供帮助。

4.术后辅助化疗

术后辅助化疗是指肿瘤根治术后的全身化疗,目的是杀灭潜在的局部及远处微小转移灶,降低局部复发及远处转移风险,提高远期治愈率;缺点是根治性手术后不存在可评估的肿瘤病灶,无法准确判断术后辅助化疗是否给个体肿瘤患者带来生存获益。

5.同步放化疗

同步放化疗是指同时进行全身化疗和局部放疗的治疗模式,目的是通过化疗药物的放疗增敏作用提高局部放疗的疗效,同时利用化疗的全身治疗作用杀灭潜在的远处转移灶。

6.围手术期化疗

围手术期化疗指把术前新辅助化疗和术后辅助化疗相结合,在术前和术后的围手术期进行全身化疗,达到肿瘤降期、判断化疗敏感性和缩短术后化疗时长的目的。

7.转化治疗

转化治疗是指针对初始评估不可根治性切除或潜在可切除的肿瘤患者,通过全身化疗使肿瘤降期,使部分患者转化为可根治性切除或手术联合其他局部治疗技术达到无残留病灶状态,以达到延长生存的目的。

8.化疗药物的临床试验

由于化疗药物存在细胞毒性,新型化疗药物临床试验的受试对象一般选择标准治疗方案失败的恶性肿瘤患者。化疗药物的临床试验通常包括Ⅰ、Ⅱ、Ⅲ、Ⅳ期。简单来说,Ⅰ期试验开展初步的临床药理学及人体安全性评价,Ⅱ期试验初步评价治疗作用,Ⅲ期试验确证治疗作用,Ⅳ期试验开展新药上市后的应用研究[1~3]。

(四)化疗药物的毒性

化疗药物的治疗选择性不高,在杀伤恶性肿瘤细胞的同时对正常人体细胞也具有杀伤力,对增殖旺盛的正常人体细胞如骨髓造血细胞、胃肠道黏膜上皮细胞、毛囊细胞等的杀伤力最强。肿瘤化疗是用可耐受的毒性作为代价获取最大的肿瘤治疗疗效,所以必然伴有一定的化疗毒性反应。化疗引起的不同毒性反应的发生时间不同,多数可预测且在停用化疗药物后逐渐自行恢复。常见的化疗药物毒性包括:①急性毒副作用:药物过敏、恶心、呕吐等;②近期毒性:骨髓抑制、腹泻、口腔黏膜炎、脱发、手足综合征、肝毒性等;③远期毒性:心脏毒性、肺毒性、神经毒性、生殖与内分泌毒性、第二肿瘤等。

对于发生化疗毒性的患者,需根据毒性分级积极治疗,争取在下次化疗前恢复。根据毒性分级和化疗药物调整原则,及时调整药物剂量、更换药物或停用药物,并在后续化疗过程中预防性用药避免再次出现严重毒性[1~3]。

二、化疗的局限性及医工结合在化疗中的切入点

化疗药物有自身的局限性,主要表现在疗效有限、化疗耐药和毒性较大三个方面。化疗药物可治愈的血液系统、淋巴系统、生殖系统肿瘤中,化疗的根治性治疗地位在数十年前就已经确立,但在常见的实体肿瘤如肺癌、乳腺癌、消化道肿瘤中,化疗药物虽然取

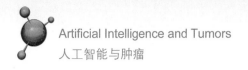
得了一定进展,但整体有效率并不高。在化疗耐药方面,一方面,有些肿瘤细胞对化疗药物一开始就不敏感,即天然耐药;另一方面,肿瘤细胞对于原来敏感的化疗药也可以通过多种耐药分子机制产生获得性耐药甚至多药耐药现象。克服耐药和逆转耐药是包括化疗药物在内的肿瘤内科治疗领域亟须解决的问题。在毒性方面,由于化疗药物缺乏靶向性,在杀伤肿瘤细胞的同时对正常人体细胞也有杀伤作用,因此带来较多的副作用,包括急性及近期毒性,也包括远期的不良后果如第二肿瘤、生殖系统毒性等。随着肿瘤分子生物学研究及免疫学研究的进步,针对肿瘤驱动基因的靶向药物和肿瘤免疫微环境的免疫治疗药物取得了重大突破,其发展势头显著超越了化学治疗。但尽管如此,依然有相当多的肿瘤患者不适合应用靶向治疗及免疫治疗,而且即使靶向治疗和免疫治疗敏感的患者最终也会耐药,化学治疗依然是绝大多数肿瘤患者治疗的基石。因此,通过研发新型的化学治疗药物和新型的化疗药物给药方式来克服化疗药物的上述局限性,对于提高肿瘤治疗的整体效果具有重要的促进意义[1~3]。

未来的医学科学将伴随医学与工程技术的结合,即医工结合而持续向前发展。在肿瘤化学治疗领域中,最突出的医工结合成果是生物制药工程与肿瘤学深度融合所带来的新型化疗药物,如纳米化疗药物递送系统、抗体耦联化疗药物递送系统、载药囊泡递送系统等[4,5]。纳米化疗药物递送系统利用纳米材料作为化疗药物递送的载体材料,其发展时间最长、技术也最为成熟,代表性的脂质体纳米颗粒(LNPs)药物、聚合物纳米颗粒药物已经成功获批并应用于恶性肿瘤的临床治疗[5]。与纳米载体递送方式不同,抗体耦联化疗药物递送系统是利用连接子(linker)将化疗药物和具备靶向递送功能的分子(抗体)相连接而形成的具有靶向递送功能的耦联药物,被喻为抗肿瘤"生物导弹"[6]。此类药物已经在包括乳腺癌、胃癌在内的多种肿瘤中展现出强大的疗效并被获批应用于临床治疗,具体将在本章第三节中进行详细介绍。细胞外囊泡(外泌体、微囊泡、凋亡小体等)作为天然的生物大分子载体,具有免疫源性低、毒副作用小、可携带成分丰富、全身循环、靶向递送等优势,是具有巨大潜力的药物递送载体,目前,载药囊泡递送系统正处于积极的临床研究中[7]。在本节,我们将针对纳米化疗药物递送系统进行重点介绍。

三、纳米化疗药物递送系统

纳米医学是将纳米科学的原理和方法应用于医学领域的科学,通过利用纳米级的材料、结构及设备在微观的层面上理解生命活动的过程和机理,进而研发更加灵敏和快速的医学诊断技术和更有效的治疗方法。纳米技术是一种十分有前景的恶性肿瘤治疗工具,在过去的几十年里,纳米医学的重要方向之一是将以纳米颗粒为基础的药物递送系统引入肿瘤的临床治疗,以期通过纳米药物递送系统减少化疗药物的毒性并提高化疗药物的有效率[8]。

纳米药物载体是指以天然或合成的高分子聚合物、脂质材料、蛋白质大分子、无机材料等作为药物递送的载体材料,基于特定的制备工艺,将原料药物包载、分散,以非共价或共价结合的方式与纳米载体结合所形成的具有纳米尺度的颗粒。纳米药物载体所携带的药物成分可以是烷化剂、抗代谢类药物等小分子化合物,也可以是多肽、蛋白质、核酸药物等大分子。传统上将纳米药物递送系统主要分为以下三类：基于脂基纳米颗粒、聚合物纳米颗粒、无机纳米颗粒。下面针对每一类纳米颗粒各自的特点及优缺点简要分述[5,8]。

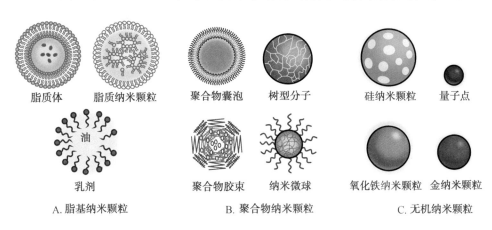

脂质体　　脂质纳米颗粒　　　聚合物囊泡　树型分子　　　　硅纳米颗粒　　量子点

油

乳剂　　　　　　　聚合物胶束　　纳米微球　　　氧化铁纳米颗粒　金纳米颗粒

A.脂基纳米颗粒　　　　　　　　B.聚合物纳米颗粒　　　　　　C.无机纳米颗粒

图 5-1　纳米颗粒分类

注：每一类的纳米颗粒包括多种亚分类，图中所展示的是最常见的纳米颗粒类型，
每一类纳米颗粒在携带药物、药物递送及患者疗效等方面都有着各自的优点与缺点[5]。

（一）脂基纳米颗粒

脂基纳米颗粒包括各种亚型结构，但最典型的是球形结构，包括至少一个围绕至少一个内部水性隔室的脂质双分子层（图 5-1A）。作为一种给药系统，脂基纳米颗粒具有许多优点，包括配方简单、自组装、生物相容性好、高生物利用度、携带大量有效载荷以及生物学特性可调节等。基于这些原因，脂基纳米颗粒是已经获批的最常见的纳米药物类别。脂质体是最常见的脂基纳米颗粒类型之一，其纳米粒子通常由磷脂组成，可以形成单层和多层囊泡状结构，这使得脂质体颗粒能够携带和递送亲水性、疏水性和亲油性药物，甚至可以将亲水性和亲油性化合物包埋在同一载药系统中，从而扩大了用途。脂质体颗粒的体外和体内稳定性因纳米粒子大小、表面电荷、脂质组成和表面修饰的不同而改变。由于脂质体可以被体内的网状内皮系统迅速吸收，常对脂质体颗粒进行表面修饰以延长其循环时间并增强递送能力，使其能够用于临床治疗。另一类重要的脂基纳米颗粒是 LNPs，它们是一种广泛用于核酸递送的脂质体样结构。与传统脂质体颗粒不同，它们在颗粒核心内形成胶束样结构，这种形态可以根据配方和合成参数进行改变。LNPs的核酸递送能力以及它们的简单合成、小尺寸和血清稳定性等特点使其在个体化基因治疗应用中特别重要。LNPs 系统的缺点是载药量偏低以及存在肝脏和脾脏的高摄取[5]。

（二）聚合物纳米颗粒

聚合物纳米颗粒可由天然或合成材料以及单体或预制聚合体合成，从而具有多种可能的结构和特性（图 5-1B）。聚合纳米颗粒可通过乳化、纳米沉淀、离子凝胶和微流体等各种技术合成，由于可以通过调整配方精确控制纳米颗粒的各种特征，具有很好的生物相容性，配方参数简便，使得它们成为良好的药物递送载体。聚合物纳米颗粒具有不同的药物输送能力。治疗药物可以被封装在纳米颗粒核心内、包埋在聚合物基质中、化学

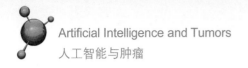
耦联到聚合物上或结合到纳米颗粒表面。这使得它们能够传递包括疏水性和亲水性化合物在内的各种药物，以及具有不同分子量的物质，包括小分子、生物大分子、蛋白质和疫苗。通过调节成分、稳定性和表面电荷等纳米颗粒性质，可以精确控制这些药物的荷载能力和释放动力学。聚合纳米颗粒最常见的形式是纳米胶囊和纳米球。在这两大类中，纳米颗粒可以进一步分为多聚体、胶束和树状分子等形状。多聚体是膜由两亲性嵌段共聚物构成的人工囊泡，与脂质体相当，但具有更好的稳定性和荷载滞留效率，使其成了向细胞溶质输送治疗药物的有效载体。这类多聚体常用的聚合物包括聚乙二醇（PEG）和聚二甲基硅氧烷（PDMS）。聚合物胶束也是典型的嵌段共聚物，自组装形成具有亲水核心和疏水表层的纳米球，这种结构有助于保护内部亲水性药物并增加循环时间。聚合物胶束可以装载从小分子到蛋白质在内的各种治疗药物，并已在临床试验中用于抗肿瘤药物的输送。树状分子是具有复杂三维结构的超支化聚合物，其质量、尺寸、形状和表面都可以高度控制。树状分子外部的活性基团使生物分子或造影剂能够结合到表面，而药物则可以装载在内部。树状分子可以装载多种物质，但最常用于核酸和小分子的运输。总的来说，聚合纳米颗粒是药物递送的理想候选材料，因为它们具有可生物降解、水溶性、生物相容性、仿生性和储存稳定性等多种优势。它们的表面可以很容易地进行修饰而获得靶向能力，使它们能够将药物、蛋白质和遗传物质输送到靶组织，因此在恶性肿瘤治疗和诊断中有着巨大潜力。然而，聚合纳米颗粒的缺点包括颗粒聚集和自身毒性的累积风险。目前只有少数聚合纳米颗粒药物获得批准并应用于临床，但聚合纳米颗粒载体正在众多临床试验中进行研究[5]。

（三）无机纳米颗粒

金、铁和二氧化硅等无机材料可用来合成具有各种尺寸、结构和几何形状的纳米结构材料，应用于药物输送（图 5-1C）。例如，研究最多的金纳米粒子（AuNPs）可被设计为多种形式，如纳米球、纳米棒、纳米星、纳米壳和纳米笼。此外，由于不同的无机材料具有各自的特性，各种无机纳米粒子也因此具有独特的物理、电学、磁学和光学特性。例如，AuNPs 在其表面拥有自由电子，这些自由电子以取决于其尺寸和形状的频率持续振荡从而赋予 AuNPs 光热特性。氧化铁是另一种常用的无机纳米粒子合成材料，目前获得批准的无机纳米药物大多是基于氧化铁纳米粒子设计的。磁性氧化铁纳米颗粒由磁铁矿（Fe_3O_4）或磁赤铁矿（Fe_2O_3）组成，在某些尺寸下具有超顺磁性，已在造影剂、药物输送载体等方面取得了成功。其他常见的无机纳米粒子包括磷酸钙和二氧化硅纳米粒子，它们都已成功被用于基因和药物传递。大多数无机纳米粒子具有良好的生物相容性和稳定性，然而，由于存在溶解度低和重金属毒性的问题，它们的临床应用受到了一定程度的限制。[5]

四、基于纳米化疗药物递送系统的新型化疗药物介绍

（一）脂质体阿霉素（脂基纳米颗粒化疗药物）

脂质体的概念最早于 1965 年由 Bangham 等人提出，1971 年首次有报道将脂质体作为药物载体，并逐渐被开发为蒽环类抗肿瘤药物的有效载体。脂质体的主要成分是磷脂，形成具有单个或多个双层磷脂膜的囊泡；磷脂分子中含磷酸基团的部分具有亲水性，

碳氢链具有疏水性,阿霉素被包裹在囊泡中心;脂质体表面由聚乙二醇包裹,形成直径约85 nm的纳米颗粒(图 5-2)。脂质体作为化疗药物载体具有以下优点:①体内可被生物降解,无毒性,无免疫原性;②可包埋运载水溶或脂溶性药物,药物释放缓慢,药效持续时间长;③通过肿瘤细胞对脂质体的内吞作用,化疗药物可直接进入细胞内而提高疗效;④正常组织的毛细血管管壁完整,大部分的脂质体不能透过,而肿瘤中的毛细血管生长紊乱、通透性增加,提高了化疗药物在肿瘤组织中的浓度,减少所需药量,降低毒副作用。早期设计的脂质体阿霉素稳定性差、储存期短、组织靶向性差,且容易被人体的网状内皮系统快速清除。通过在其表面利用高分子物质聚乙二醇进行修饰,提高了脂质体阿霉素表面的亲水性,阻止了血浆蛋白对药物的吸附,逃避了网状内皮系统的识别清除,延长了药物在体内的循环时间,增强了阿霉素的抗肿瘤活性,并降低了阿霉素的心脏毒性、脱发及骨髓抑制等毒性[9]。药物的说明书中注明了脂质体阿霉素目前获批的适应证为卡波西肉瘤的一线或者二线化疗,在国际及国内肿瘤治疗指南中也被推荐用于卵巢癌、乳腺癌以及淋巴瘤等的治疗。

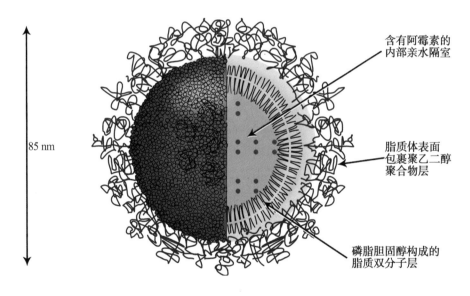

含有阿霉素的内部亲水隔室

脂质体表面包裹聚乙二醇聚合物层

磷脂胆固醇构成的脂质双分子层

图 5-2　脂质体阿霉素的纳米结构示意图[9]

(二)白蛋白结合型紫杉醇(聚合物纳米颗粒化疗药物)

紫杉醇是从红豆杉树皮中提取的天然化疗药物,通过作用于微管蛋白抑制肿瘤细胞有丝分裂而发挥抗肿瘤作用,在肺癌、乳腺癌、卵巢癌、胃癌等多种恶性肿瘤中有着很好的临床疗效和广泛的适应证。但由于它具有高度亲脂、不溶于水的特性,需使用聚氧乙烯蓖麻油等溶剂帮助其溶解,这些溶剂使得紫杉醇注射液易引发严重过敏反应,因此在用药前必须使用激素及抗组胺药物进行复杂的预处理,且通常需要长时间滴注(3 小时以上)。白蛋白结合型紫杉醇则很好地克服了紫杉醇的上述不足。白蛋白结合型紫杉醇采用纳米技术将紫杉醇与人血白蛋白结合,形成颗粒直径约 130 nm 的纳米颗粒(图 5-3),

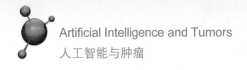

显著提高了紫杉醇的溶解度,避免了聚氧乙烯蓖麻油等溶剂的使用,减少了过敏反应的发生,输注时间也缩短至 30 分钟[11]。独特的纳米剂型通过肿瘤高渗透、高滞留效应使得药物靶向至肿瘤组织,从而提高了肿瘤中的药物浓度,减少其他组织的毒副作用。此外,白蛋白可与肿瘤细胞表面高表达的 SPARC 蛋白(一种白蛋白结合蛋白)结合,使得白蛋白结合型紫杉醇在肿瘤组织中的浓度升高,并通过 SPARC 蛋白被内吞至细胞内杀伤肿瘤细胞,这些特点使得白蛋白结合型紫杉醇与紫杉醇相比具有更好抗肿瘤效果和安全性。2005 年,白蛋白结合型紫杉醇被美国 FDA 首先批准用于转移性乳腺癌的治疗,之后该药陆续获批用于非小细胞肺癌、胰腺癌等恶性肿瘤。在当下的免疫治疗时代,由于糖皮质激素的应用可能会影响免疫检查点抑制剂的疗效,与必须使用激素预处理的紫杉醇相比,无须激素预处理的白蛋白结合型紫杉醇与免疫检查点抑制剂的联合使用具有更大的优势。

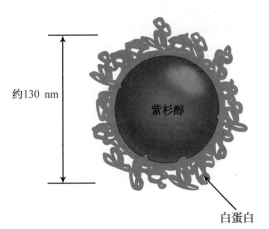

图 5-3　白蛋白结合型紫杉醇的
纳米结构示意图[11]

五、总结与展望

尽管化疗药物存在疗效有限、化疗耐药和毒性较大等自身局限性,却依然是绝大多数肿瘤患者治疗的基石。因此,通过研发新型的化学治疗药物和新型的化疗药物给药方式来克服化疗药物的上述局限性,对于提高肿瘤治疗效果具有重要的促进意义。医学与工程技术的结合,尤其是纳米医学技术的发展正在努力突破化疗的局限性。其中,纳米化疗药物递送系统的大发展已经带来了脂质体阿霉素、白蛋白结合型紫杉醇等药物的临床广泛应用和卓越疗效,而抗体耦联化疗药物递送系统、载药囊泡递送系统带来的新型化疗药物和肝动脉灌注化疗等新型化疗药物给药方式也正在改变着恶性肿瘤的临床治疗格局。

近年来,我国制药工业领域在肿瘤化疗药物医工结合方面也进行了积极的探索和创新。2009 年 10 月,上海复旦张江生物医药股份有限公司历时 6 年研发的我国自主创新的聚乙二醇化多柔比星脂质体获批上市;随后,石药集团生产的多柔比星脂质体也于 2012 年获批上市。2012 年 2 月,石药集团领衔国内制药企业首先仿制的白蛋白结合型紫杉醇获批上市,随后恒瑞医药、齐鲁制药生产的白蛋白结合型紫杉醇也相继上市。2021 年 10 月,上海谊众药业生产的最新剂型紫杉醇注射用紫杉醇聚合物胶束获批用于治疗晚期非小细胞肺癌。这些我国药企自主生产的医工结合创新药物为中国肿瘤患者提供了更好的治疗选择。

参考文献

[1]郝希山,魏于全.肿瘤学[M].北京:人民卫生出版社,2010.

[2]王锡山,李宗芳,苏敏.肿瘤学概论[M].2 版.北京:人民卫生出版社,2021.

[3]曾益新.肿瘤学[M].3 版.北京:人民卫生出版社,2016.

[4]MITCHELL M J,JAIN R K,LANGER R. Engineering and physical sciences in oncology:challenges and opportunities[J]. Nat Rev Cancer,2017,17(11):659-675.

[5]MITCHELL M J,BILLINGSLEY M M,HALEY R M,et al. Engineering precision nanoparticles for drug delivery [J]. Nat Rev Drug Discov,2021,20:101-124.

[6]ABDOLLAHPOUR-ALITAPPEH M,LOTFINIA M,GHARIBI T,et al. Antibody-drug conjugates（ADCs）for cancer therapy：Strategies,challenges,and successes [J]. J Cell Physiol,2019,234：5628-5642.

[7]ELSHARKASY O M,NORDIN J Z,HAGEY D W,et al. Extracellular vesicles as drug delivery systems：Why and how？ [J]. Adv Drug Deliv Rev,2020,159：332-343.

[8]SHI J,KANTOFF P W,WOOSTER R,et al. Cancer nanomedicine：Progress,challenges and opportunities[J]. Nat Rev Cancer,2017,17(1):20-37.

[9]JULIANO R,STAMP D. The effect of particle size and charge on the clearance rates of liposomes and liposome encapsulated drugs [J]. Biochem Biophys Res Commun,1975,63:651-658.

[10] DESAI N. Challenges in development of nanoparticle-based therapeutics[J]. AAPS J,2012,14(2):282-295.

[11]VIÚDEZ A,RAMÍREZ N,HERNÁNDEZ-GARCÍA I,et al. Nab-paclitaxel：a flattering facelift [J]. Crit Rev Oncol Hematol,2014,92:166-180.

第三节 肿瘤的靶向治疗

学习目的

1.掌握肿瘤靶向治疗的基本原理。

2.熟悉 ADC 类抗肿瘤药物在体内发挥作用的主要方式。

3.了解 ADC 类抗肿瘤药物毒性产生的主要原因。

一、肿瘤靶向治疗概述

靶向治疗是在细胞分子水平上,利用肿瘤特异的信号传导或特异代谢途径的靶点,通过向肿瘤细胞及其微环境精确输送药物的治疗方式。内科靶向治疗是近几年肿瘤研

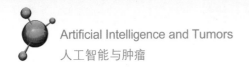
究的热点领域。在众多靶向治疗的药物中,抗体药物耦联物(antibody-drug conjugate, ADC)是医工学科相互结合并应用于实践的典范,这一类药物的研发近年来如雨后春笋般不断出现。

ADC 类药物是一类通过特定的连接子结构将靶标特异性的单克隆抗体与高杀伤性的细胞毒性药物(载药)耦联起来的一类靶向生物药剂,该类药物以单克隆抗体为载体,将小分子细胞毒性药物以靶向运送的方式高效地运输至目标肿瘤细胞中[1]。

ADC 药物的概念最初源自 20 世纪初,由诺贝尔生理学或医学奖得主、化疗之父 Pual Ehrilich 教授提出的"魔术子弹"(magic bullet)理论。该理论认为,ADC 药物可以借助引导系统输送到特定靶向部位发挥作用[2]。但是,一直到 20 世纪80 年代,随着非免疫原性(特别是人源化)单克隆抗体的研发,才出现进一步的快速进展。ADC 药物结合了靶向性、选择性强的单克隆抗体以及高抗肿瘤活性细胞毒性药物的双重优势,在保留小分子细胞毒性药物肿瘤杀伤特性的同时,选择性降低小分子细胞毒性药物的脱靶副作用,有效提高了 ADC 药物抗肿瘤治疗的获益风险比。因此,近年来,ADC 药物一直是全球范围内肿瘤精准治疗领域的热门研究方向之一。

二、机制及切入点

ADC 药物由三个基本组成部分构成,即单克隆抗体、连接子、细胞毒化学药物。ADC 药物借助"栓得住,放得出"的连接子,一头连着选择性单克隆抗体,另一头连着细胞毒化疗药物,这些被连接的细胞毒化疗药物往往具有微量而高毒的特点,因其毒性过大,常规情况下并不能单独用于患者的化学治疗。充分理解 ADC 药物的组成和各个部分的作用机理,是合理设计 ADC 药物的这三个组成部分的基础(图 5-4)。

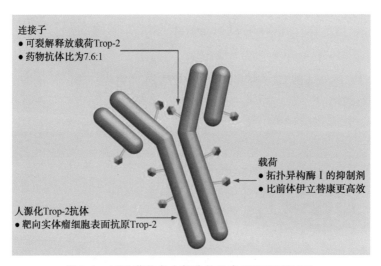

连接子
● 可裂解释放载荷Trop-2
● 药物抗体比为7.6:1

载荷
● 拓扑异构酶 I 的抑制剂
● 比前体伊立替康更高效

人源化Trop-2抗体
● 靶向实体瘤细胞表面抗原Trop-2

图 5-4　ADC 药物各个部分的组成(TROPiCS-02)

图片来源:RUGO H S,BARDIA A,TOLANEY S M,et al. TROPiCS-02:A Phase Ⅲ study investigating sacituzumab govitecan in the treatment of HR+/HER2- metastatic breast cancer[J]. Future Oncol,2020,16(12):705-715.

（一）ADC 药物在人体内的主要作用过程

1.通过静脉注射途径进入体内

ADC 药物通过静脉注射给药的方式进入人体血液循环，防止其抗体蛋白部分因口服给药在消化道中被消化酶破坏分解。

设计要求：连接子部分在血液循环中的化学结构较为稳定，可避免在正常组织中释放细胞毒素而造成脱靶毒性。

2.抗体-抗原的特异性结合

ADC 药物的单克隆抗体部分可以特异性识别并结合肿瘤细胞表面的特异性抗原。

设计要求：抗体部分与肿瘤抗原有高亲和性，只能靶向性地结合肿瘤细胞的特异性抗原，而不与正常非靶细胞相结合。

3.内化

与抗体部分特异性结合的肿瘤细胞表面的受体（抗原）可以进行细胞内吞，这是肿瘤细胞通过网格蛋白被小泡从细胞外液高效摄取 ADC 的内化过程。

设计要求：内化效率尽可能高，并且肿瘤细胞表面有足够的可供 ADC 抗体部分特异性结合的靶点，这是使得药物的细胞毒素部分达到细胞杀伤浓度阈值的前提条件。

4.药物的循环利用

内吞小体内部在向细胞内移动过程中逐渐酸化，这促进了少部分抗体与新生的 Fc 受体结合，形成了内吞体与细胞外的酸碱度梯度，最终使这少部分 ADC 被转运出细胞外。这种将少部分 ADC 药物排出细胞外的过程，对于误吞入 ADC 的正常细胞来说是一种缓冲机制。

设计要求：不能有过多的未与新生的 Fc 受体相结合的 ADC 药物，未结合的 ADC 药物将会被过多地排出细胞外。

5.细胞毒药物释放

抗体部分没有结合 Fc 受体而排出细胞外的 ADC 药物继续留在细胞内，逐渐被拆解，连接子另一端的细胞毒性化学药物从而被释放入细胞质。

设计要求：细胞毒性化学物质在被释放之后，直接以有活性的代谢产物的形式存在，并且能在浓度极低的条件下高效发挥细胞杀伤作用。

6.细胞毒作用

细胞毒性化学物质部分发挥对细胞的杀伤作用，可以直接杀死细胞或者诱导细胞凋亡，如细胞毒性化学药物与肿瘤细胞的 DNA 不可逆结合，或者干扰肿瘤细胞的微管蛋白的装配与拆解，从而最终影响细胞分裂合成。

总而言之，肿瘤特异性靶标和 ADC 三个基本元件的组成，决定了细胞毒性化学药物是否能在肿瘤细胞内达到浓度阈值而发挥杀伤细胞的作用。

（二）ADC 药物机制

合理的 ADC 构架策略能够增加 ADC 药物的活性，其具体机制可能通过以下四种形式实现：①增加 ADC 向肿瘤组织的输送：抗血管生成药物，如靶向 VEGF 信号通路的药物，可能通过促进肿瘤微环境的血管的正常化来改善 ADC 药物向肿瘤组织的输送，或增

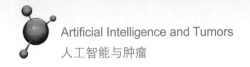
强 ADC 的细胞毒性作用。②调节抗体靶蛋白表达及其过程:增加肿瘤细胞表面靶抗原表达的药物可能会促进抗体抗原的结合。另外,增强抗原转换或降解的药物可能会促进 ADC 药物的摄取和有效载荷的切割和释放,从而增强细胞毒性。③促进抗肿瘤免疫:免疫疗法有潜力建立在 ADC 药物诱导的抗肿瘤免疫上,可以通过增强抗体依赖的细胞毒作用或者通过增强细胞介导的肿瘤识别和免疫效应功能发挥作用。④增强有效载荷活动和(或)合成杀伤力:通过互补机制或合成杀伤力发挥协同作用的其他药物,可以增强有效载荷的活性。

三、典型药物及其基于设计思路的毒性管理

自从 ADC 类药物的概念被首次提出以后,经历了较为漫长的前期发展阶段,直到 2000 年,才有首个 ADC 药物吉妥珠单抗(麦罗塔)[Gemtuzumab ozogamicin (Mylotarg)]被 FDA 批准用于治疗急性髓系白血病[3]。由于该药物后期并没有表现出明显的临床疗效,且其同时存在较为严重的安全性方面的问题,自此被撤市[3]。随后 ADC 类药物经历了接近 11 年的发展停滞期,一直到 2011 年才有第二款 ADC 类药物上市。此后,全世界针对 ADC 药物的各项研究迅速发展起来,随之而来的是越来越多的 ADC 类药物陆续获批上市。截至 2021 年 10 月,全球已有 14 款 ADC 药物上市;此外,还有上百种 ADC 类药物的各阶段临床研究正在开展中。

(一)典型药物

DS-8201 是新一代 ADC 药物,DS-8201 通过一种 4 肽的连接子将靶向 HER2 的人源化 IgG1 单克隆抗体曲妥珠单抗(trastuzumab)与一种拓扑异构酶 I 抑制剂依沙替康(exatecan)衍生物 Dxd(效能高于伊立替康 10 倍)连接在一起组成,可靶向递送细胞毒药物至肿瘤细胞内,具有高细胞膜穿透性、高携带性优势。

DS-8201 的中位半衰期为 5.7 天,5.4 mg/kg 剂量时,C_{max} 为 122 μg/mL,AUC 为 735 μg·day/mL。稳定态(第三个周期)时,蓄积倍数为 35%。中央室的估计分布容积为 2.77 L。Dxd 的血浆蛋白结合率约为 97%,进入人体后主要通过肝脏 CYP3A 酶代谢。

DS-8201 主要是基于 DESTINY-Breast03 临床试验研究的成果,作为首个两代 ADC 类药物之间头对头对比的随机对照Ⅲ期临床研究,DS-8201 比 T-DM1 具有更为显著的优势,两组风险比为 0.28,p 值具有完全统计学意义。预估的 12 个月 PFS 率分别为 75.8% 和 34.1%。虽然其总生存期(OS)相比 T-DM1 也表现出明显的获益趋势(HR=0.56,p=0.007172),OS 的远期获益同样令人十分乐观。此外,DS-8201 的客观缓解率高达 79.1%,为对照组 T-DM1(34.2%)的两倍之多。而在安全性方面,DS-8201 整体安全性良好。其中,重点关注的间质性肺炎(ILD)仅为 10.5%(任何级别,3 级仅为 0.8%),且多数为 1~2 级,未观察到 4~5 级 DS-8201 相关的 ILD 发生。基于 DS-8201 的确切疗效证据和可控的安全性,DS-8201 成为晚期乳腺癌指南推荐的新的二线治疗标准,而 HER2 阳性转移性乳腺癌的临床治疗格局也或将由此改变。

（二）ADC 的药物毒性

ADC 药物以单克隆抗体为载体,将小分子细胞毒性药物以靶向方式高效地运输至目标肿瘤细胞中。与传统化疗药物相比,ADC 显著降低了细胞毒性药物的全身毒性,使它们蜕变为"魔术子弹"的核心部件,扩大了药物在患者中的应用范围。

ADC 药物虽增大了细胞毒性药物的安全性,但在实际用药中,仍然不可忽视药物安全性。ADC 药物将单克隆抗体、连接子及细胞毒性药物三种成分共同耦联在一起,这三种组分的相互影响使得 ADC 的生化特性相对于单个组分发生了变化,并产生显著不同的毒性谱[4]。为了更清晰地了解 ADC 药物的毒性作用,我们可将其毒性主要分为靶毒性(on-target toxicity)、脱靶毒性(off-target toxicity)和药物构成部分带来的药物毒性。

1.ADC 药物的在靶毒性

ADC 药物针对的特异性的靶抗原多为肿瘤细胞高表达的蛋白质,而其往往在正常组织细胞中也可能有不同程度的表达。因此,ADC 药物在靶向肿瘤细胞并杀伤肿瘤细胞的同时,也可能与表达靶抗原的正常细胞结合,从而攻击正常细胞,造成正常组织器官的损伤,即为 ADC 药物的在靶毒性。ADC 药物的在靶毒性与其整体、抗体及靶点都密切相关[4]。

在 ADC 药物的发展过程中,其靶毒性曾经大大阻碍了 ADC 药物的研发进程[4]。例如,针对 CD44v6 的 ADC 药物比伐珠单抗(美登素)[Bivatuzumab (mertansine)]由一种抗人 CD44v6 抗体与 DM1 耦联而成,因其在 I 期临床研究中患者出现非常严重的表皮坏死松解症而终止研发[5]。有研究发现,人的角膜和扁桃体中的角质形成细胞和上皮细胞中也存在 CD44v6 表达[6],这可能导致了比伐珠单抗的皮肤毒性。而其他耦联 DM1 的 ADC 药物在临床上没有表现出类似的毒性[7]。这也说明,毒性的来源在于 CD44v6 抗体部分而非 DM1 药物部分。

另一个 ADC 在靶毒性的典型例子就是抗 HER2 的 ADC 类药物的心脏毒性。抗 HER2 药物的心脏毒性可能与 HER2 信号通路在心肌细胞功能中发挥的重要作用有关。心脏毒性是抗 HER2 药物常见的毒性,通常表现为左心室射血分数(LVEF)下降,也偶尔有充血性心力衰竭(CHF)的表现[8]。但有趣的是,与曲妥珠单抗相比,T-DM1 和 DS-8201这两种包含了曲妥珠单抗的 ADC 药物报告的心脏毒性发生率较低,而相关的作用机制至今尚未完全明确[3]。

此外,具有不同载药的 HER2 靶向 ADC 药物 DS-8201 和 SYD985(trastuzumab duocarmazine)均会导致 ILD,并且在 T-DM1 甚至曲妥珠单抗上也能观察到较小程度的毒性[3]。HER2 靶向 ADC 药物的肺毒性产生的机制尚未阐明[3],可能与 HER2 在人体肺脏组织内的表达有关。

2.ADC 药物的脱靶毒性

ADC 的脱靶毒性指未表达靶抗原的器官或细胞中出现的药物毒性[4],它是大多数现有 ADC 药物不良反应的主要原因[3]。多种机制可导致 ADC 出现脱靶毒性,如 ADC 耦联物的不稳定性导致载药在血液系统中提前释放、ADC 药物被正常细胞非特异性摄取或 ADC 的抗体与正常细胞产生非特异性结合等,其中 ADC 耦联物的不稳定性是主要原

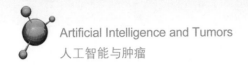

因[4]。因此,ADC 的脱靶毒性主要受连接子的性质、细胞毒性药物的数量和类型等因素影响[1],针对每种 ADC 药物,应密切关注相对特异性的脱靶毒性。

目前来讲,脱靶毒性是 ADC 药物不良反应的主要来源,第二代 ADC 药物如 DS-8201 以独特的连接子与载药设计减少了脱靶毒性的发生,并带来可靠的疗效及良好的安全性。

3.连接子

连接子是维持 ADC 药物在体循环中的稳定性和释放载药的重要组成部分。理想的连接子应在 ADC 药物达到靶标肿瘤细胞前保持稳定,并且在进入肿瘤细胞后高效释放细胞毒性药物[4]。不稳定的连接子会导致 ADC 药物在血液循环中提前释放细胞毒性药物,并可能引起不良的全身毒性。

连接子的不稳定性是第一代 ADC 药物如单抗奥佐米星(Gemtuzumab ozogamicin)失败的主要原因[9]。近年来,随着 ADC 药物研发水平的提高,新一代 ADC 药物的连接子稳定性也不断提高。目前最受关注的 ADC 药物之一为 DS-8201,其使用了优化的基于 GGFG 四肽的可裂解连接子,可被蛋白酶选择性切割,与传统氨基苄基连接子相比,疏水性更低,在人体外周血液循环中更加稳定,不易裂解[10,11]。

一项临床前研究中,使用 HER2 阳性的乳腺癌细胞系及鼠移植瘤模型,分析了 DS-8201的结构、细胞膜渗透性、抗肿瘤活性、在荷瘤鼠体内的临床前药代动力学状态、体内稳定性、抗体介导的细胞毒作用以及安全性等[12]。研究结果显示,在体内的外周血浆中,DS-8201 在 21 天的释放率不到 4%,血浆中释放率约 2%。这些结果说明 DS-8201 的连接子在血液循环中高度稳定,脱落率极低。该研究也发现,DS-8201 与总体抗体代谢相似,而且仅注射后短时间内在动物外周血浆中检测出低剂量游离 DXd,说明游离 DXd 半衰期短[12],注射 DS-8201 后血液中游离 DXd 浓度极低,而且代谢迅速[6]。

另一方面,DS-8201 释放的载药 DXd 与细胞膜具有良好亲和力,可渗透至周围细胞,并发挥高效的旁观者效应,杀伤旁邻肿瘤细胞,这也是 DS-8201 的关键作用机制[8]。上述动物及临床研究均显示游离的 DXd 半衰期很短,即使有很强的细胞膜通透性,但被快速代谢,从而控制可能出现的脱靶毒性。因此,DS-8201 的旁观者效应仅杀伤旁邻肿瘤细胞而对远处的正常细胞无影响,这也保证了 DS-8201 高抗肿瘤活性下的药物安全性。

4.载药本身的药物毒性

载药本身的药物毒性除了与脱靶毒性相关之外,若具有相同靶点的 ADC 药物载药不同时,其毒性谱也会有所不同。例如,T-DM1 与 DS-8201 均通过曲妥珠单抗靶向作用于 HER2 靶点,而 T-DM1 载药为微管蛋白抑制剂 DM1,主要不良反应为血液毒性的血小板减少症[13],而且该不良反应在中国人群中发生率似乎更高,曲妥珠单抗-恩坦辛对比曲妥珠单抗作为 HER-2 阴性乳腺癌者术前治疗后乳房或腋窝淋巴结有残留肿瘤的辅助治疗的研究中国人群亚组分析显示,中国人群中 3 级及以上血小板减少症的发生率为21.6%,远高于总人群的 5.7%[14]。而 DS-8201 载药为拓扑异构酶Ⅰ抑制剂 DXd,DESTINY-Breast03 临床研究结果显示,主要不良反应表现在血液毒性及恶心、呕吐等胃肠道不适[15]。

同样,具有相同载药的不同 ADC 药物,因为相同的细胞毒药物而可能有相似的毒性。现有 ADC 数据表明，与靶抗原无关，载药甲基澳瑞他汀 E(MMAE)与贫血和(或)中性粒细胞减少症及周围神经病变相关，DM1 与血小板减少症和肝毒性相关，MMAF 和 DM4 与眼部毒性相关[3]。例如，无论 ADC 的靶向标志物为何种蛋白质，载药为 MMAF 的 ADC 类药物都会出现眼部毒性，但载药为 MMAE 的 ADC 类药物却不会；同样，无论连接子类型如何，几乎所有载药为 DM4 的 ADC 类药物都观察到眼部毒性[3]。

5.ADC 药物的毒性管理

不同抗体、连接子、载药的 ADC 药物的不良反应不同，因此，针对不同 ADC 药物应密切关注其特异性的不良反应，给予个体化的安全性管理，以降低不良反应对患者预后和生活质量的影响。

对于 DS-8201 治疗过程中出现的不良反应，可通过对症用药、剂量调整等方式进行安全性管理，进一步改良和优化 DS-8201 的临床应用。

四、前景与展望

由单克隆抗体、"弹头"药物(细胞毒性药物)通过连接子三部分耦联而成的 ADC 类药物是医学和生物化学与有机化学结合的新一代抗肿瘤综合治疗的药物。其可降低细胞毒性抗肿瘤药物的不良反应，提高肿瘤治疗的选择性，并且可以更好地应对靶向单抗的耐药性问题。因此，其被认为是未来十年单克隆抗体药物发展(特别是在抗肿瘤内科治疗领域)的重要方向之一。目前，已有抗 CD30 抗体耦联微管抑制剂用于治疗霍奇金恶性淋巴瘤和间变性大细胞淋巴瘤，靶向 HER2 的曲妥珠单抗与微管抑制剂 DM1 连接的 ADC 类药物，已用于 HER2-阳性转移乳腺癌。同时已有近 30 种 ADC 进入针对血液恶性肿瘤和实体瘤的临床试验。

在 ADC 类药物的研发方面，我们的民族创新自主研发药物也已走在世界的前列。我国自主创新的该类药物维迪希妥单抗作为首个国产的 ADC 药物，已经获批泌尿系统及胃恶性肿瘤的临床试验，并且目前已经在更多的瘤种中进行大规模临床试验。其通过精准打击肿瘤细胞，有希望在将来为更多的肿瘤患者带去福音，展现出中国力量。

肿瘤的分子靶向治疗的核心要点为特异性抗原与抗体的互相结合，其中 ADC 类药物正是在抗原与抗体相结合的基础之上，抗体携带细胞毒性药物在体内进一步对肿瘤细胞进行高效杀伤的一类医学与生物工程学科发展的产物。随着医工交叉学科的不断发展，未来 ADC 的分子结构设计定将更加合理，体内稳定性将持续改善，从而降低毒副作用、提高药效活性，为肿瘤患者带来新的希望。

参考文献

[1]中国抗癌协会肿瘤药物临床研究专业委员会,国家抗肿瘤药物临床应用监测专家委员会,国家肿瘤质控中心乳腺癌专家委员会,等.抗体药物耦联物治疗恶性肿瘤临床应用专家共识(2020 版)[J].中国医学前沿杂志(电子版),2021,13(1):1-15.

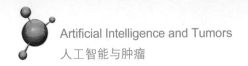
[2] PEREZ H L, CARDARELLI P M, DESHPANDE S, et al. Antibody-drug conjugates:Current status and future directions[J]. Drug Discov Today,2014,19(7): 869-881.

[3] DRAGO J Z,MODI S,CHANDARLAPATY S. Unlocking the potential of antibody-drug conjugates for cancer therapy[J]. Nat Rev Clin Oncol,2021,18(6):327-344.

[4] HINRICHS M J, DIXIT R. Antibody drug conjugates: Nonclinical safety considerations[J]. AAPS J,2015,17(5):1055-1064.

[5] TIJINK B M,BUTER J,DE BREE R,et al. A phase I dose escalation study with anti-CD44v6 bivatuzumab mertansine in patients with incurable squamous cell carcinoma of the head and neck or esophagus[J]. Clin Cancer Res Off J Am Assoc Cancer Res,2006,12(20 Pt 1):6064-6072.

[6] MACKAY C,TERPE H,STAUDER R,et al. Expression and modulation of CD44 variant isoforms in humans[J]. J Cell Biol,1994,124(1):71-82.

[7] TOLCHER AW,OCHOA L,HAMMOND LA,et al. Cantuzumab mertansine,a maytansinoid immunoconjugate directed to the CanAg antigen:A phase I,pharmacokinetic,and biologic correlative study[J]. J Clin Oncol Off J Am Soc Clin Oncol,2003,21(2):211-222.

[8] PONDé N F, LAMBERTINI M, DE AZAMBUJA E. Twenty years of anti-HER2 therapy-associated cardiotoxicity[J]. ESMO Open,2016,1(4):e000073.

[9] DORONINA S O, TOKI B E, TORGOV M Y,et al. Development of potent monoclonal antibody auristatin conjugates for cancer therapy[J]. Nat Biotechnol,2003, 21(7):778-784.

[10] NAKADA T,MASUDA T,NAITO H,et al. Novel antibody drug conjugates containing exatecan derivative-based cytotoxic payloads[J]. Bioorg Med Chem Lett, 2016,26(6):1542-1545.

[11] NAKADA T, SUGIHARA K, JIKOH T, et al. The latest research and development into the antibody-drug conjugate, [fam-] Trastuzumab Deruxtecan (DS-8201a), for HER2 cancer therapy[J]. Chem Pharm Bull (Tokyo),2019,67(3):173-185.

[12] OGITANI Y, AIDA T, HAGIHARA K, et al. DS-8201a, a novel HER2-targeting ADC with a novel DNA topoisomerase I inhibitor, demonstrates apromising antitumor efficacy with differentiation from T-DM1[J]. Clin Cancer Res,2016,22(20): 5097-5108.

[13] VON MINCKWITZ G, HUANG C-S, MANO MS, et al. Trastuzumab emtansine for residual invasive HER2-positive breast cancer[J]. N Engl J Med,2019, 380(7):617-628.

[14] HUANG C,YANG Y,KWONG A,et al. Trastuzumab emtansine (T-DM1) versus trastuzumab in Chinese patients with residual invasive disease after neoadjuvant chemotherapy and HER2-targeted therapy for HER2-positive breast cancer in the phase

3 KATHERINE study[J]. Breast Cancer Res Treat,2021,187(3):759-768.

[15]CORTéSJ,KIMS,CHUNGW,et al. LBA1-Trastuzumab deruxtecan(T-DXd) vs trastuzumab emtansine(T-DM1) in patients (Pts) with HER2＋ metastatic breast cancer(mBC):Results of the randomized phase Ⅲ DESTINY-Breast03 study[J]. Annals of Oncology,2021,32(suppl5):S1283-S1346.

第四节　肿瘤的免疫治疗

学习目的

1.熟悉肿瘤免疫治疗的基本原理。

2.掌握肿瘤免疫治疗的方式。

3.了解肿瘤免疫目前存在的局限性以及与医工结合的前景与展望。

一、肿瘤免疫治疗概述

正常情况下,机体的免疫系统通过识别和清除外来入侵的病原体及其有害物质,随时发现和清除体内出现的异常成分,如由基因突变而产生的肿瘤细胞以及衰老、死亡细胞,发挥免疫防御和免疫监视功能,受保护机体免受外源性抗原的侵害,维护机体的健康。免疫系统将入侵的病原微生物以及体内突变的细胞和衰老、死亡细胞认为是"非己"的物质,这种识别和清除的过程称为免疫应答,免疫系统通过固有免疫(又称"先天性免疫"或"非特异性免疫"),以及适应性免疫(又称"获得性免疫"或"特异性免疫")识别和清除"非己"成分。免疫系统通过多种免疫效应机制杀伤和清除肿瘤细胞,肿瘤细胞通过改变适应机体的内环境,阻碍机体产生有效的免疫应答等多种机制,抵抗或逃避免疫系统对肿瘤细胞的杀伤和清除,从而得以存活[1]。关于肿瘤与免疫相互作用的过程,陈和Mellman教授[2]提出了肿瘤-免疫循环的概念,肿瘤的适应性免疫循环包括七个步骤:①肿瘤细胞抗原释放(肿瘤死亡);②肿瘤抗原呈递[树突状细胞/抗原呈递细胞(APCs)];③T细胞启动和激活(APCs和T细胞);④T细胞向肿瘤组织迁移[细胞毒性T细胞(CTLs)];⑤T细胞浸润肿瘤(CTLs,内皮细胞);⑥T细胞识别肿瘤细胞(CTLs,肿瘤细胞);⑦杀灭肿瘤细胞(免疫细胞和肿瘤细胞)。肿瘤-免疫循环如图5-5所示。

这些步骤中任何一步出现异常都可以导致抗肿瘤-免疫循环失效,出现免疫逃逸。肿瘤细胞通过减少或丢失表面表达抗原,逃避免疫系统的识别和杀伤;高表达T细胞抑制分子使T细胞失能;表达或分泌一些免疫分子抑制机体的抗肿瘤免疫,肿瘤细胞诱导抑制性T细胞和骨髓来源的抑制细胞的产生,抑制抗肿瘤免疫应答;另外,肿瘤发生的微环境内包含能抑制免疫细胞功能和效应的复杂成分,促进肿瘤细胞的生长,保护肿瘤细胞免受免疫效应细胞的清除。肿瘤就是通过不同环节的异常逃避免疫细胞识别和杀伤,促进肿瘤的发生、发展。

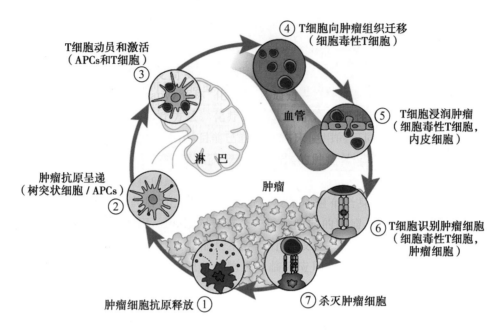

图 5-5　肿瘤-免疫循环

图片来源：CHEN D S, MELLMAN I. Oncology meets immunology: The cancer-immunity cycle[J]. Immunity，2013，39(1):1-10.

肿瘤免疫治疗是应用免疫学原理和方法，通过激发和增强机体的免疫功能，启动并维持肿瘤-免疫循环，恢复机体正常的抗肿瘤免疫反应，以达到控制和杀伤肿瘤细胞的目的。肿瘤免疫治疗是继手术、放疗和化疗之后的新的抗肿瘤治疗技术。

二、肿瘤免疫治疗的方式及在实体瘤应用的成功案例

目前已进入临床治疗的常用肿瘤免疫治疗的方式包括单克隆抗体类免疫检查点抑制剂、癌症疫苗、过继 T 淋巴细胞治疗和小分子抑制剂等。这些免疫疗法激活人体的免疫系统，用强大的细胞因子、肿瘤疫苗、抗体和免疫刺激佐剂攻击异常的肿瘤细胞，与恶性肿瘤传统治疗方法——放疗和化疗相比，肿瘤免疫治疗是一种创新的抗肿瘤方法，大多数接受免疫治疗的肿瘤患者取得了显著的临床治疗效果，延长了总生存期，甚至达到治愈。目前，多个肿瘤免疫治疗药物获得我国国家药品监督管理局与美国 FDA 的批准，应用于各种癌症，如黑色素瘤、非小细胞肺癌、泌尿生殖细胞肿瘤，消化道肿瘤。

下面主要介绍一些目前临床上常用的免疫检测点抑制剂——程序性死亡受体 1/程序性死亡配体 1(PD-1/PD-L1)单克隆抗体在抗肿瘤免疫治疗中的应用。

PD-1/PD-L1 单抗是如何发挥作用的呢？首先，我们来了解一下 T 细胞是如何发挥免疫应答的(图 5-6)，T 细胞的活化需要双信号：一个是来自与 MHC 分子结合的抗原第一信号；一个是第二信号，包括协同刺激信号和抑制信号，分别发挥 T 细胞激活功能与抑制功能。PD-1,CD28 超家族成员的免疫抑制分子，主要表达于激活的 T 细胞、B 细胞，抑制细胞的激活。PD-1 有两个配体，PD-L1、PD-L2。PD-1 与配体结合后发挥抑制 T 细胞

功能的作用,防止过度的 T 细胞或 B 细胞激活对机体健康组织的损伤,引起自身免疫病,从而维持自身免疫的平衡状态,这是免疫系统一种正常的自稳机制。肿瘤细胞正是利用这一点,高表达 PD-1 的配体——PD-L1,与淋巴细胞表面的 PD-1 结合,传递负性调控信号导致 T 细胞诱导凋亡和免疫无能,相当于汽车被踩下刹车不能前进,从而逃避机体的免疫监控和杀伤[3]。

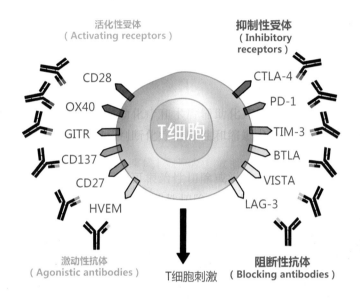

图 5-6　T 细胞表面活化性及抑制性受体及免疫调节性抗体作用靶点

图片来源:MELLMAN I, COUKOS G, DRANOFF G. Cancer immunotherapy comes of age[J]. Nature, 2011 ,480(7378):480-489.

　　PD-1/PD-L1 单克隆抗体通过与 T 细胞表面的 PD-1 或肿瘤细胞表面的 PD-L1 结合,从而阻止了 T 细胞与肿瘤细胞的结合,保证 T 细胞处于持续的活化状态,也就是松开了刹车,从而杀死肿瘤细胞[4]。抗肿瘤免疫应答可持续识别和记忆肿瘤抗原,随时间不断增强和扩大。随着免疫应答的扩大,一些细胞毒性 T 细胞分化为成熟记忆 T 细胞,即使在原始抗原刺激不存在时,这些细胞依然能够提供长期免疫记忆保护,如同我们接种某些疫苗,可以长期保持对其的免疫力,从而达到治愈肿瘤的目的。

　　免疫检查点抑制剂在抗肿瘤免疫治疗领域最有名的成功案例是 PD-1 抗体治疗恶性黑色素瘤。2015 年 8 月,美国 91 岁高龄的前总统卡特确诊黑色素瘤,这是一种非常恶性的肿瘤,并出现肝、脑转移。他是一个晚期患者,先是手术切除了可见肿瘤,再通过放射疗法治疗颅内的肿瘤,最后配合 PD-1 抑制剂(Keytruda),仅仅四个月之后,卡特的脑部磁共振显示,既没有原发病灶的迹象,也未发现任何新的病灶,出现了肿瘤的"治愈"。目前,在临床实际工作中,PD-1 抗体被广泛用于肺癌、肾癌、尿路上皮癌、黑色素瘤的治疗,并且免疫联合化疗在多瘤种实现了很大的疗效。

　　柳先生,今年 68 岁,年轻时喜欢吸烟,每天约 20 支,一直持续了 20 多年,直到最近几年才戒烟。2021 年 9 月份他出现咳嗽、咳痰、痰中带血遂到医院就诊。做 CT 检查发现

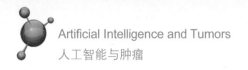
右肺下叶有一约 8 cm×5 cm 的大肿块,右肺门及纵隔多发肿大淋巴结影。结合柳先生长期吸烟病史,又有咳嗽、咳血症状,肺部的肿块高度怀疑为恶性肿瘤。入院后立即安排了经皮肺穿刺活检手术,病理证实是肺鳞状细胞癌。

因为肿块比较大,又存在淋巴结转移,不适合手术治疗,需要先药物治疗缩小肿瘤,争取手术切除。考虑到 PD-1 抗体在肿瘤免疫治疗中的出色疗效,目前已被批准用于肺癌的治疗,因此采取了 PD-1 抗体联合化疗的治疗策略。经过 2 个周期的免疫联合化疗,肺部肿瘤明显缩小,患者的自觉症状消失,自我感觉良好,没有太大不良反应。这初步显示了抗肿瘤免疫治疗的神奇效果,增加了患者治疗疾病的信心和希望(图 5-7)。

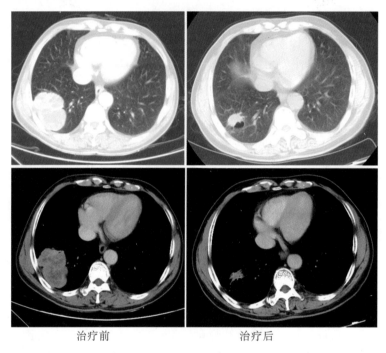

治疗前　　　　　　　　　　治疗后

图 5-7　肺癌患者免疫治疗前后 CT 变化

另外一种非常有前景的免疫治疗方式是嵌合抗原受体 T 细胞免疫疗法(chimeric antigen receptor T-cell immunotherapy,CAR-T 疗法)。它的基本原理就是利用患者自身的免疫细胞来清除癌细胞,这是一种细胞疗法。简单来说,就是从癌症患者体内分离出自体 T 细胞,在体外,科学家们对其进行基因改造,给它装上能够特异性识别癌细胞特殊靶点的"导航系统",也就是"CAR",经过体外的大量培养后再回输到患者体内。这样扩增的"特殊"CAR-T 细胞就像一支精锐部队,能够发挥精准杀敌的功效。

最著名的案例是 2012 年,宾夕法尼亚州科学家 Carl June 教授使用 CD19 CAR-T 细胞治疗白血病。艾米莉在五岁时不幸患上了急性 B 淋巴细胞白血病,这是儿童常见的恶性肿瘤,她在经过化疗、骨髓移植后仍然出现白血病复发,到了无药可救的阶段。艾米莉接受了 CAR-T 免疫疗法的临床研究,她成为全球第一位接受 CAR-T 治疗的患者。经过改造的 T 细胞分三次注入艾米莉体内,这些细胞都是由艾米莉自身细胞提取和培养的。

在经历了一次极其严重的副作用后，艾米莉体内的癌细胞终于得到了最有效的控制。截至 2022 年，艾米莉已无癌生存 9 年。目前已上市的 CAR-T 产品主要局限于非实体性癌症的治疗，如白血病。在实体瘤治疗方面，目前 CAR-T 治疗法仍处在临床研究阶段。

王先生，今年 58 岁，3 年前因大便带血到医院就诊，做肠镜检查提示结肠腺癌，随即接受根治性手术切除，术后给予化疗防止复发转移。不幸的是，1 年后出现肿瘤的复发转移，此后他接受了多个疗程的化疗联合靶向药物治疗，并行局部姑息性手术切除治疗，病情一度得到控制，在经历了结肠癌所有常规治疗后仍出现了肿瘤的进展。适逢山大齐鲁医院正在进行 CAR-T 细胞治疗晚期难治性结直肠癌的临床研究，其符合入选标准，遂参加了临床试验。通过对其淋巴细胞进行采集、体外加工，再回输治疗，王先生体内的肿瘤病灶完全消失了，达到了临床治愈（图 5-8）。

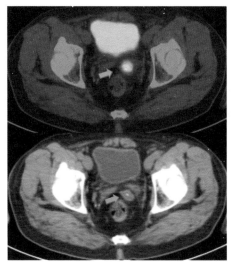

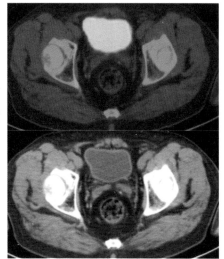

CAR-T输注前　　　　　　　　　　　　　　　CAR-T输注3个月后

图 5-8　晚期结肠癌患者 CAR-T 治疗前后 PET/CT 表现

三、肿瘤免疫目前存在的局限性

虽然肿瘤免疫治疗给癌症患者带来了生存获益，但可能是由于肿瘤细胞固有免疫原性低，免疫抑制的肿瘤微环境，以及显著的肿瘤间和肿瘤内异质性，使免疫治疗总体有效率不高，并且存在脱靶以及免疫活化细胞攻击正常组织带来的严重的免疫相关副作用。因此，科学家们正致力于研究如何改进药物的结构，联合其他的手段增加疗效，降低副作用（图 5-9、图 5-10）。

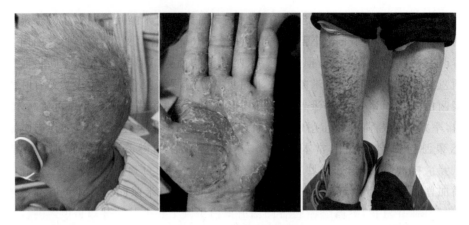

图 5-9　免疫相关性皮疹

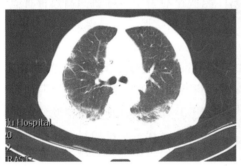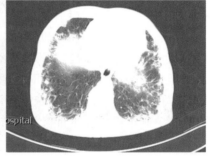

图 5-10　免疫相关性肺炎

近年来,随着现代科技的飞速发展,纳米技术也被应用于医学领域中,将纳米医学融入肿瘤免疫治疗领域已成为一个获得广泛关注的话题。应用纳米颗粒技术发展药物的新剂型及新药物研发,设计制备靶向的药物(基因)递送载体。药物的纳米制剂可通过化学修饰小分子药物、多肽或抗体来合理设计,利用纳米药物的高组织穿透力来提高生物利用度,作为递送载体实现对靶点药物定点释放和激活的时空控制,可以提高免疫治疗效果,同时减少免疫相关的副作用[5]。

四、肿瘤免疫治疗药物与医工结合的前景与展望

利用先进的生物材料和药物传递系统,如纳米颗粒和 T 细胞联合来提供治疗,可以有效地利用免疫疗法,并提高其效力,同时减少毒副作用。在免疫检测点抑制剂方面,从作用于 T 细胞表面的 PD-1,进一步研发了阻断肿瘤细胞表面表达的 PD-L1 单抗,从而减少免疫相关肺炎的发生。从需要静脉注射的大分子普通型免疫球蛋白抗体入手,进行结构创新,通过基因工程方法研发了纳米抗体(单域抗体),分子量仅为常规抗体的一半。这种经过工程化改造后的纳米抗体结构稳定,更容易与抗原结合,亲和力高,具有良好的组织穿透能力,可以快速、均匀地扩散至全身;与普通单抗相比,在肿瘤组织中可以均匀

渗透,适用于多种给药途径。纳米抗体 VHH 由于其 FR2 中的疏水残基被亲水残基所取代,使得纳米抗体的水溶性比普通单抗要高,VHH 结构中的二硫键进一步稳定肽链空间结构,在高压或酸性等极端条件下依然可以维持活性[6]。室温下性能稳定,在生产、运输、保存等方面更具备产业化的优势。而且可以采用皮下注射给药方式,无输注反应,可提高患者治疗的依从性,皮下注射避免了冗长的用药时间,进一步提高患者生活质量。在国家突发公共卫生事件时,皮下注射便于肿瘤患者在家或社区就近治疗。

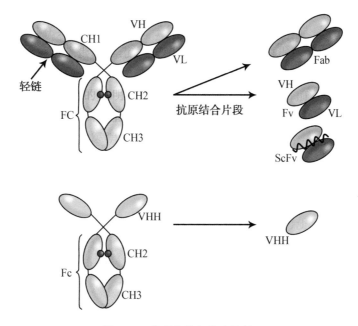

图 5-11　普通抗体与纳米抗体

可以通过纳米传送技术来解决检查点抑制剂有效率低、全身给药对非疾病器官可能有严重副作用的局限性。通过纳米传递技术实现靶向和控制释放,从而使治疗主要在靶细胞中活化,减少脱靶效应。此外,给药平台也可以通过限制药物暴露于特定组织来降低免疫疗法的全身毒性,两者可以相互组合。这种组合效应的一个比较好的例子是,LNPs 与 PD-L1 捕获质粒(阻断 PD-L1 信号)和阳离子质胺复合物,形成脂-鱼酰蛋白-DNA(LPD)纳米颗粒,使用氨基乙基茴香酰胺配体[7]。除了能够实现联合治疗策略外,纳米药物还可以被设计成对肿瘤微环境能做出反应,并增加这些部位的渗透率[8]。

虽然免疫调节抗体可诱导强大的抗肿瘤免疫反应,但全身传递这些药物可诱发多器官自身免疫性疾病。为了尽量减少组织外的影响,研究人员已经设计了用于体内局部和持续释放的传递系统[9]。微创透皮传递系统被设计成能够在疾病部位直接有控制地持续释放抗 PD-1 单克隆抗体,从而能最小化所需剂量。这些递送系统由一个可降解的微针贴片组成,它可以无痛地穿透皮肤,到达富含免疫细胞的表皮,从而递送免疫治疗药物[10,11]。微针贴片也与天然生物色素黑色素整合,以改善免疫治疗的传递。当暴露在近红外光下时,黑色素产生热量,导致内源性组织局部释放炎症细胞因子、佐剂等危险信

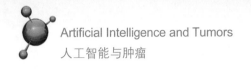

号,以吸引和激活免疫细胞[12]。基于微针的透皮传递系统为局部免疫治疗提供了一种高度模块化的方法,利用生物和远程触发的刺激来控制药物释放,这些技术为临床转化带来了一些挑战和机遇[13]。

CAR-T 已经成为一种有前途的肿瘤治疗策略,但是 CAR-T 细胞激活会释放大量的细胞因子,同时也会激活巨噬细胞等天然免疫细胞,使其释放大量的促炎因子,这可能导致细胞因子释放综合征和神经毒性。另外,由于其他正常组织也会表达肿瘤特异抗原(TSA),CAR-T 细胞也可能对其进行杀伤,产生脱靶效应。如何做到定点定时发挥CAR-T 细胞的功能,起到高效低毒的效果呢?医学家与科学家们在这方面做了大量工作。

为防止 CAR-T 副作用的产生,有研究者使用自杀开关和抑制性皮质类固醇,使输注的 CAR-T 细胞失能。但是,这些自杀开关将导致 T 细胞清除,如果治疗过程中发生副作用,开启控制开关,则意味着治疗的终止,CAR-T 没有发挥出应有的效果。也有多种研究通过基因工程,将 CAR-T 连接的激活信号进行拆分,或者添加其他调控元件,通过小分子进行调控,或者通过可诱导的合成 Notch(synNotch)CAR 等控制 CAR-T 的副作用[14]。但是,在空间上,由于小分子易于扩散,这些基于小分子的调控策略缺乏组织特异性;而在时间上,对 CAR-T 的调控则受到细胞渗透和扩散的限制。有研究者开发了一个光诱导核易位和二聚(LINTAD)系统,利用细胞系体外研究在 CAR-T 中加入光诱导元件,利用光照控制 CAR-T,可以突破时空的限制,实现蛋白质-蛋白质的相互作用。这种方法无创,而且是可逆控制,为基因调控系统 CAR-T 的理想候选者[15]。

未来的工作可以实施外部或内部触发的药物传递系统,在该系统中,治疗性有效载荷或工程免疫细胞可以被触发,以刺激靶组织部位的抗肿瘤反应,从而减少组织外效应。现在正在探索使用机械触发的方法,或由 pH 值、光或超声波触发的方法,来进行远程控制的免疫治疗。

免疫治疗开启了肿瘤治疗的新模式,如何提高疗效,降低副作用,需要在医工多学科的交叉融合中做进一步的研究探索。

参考文献

[1]曹雪涛,姚智,熊四东.医学免疫学[M].9 版.北京:人民卫生出版社,2018.

[2]CHEN D S,MELLMAN I. Oncology meets immunology:The cancer-immunity cycle[J]. Immunity,2013,39(1):1-10.

[3]Mellman I, Coukos G, Dranoff G. Cancer immunotherapy comes of age[J]. Nature,2011,480(7378):480-489.

[4]Pardoll D M. The blockade of immune checkpoints in cancer immunotherapy [J]. Nat Rev Cancer,2012,12(4):252-264.

[5]MARTIN J D,CABRAL H,STYLIANOPOULOS T,et al. Improving cancer immunotherapy using nanomedicines:Progress, opportunities and challenges[J]. Nat

Rev Clin Oncol,2020,17(4):251-266.

[6] Muyldermans S. Single domain camel antibodies: Current status[J]. J Biotechnol,2001,74(4):277-302.

[7]SONG W,SHEN L,WANG Y,et al. Synergistic and low adverse effect cancer immunotherapy by immunogenic chemotherapy and locally expressed PD-L1 trap[J]. Nat Commun,2018,9(1):2237.

[8] WONG C, STYLIANOPOULOS T, CUI J, et al. Multistage nanoparticle delivery system for deep penetration into tumor tissue[J]. Proc Natl Acad Sci U S A, 2011,108(6):2426-2431.

[9]RILEY R S,JUNE C H,LANGER R,et al. Delivery technologies for cancer immunotherapy[J]. Nat Rev Drug Discov,2019,18(3):175-196.

[10]YANG P,LU C,QIN W,et al. Construction of a core-shell microneedle system to achieve targeted co-delivery of checkpoint inhibitors for melanoma immunotherapy [J]. Acta Biomater,2020,104:147-157.

[11]WANG C,YE Y,HOCHU G M,et al. Enhanced cancer immunotherapy by microneedle patch-assisted delivery of anti-PD1 antibody[J]. Nano Lett,2016,16(4): 2334-2340.

[12]YE Y,WANG C,ZHANG X,et al. A melanin-mediated cancer immunotherapy patch[J]. Sci Immunol,2017,2(17):eaan5692.

[13] ALI R, MEHTA P, ARSHAD MS, et al. Transdermal microneedles-a materials perspective[J]. AAPS PharmSciTech,2019,21(1):12.

[14]CHOE J H,WATCHMAKER P B,SIMIC MS,et al. SynNotch-CAR T cells overcome challenges of specificity, heterogeneity, and persistence in treating glioblastoma[J]. Sci Transl Med,2021,13(591):eabe7378.

[15]HUANG Z,WU Y,ALLEN M E,et al. Engineering light-controllable CAR T cells for cancer immunotherapy[J]. Sci Adv,2020,6(8):eaay9209.

（李际盛   王向玲   扈煜）

肿瘤介入治疗

第一节　概述

介入放射学(interventional radiology,IVR)是在各类影像设备导引下(如超声、CT)，以影像诊断学和临床诊断学为基础，利用微创技术，对疾病进行诊断和治疗的一门新兴学科[1]。介入放射学已与内、外科并称为临床医学三大技术。肿瘤介入治疗学是介入放射学中的最重要的分支，是肿瘤综合治疗中不可缺少的重要组成部分。肿瘤介入治疗按照应用形式可以分为血管性介入和非血管性介入(见图6-1)。

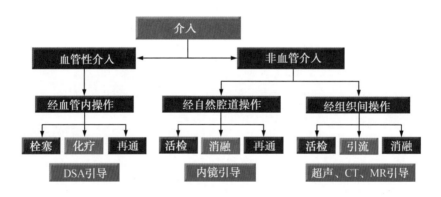

图 6-1　介入的分类

一、血管性介入

肿瘤血管性介入治疗是在血管造影检查的基础上发展起来的，是一种经外周血管通路达到肿瘤部位进行诊疗的手段。1953年，Seldinger创立的经皮血管穿刺技术奠定了现代血管性介入诊疗的基石。1971年，Ansfield报道了经肝动脉灌注氟尿嘧啶治疗肝癌。1972年,罗施(Rosch)用选择性动脉栓塞进行暂时性肿瘤止血获得成功。到20世纪70年代中后期,就有了肝、肾等脏器恶性肿瘤的栓塞化疗的报道。1979年,日本介入学家 Nakakuma 等把碘油与抗癌药物混合后注入肝癌供血动脉,再用明胶海绵栓塞该动脉,使肝癌的介入治疗取得突破性进展,已被医学界公认为晚期不可切除肝癌和肝癌术后复发的首选治疗方法。

（一）经导管血管栓塞术（图 6-2）

经导管血管栓塞术是在 X 线透视下经导管向肿瘤供血血管注入或送入栓塞物质,使之闭塞从而切断肿瘤的营养供应,达到灭活肿瘤或消除患病器官功能的预期目的,包括经导管动脉栓塞术(transcatheter arterial embolization,TAE)和经导管静脉栓塞术(transcatheter venous embolization,TVE),其作用原理是血管的机械性堵塞。栓塞剂直接堵塞肿瘤的供养血管,如肝癌的供血肝动脉,达到灭活肿瘤的作用。常用的栓塞剂有明胶海绵、无水乙醇、碘油等。

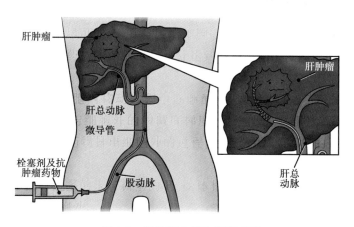

图 6-2　经导管血管栓塞模式图

（二）经导管动脉药物灌注术（intraarterial infusion,IAI）

IAI 是在 X 线透视下,经导管建立由体表到靶动脉的通道,经该通道注入药物达到局部,从而达到控制肿瘤生长的目的。该手术具有药物剂量少、药效长、疗效高和副作用少的优点,在治疗肺癌、肝癌、肝转移瘤等诸多领域有广泛应用。目前,载药微球作为新型给药载体,是阴阳离子集团通过相互作用及吸附作用将阿霉素等洗脱吸附于微球而成,如栓塞微球(DCBead)、血管栓塞微球(CalliSphere)等。载药微球同时具有化疗药物释放和栓塞作用,在提高药物稳定性、生物利用度及药物缓控释方面优势明显,应用较多。在载体材料的优化和研发上还有较多的空间。

二、非血管介入

非血管介入技术是指在影像学引导和监测下实施的各种经皮穿刺诊疗技术的汇总,相对传统血管性介入而言,虽然起步稍晚,内容却更为丰富,应用范围广,从业人数众多。在引导方式上,传统的血管性介入基本以 X 线设备作为引导;目前,非血管介入技术所用

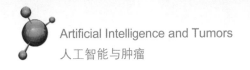
影像学设备涵盖超声、CT 和 MR 成像仪及各种导航设备和机器人辅助设备,仅有少量操作如经皮穿刺胆道置管引流术等在 X 线引导下完成。非血管性诊疗技术包括经皮穿刺活检术、经皮穿刺引流术、腔内支架植入术、经皮肿瘤消融治疗、放射性离子植入术等。

（一）经皮穿刺活检术（图 6-3）

经皮穿刺活检术是在影像设备引导下,利用穿刺针穿刺病变组织以获取组织学、细胞学、细菌性等材料以明确诊断的介入技术。穿刺活检术大大提高了肿瘤的确诊率,是制定治疗方案、评价治疗效果、判断疾病预后的基础,具有安全、可靠、并发症少的特点,已在临床广泛应用。1886 年,Mene 使用针穿活检诊断肺癌。活检术开始为盲目性穿刺,阳性率低且并发症多;后来相继出现应用 X 线透视、剖腹探查直视下细针穿刺活检;再后来就有了超声、CT 及 MR 引导下经皮活检。20 世纪 70 年代,Holm 在 B 超的引导下,成功进行了经皮穿刺肾、肝、胰腺的活检。1976 年,Haaga 应用 CT 导向穿刺抽吸成功。目前,随着影像学设备、穿刺活检针、穿刺方法及病理学的快速发展,经皮穿刺活检术已日臻完善,成为临床最常用、最实用的技术之一。近年来,随着基因靶向药物的研发,穿刺活检不仅可以明确肿瘤病理分型,同时还可以进行基因突变检测,为后续靶向药物的使用提供了依据。

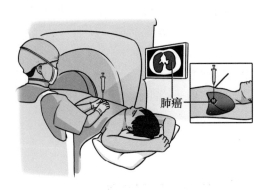

图 6-3　肺癌穿刺活检示意图

（二）经皮穿刺引流术

经皮穿刺引流术在影像设备的引导下,利用穿刺针和引流导管等器材,对人体管道、体腔或器官组织内的病理性积液、血肿、脓肿或胆汁、尿液等进行穿刺抽吸、引流,达到减压和诊疗的目的。在晚期肿瘤患者中经常遇到需要引流的情况。除了对抽出液进行细胞学和生化检测,做出鉴别诊断的,还可以经引流导管进行局部用药,起到治疗的直接作用,如胰头癌导致的胆道梗阻就需要经皮经肝胆道引流术。

（三）腔内支架植入术

腔内支架植入术是指将体内的消化道、气道、胆管、尿路等非血管组织的中空管腔进行扩大的技术。上述器官局部肿瘤的晚期,往往会引起相应管腔的狭窄,引起相应的生理功能下降或丧失,因此需要在透视下置入非血管支架,解决管腔梗阻的问题,从而有效缓解症状,延长生存期,提高患者生存质量。常见的支架有食管支架、气管支架和胆道支架。以食管支架为例,它是在食管癌的治疗中不断探索的产物。从 20 世纪的塑料支架、金属螺旋导管到自膨式金属支架、覆膜支架,不断进行革新和优化,现在的覆膜支架已广泛应用于良恶性食管狭窄、食管瘘口的修补等食管疾病。目前,放射性支架（^{125}I 粒子食管支架）越来越受到欢迎,不仅能起到扩张管道的作用,还具有杀灭肿瘤细胞的作用,从而可延长患者的生存期。此外,还有可降解食管支架、肿瘤磁介导支架热疗等也在研究之中。

（四）肿瘤消融术

肿瘤消融术近年来发展迅速，在肿瘤微创介入治疗中发挥着越来越重要的作用。消融治疗技术是肿瘤化疗、放疗的重要补充，是肿瘤综合治疗中的重要手段之一。这项技术是在20世纪70年代随着现代影像检查设备问世之后，而发展起来的微创的肿瘤原位灭活技术。

肿瘤消融术按照基本原理分为物理消融和化学消融两种模式。物理消融包含微波消融、射频消融（radiofrequency ablation，RFA）等多种模式，是通过基于温度的物理技术使肿瘤细胞坏死的消融技术。化学消融是经皮穿刺肿瘤组织，将消融剂（乙酸或无水乙醇）注入肿瘤内，引起肿瘤细胞损伤、细胞蛋白凝固坏死，肿瘤微血管栓塞，继而引起癌组织缺血、凝固性坏死与纤维组织形成，从而加速肿瘤的坏死，操作过程相对便捷，经济价值较高，疗效显著。不过消融能治疗的肿瘤体积相对较小，仅适用于治疗小肝癌及少数因部位特殊难以进行物理消融处理的病例。

肿瘤消融术按照消融温度可以分为热消融和冷冻消融（cryoablation），20世纪90年代，热消融技术迅速兴起，常用的热消融方法有射频消融术、微波消融术、激光消融和高强度聚焦超声等，组织坏死特点为细胞的蛋白凝固性坏死。微波消融技术的速度相对较快，消融范围相对较广，而且消融效率较高，不过也存在消融范围不稳定的缺陷。射频消融是现阶段应用最为广泛的肿瘤消融方案，具备多种电极类型及治疗模式，根据是否外接电解板可将其划分为双电极与单电极两种类型。射频消融在肺、肝、肾、骨转移瘤、肾上腺、非小细胞肺癌等方面均获得了令人满意的临床疗效。冷消融治疗主要以氩氦刀为代表，通过冷冻-复温等循环使肿瘤细胞坏死，操作简便，损伤小，对脏器功能影响小，能快速灭活肿瘤细胞消除肿瘤负荷。纳米刀消融（nanoknife）技术，即不可逆电穿孔，是一种常温物理消融技术，通过穿刺探针对肿瘤细胞施加高压电脉冲，在细胞膜上产生纳米级孔隙导致癌细胞凋亡。各类消融技术的原理、特点以及应用将会在下面做详细介绍。

（五）^{125}I放射性粒子植入治疗

^{125}I放射性粒子植入治疗也叫"近距离放射治疗"，指通过人体天然体腔、管道或经皮穿刺植入等，将放射性粒子植入肿瘤内部或附近，从而在肿瘤局部产生高剂量照射，而附近正常组织受照射剂量很低的放疗技术。1905年，居里夫人完成了第1例镭针插植治疗，开创了近距离放射治疗的先河。1917年，纽约纪念医院Barringer采用肛诊指引，经会阴刺入导针，行前列腺放射核素治疗。1972年，Whitmore首次采用碘-125（^{125}I）放射性粒子植入治疗前列腺癌患者。近20年来，随着新型放射性核素的研制成功，B超、CT三维治疗计划系统（TPS）的应用技术和植入技术提高，粒子治疗定位更加精确，剂量分布更为均匀、合理。目前，在早期前列腺癌和胰腺癌的治疗中，^{125}I放射性粒子疗效可与手术相媲美，在肺癌、脑胶质瘤、头颈部肿瘤等方面也有成熟的应用。

^{125}I放射源半衰期较长，发出纯的γ射线，有很强的生物学杀伤效应，在肿瘤附近产生效应剂量后，在外周正常组织迅速衰减，因此有利于杀伤肿瘤细胞而保护正常组

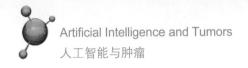

织。^{125}I是目前临床最常用的放射性粒子,大小为 4.5 mm×0.8 mm,包壳为镍钛合金。放射性粒子植入最大的优点在于粒子直达肿瘤内部,达到最大剂量照射,且粒子的照射距离短,对正常组织放射损伤小,并发症少。持续低剂量照射对进入各个细胞分裂周期的肿瘤细胞有持续的杀伤作用。

非血管介入常用的引导方法包括超声、CT、MRI 等。由于超声能够实时监测手术过程,在浅表器官和实质脏器,如甲状腺、乳腺、前列腺、肝脏等优势显著;CT 具有较高空间和密度分辨率,能够快速、清晰地显示全身各部位解剖结构,特别是对于肺部病变、深部病变及骨骼病变的治疗具有巨大的优势;MRI 对于一些超声和 CT 无法显示的特殊部位病灶优势明显,如膈顶部病灶、肝脏介入栓塞治疗后的病灶等。目前,只有超声引导能够实现实时监测,但其空间及密度分辨率较低,涵盖范围有限;而 CT、MRI 引导穿刺多采用体表定位标记,医师按照术前扫描图像根据个人经验进行穿刺,由于缺乏直观的可视化引导及实时动态导航,术中需行多次扫描调整穿刺方向及确认穿刺深度,这增加了患者受到的辐射剂量,导致手术时间变长、穿刺并发症增多,增加了患者的创伤和痛苦。

三、导航系统与机器人系统简介

随着肿瘤治疗精准化和微创化这一理念的普及,临床介入医师愈发认识到精准穿刺对介入治疗的重要性,各种辅助穿刺系统应运而生,包括光学导航、电磁导航、机械臂定位等。同时,各种可替代介入医师进行实时穿刺的机器人系统也在不断更新换代,其临床应用已显示出广阔的前景,为提高手术精准度及安全性提供了可靠保障。

所有的介入穿刺操作,在导航设备的帮助下会更加准确。通常的徒手技术受人为技术影响较大,大多数情况下,穿刺都很难一步到位,这延长了手术时间,增加了并发症的发生。因此,诞生了各种穿刺辅助设备,从最简单的穿刺导向器,到穿刺板,再到先进的计算机导航系统和手术机器人系统相继出现[2]。

手术导航系统是建立在医学影像和空间定位技术上的无框架立体定向系统。导航系统术前首先按照标准层厚进行扫描,然后将扫描图像传输至系统进行重建、分割、融合,统一存储至虚拟坐标空间,在术中导航系统获取各手术时段实时图像,包括病灶靶点及穿刺器械的空间位置,存储至实际坐标系,术者可通过虚拟和实际两个坐标系的空间匹配情况实时了解病灶多维组织结构信息,从而进行精准手术。1992 年,Heilbrun 等利用三目和双目机器视觉原理研发出红外线跟踪技术导航系统,精度较高。1995 年,Kato 推出了由三维磁场源、磁场探测器、三维数字化仪和计算机组成的电磁感应型导航系统,从而解决了手术室复杂环境的诸多限制问题,具有较高的精度,但易受金属器械的影响。2013 年,美国 Veran 公司研制出一套相对完善的 CT 电磁导航系统,能够模拟超声成像实时显示任意层面 CT 影像,监测穿刺针穿刺深度及角度,并能够根据患者体表贴片装置监测患者的呼吸运动,以避免呼吸运动造成的穿刺误差,提高导航精度。图 6-4 为奥瑞德公司的激光定位导航系统。

穿刺手术机器人系统由机械操控装置、成像反馈设备、空间定位设备及工作站组成。穿刺机器人系统可在医师及工程师操作下完成引导、定位、穿刺等手术操作，最早的穿刺手术机器人出现在神经外科手术，随后逐渐拓展至肿瘤切除、活检、消融等手术。系统工作站负责图像数据采集、处理，根据手术计划控制机器人穿刺臂等任务，空间定位机构能够根据扫描定位图像将机器人与患者相联系，实现手术系统的空间变换并进行手术器械的监控。第一代穿刺系统产生于

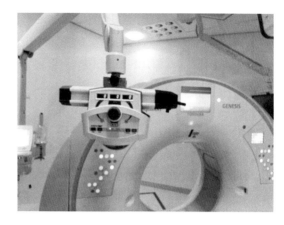

图 6-4　奥瑞得公司的 SimpliCT 激光定位导航系统

20 世纪 90 年代，主要集中于超声、X 线、CT、MRI 等影像引导下的手术操作。具有代表性的第一代穿刺系统是约翰霍普金斯大学开发的 AcuBot 机器人，其具有 7 个被动自由度手臂，可在影像监测下进行穿刺。2010 年，新加坡南洋理工大学研制了一种超声引导前列腺穿刺手术机器人系统，共 9 个自由度，术前利用超声图像进行三维建模，术中利用机械臂捆绑超声探头获取实时超声图像，与术前三维重建模型进行配准，规划并实现机器人运动控制，但在临床测试中定位精度稍差，仅为 2.5 mm。2007 年，东京大学设计研发的超声引导适配装置可实时跟踪并定位穿刺针的插入方向。北京航空航天大学和北京理工大学在国内率先开展了有关立体定向脑外科和肿瘤消融机器人系统研究，在图像引导定位、虚拟手术规划与模拟、机器人辅助操作等方面取得显著成果，可以实现交互式图像分割与重建、图像快速准确配准以及机器人自主规划与辅助定位，并开展了动物实验和临床研究。图 6-5 为国产穿刺导航机器人。

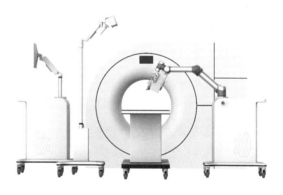

图 6-5　磅客策智能医疗推出的穿刺导航机器人

虽然上述各种穿刺辅助系统得到了长足的发展，也在临床得到了一定程度的应用和推广，但还存在以下问题：超声、CT、MRI 等引导方式各有优缺点，分别适用于对不同部位及不同组织病灶的治疗操作，但在图像导航微创诊疗操作中未能实现较好的多种引导方式图像融合，如能做到各种引导技术优势互补，充分发挥各种技术优势，将会使肿瘤精准诊疗提升至一个新的高度，能够更大幅降低并发症发生率。目前，穿刺类机器人系统虽利用体表标记装置及腹压反馈装置监测呼吸运动与其他身体移动，但由于微创手术多为局部麻醉，其呼吸或身体运动往往不易控制，导致穿刺精确度和准确性大幅降低。因此，目前各穿刺机器人系统对其引起的靶点移动的实时监测装置与手段尚未成熟，在一

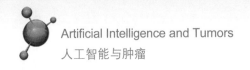

些受呼吸运动影响较大的区域如膈肌附近易造成较大穿刺误差。虽然基于不同导航技术的穿刺类手术机器人具有一定的精度,但由于缺少目标跟踪补偿与先进的人机协调控制,特别是在肿瘤微创治疗过程中,对穿刺针的精准度要求很高,而现有各种系统在不同部位、不同性质病灶的穿刺过程中受力度、角度、深度等多种因素的影响较大,尚不能满足临床手术的精度需求和科学研究、实验测试等方面的要求。

肿瘤介入治疗学的发展,不仅引起医学工作者和肿瘤患者的关注和欢迎,而且极大地刺激着材料、物理、化学、计算机、生物医学等众多学科的相互交叉、相互渗透。研究者不断研发出更先进的医疗设备和工具,更好地满足临床的需要,更好地促进肿瘤的精准治疗。例如,目前的医学图像融合技术、三维可视成像技术、机器人、人工智能和专家系统等领域还有非常大的研究潜力。21世纪的医学必然是精准医学、微创引领,这门学科的发展顺应了医学主流,必将有着广阔的前景和旺盛的生命力。

第二节　肿瘤栓塞治疗

学习目的

1.肝癌栓塞的原理和分类。

2.常用的栓塞材料及特点。

栓塞是介入放射学专业的基本技术,是指在影像设备引导下,通过导管将栓塞剂或器械放入靶区血管,从而使血管闭塞。这种闭塞可以是永久性的,也可以是临时性的,这取决于临床适应证以及所使用的制剂和器械。在过去的几十年,栓塞技术已作为其他治疗的一个平台,通过该技术将栓塞剂与药物、放射物和其他生物制剂联合,将栓塞剂输送到所期望的治疗靶部位。随着栓塞剂和导管技术的显著进步,栓塞技术在临床中得到了广泛应用,特别是肿瘤治疗方面的应用。肿瘤栓塞是通过栓塞技术,使用栓塞剂堵塞肿瘤外周小的供血、滋养动脉,使肿瘤血流被阻断,从而引起肿瘤缺血,导致其生长停滞和坏死,达到治疗肿瘤的目的。本节主要讲解肝癌栓塞治疗,它也是临床最常应用、最经典的技术。

一、栓塞术的原理及分类

栓塞术也被称为"经导管血管栓塞术",是指经导管将栓塞材料可选择性、可控制性地注入病变器官血管内,使之发生闭塞,中断血液循环,以达到控制出血、治疗肿瘤和血管性病变或者消除患病器官功能之目的,包括 TAE 和 TVE[3]。栓塞的基本机制在于血管的机械性堵塞。通过注入栓塞剂,将病变(器官)区的供养血管栓塞,阻断血供,使富血供的病变(器官)区缺血坏死;或直接栓塞异常的血管床和血流通道,纠正异常血流动力学和形成人工血流改道;或直接阻塞破裂的血管或使其远端压力下降,达到止血的目的。

用栓塞剂填塞动脉瘤腔,可以防止破裂出血并修复管腔。

二、肝癌栓塞治疗

(一)肝癌栓塞原理及分类

1.肝动脉化疗栓塞术(transcatheter arterial chemoembolization,TACE)

肝癌经肝动脉介入治疗包括经导管动脉灌注化疗(transcatheter arterial infusion,TAI)、经导管动脉栓塞和TACE[4]。临床上多以TAI和TAE相结合应用,其中TACE用加入化疗药物的栓塞剂栓塞肿瘤供血动脉已成为临床最常用、最基本的治疗方法,其基本原理主要是肝脏为双重供血器官,肝癌95%～99%的血供来自肝动脉,而正常肝组织70%～75%的血供则来自门静脉,仅25%～30%的血供来自肝动脉。此外,肝癌的肿瘤血管丰富,发育不全,缺乏平滑肌,对脂质微粒具有特殊的亲和性,肿瘤组织无库普弗细胞,缺乏吞噬能力等,经导管灌注的化疗药物(奥沙利铂、雷替曲塞、表柔比星等)在肿瘤区浓聚。另外,化疗药物和碘油混合成乳剂注入后,趋向性沉积于肿瘤的供养血管和新生血管中,类似药物载体作用。同时,明胶海绵、微球等栓塞剂的应用,一方面阻断了肿瘤的血液供给,另一方面使化疗药物缓慢释放、持续作用于肿瘤,有助于提高肿瘤组织局部血药浓度,增强化疗药物生物利用度,使肿瘤出现缺血性坏死和诱导肿瘤细胞凋亡,而对正常肝组织影响较小,使得化疗药物的全身毒副作用降低。

2.肝动脉放射性栓塞

采用钇-90(^{90}Y)微球的放射性栓塞[5],是一种将混合的同位素^{90}Y的颗粒通过导管直接灌注到肝动脉内的技术。^{90}Y是一种半衰期短的β放射体,放射性栓塞的概念与化疗性栓塞相似,术中所注射的颗粒选择性分布到血供丰富的肿瘤的动脉床内,因为肿瘤的动脉血流量比周围肝实质中的血流量大数倍。因此,基于靶病灶的辐射剂量要相对大得多,避免了其余正常肝实质内容有较高的辐射剂量。^{90}Y树脂微球是一枚可精准投射、清灭肿瘤的"超级核弹",将普惠中国最广大的肝癌病患群体,是中国肝癌治疗史上具有里程碑意义的先进技术。单用^{90}Y树脂微球,或者与手术切除、肝脏移植、射频消融、化疗、靶向、免疫等其他治疗方式联用,可为广大肝癌患者带来更为显著的临床获益,成为我国征服肝脏肿瘤的利器。

(二)TACE的操作

TACE的操作步骤包括消毒铺巾,Seldinger技术穿刺股动脉,放置导管鞘,导丝引导导管置于腹腔干,肝动脉造影了解肝内肿瘤染色区域。脾动脉或者肠系膜上动脉造影,了解门脉血流情况及了解动脉变异情况,将导管插至肝动脉灌注化疗药物,尽量选择性插管至肿瘤供血动脉进行栓塞。再次行肝动脉造影了解肝内血供及肿瘤病灶栓塞情况,最后拔除动脉鞘压迫止血。

血管栓塞的关键在于正确血管造影,充分了解血管的走行和血流情况,了解有无侧支循环,了解有无存在异常血管沟通或吻合。要仔细研读血管造影图像,根据疾患类型及治疗目的来选择合适的栓塞材料,并仔细耐心地注入目标栓塞部位,反复进行造影证实栓塞效果,避免过度栓塞或异位栓塞。

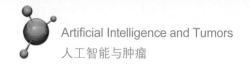

栓塞手术器械:①导丝:导丝是介入治疗的主要器械之一,主要作用是支持和引导导管到目标位置。②导管:导管有各种各样的形状、尺寸、构造和不同用途,分为选择性导管和非选择性导管,其中非选择性导管常用来造影诊断和治疗栓塞,常用导管有 Cobra 导管、Sidewinder 导管、微导管等,这些导管可选择性插入靶器官,进行相应诊断和治疗。③血管鞘:血管鞘为血管造影提供了一个防损伤的血管通路管道,在操作中可保持导丝的位置,以防止穿刺部位出血。

(三)栓塞材料的选择

理想的栓塞材料应该具备以下几个特点:①无毒或低毒,无致畸和致癌性;②无抗原性;③易于通过血管运输;④自身或可与对比剂混合后具有良好的不透 X 线性;⑤易于通过不同规格的导管,不易堵塞导管;⑥能诱发或促进血栓形成;⑦具有较精确的尺寸;⑧可具备携带药物到靶器官的能力。

栓塞材料的分类:①按照性质可分为人工材料、自体材料和放射性微粒栓塞材料;②按照血管闭塞的时间长短,可分为短期、中期和长期栓塞材料;③按照在体内能否被吸收,分为可吸收和不可吸收栓塞材料;④按照物理形态,分为液体和固体栓塞材料;⑤按照血管栓塞材料的物理性状,可分为大型栓塞材料、颗粒状栓塞材料、液体栓塞材料、磁性栓塞材料和放射性栓塞材料。

常用栓塞材料包括以下几种:

1.明胶海绵栓塞剂

明胶海绵栓塞剂的特点为其海绵状结构,干燥时其内较大的空间含有空气,浸水后体内可吸收水分,因此可具有可压缩性。注射使其被压缩,较大的颗粒能通过直径较小的导管,颗粒到达血管后再膨胀,体积复原。在其基础上,其海绵状结构内可使血细胞聚集,并触发局部的凝血反应。明胶海绵颗粒在血管内 7～21 天被吸收,血管可再通,因此被认为是中期栓塞剂,临床上常用于止血和良恶性肿瘤的术前与姑息性栓塞治疗。

2.碘油栓塞剂

碘油栓塞剂特点为:①碘油可长期滞留于肿瘤血管内,较持久地发挥栓塞作用;②碘油可作为化学药物的载体,使化学药物在肿瘤组织内发挥作用;③碘油填充肿瘤后,能显示肿瘤的大小和形态变化;④碘油显示小的肿瘤结节优于普通血管造影,能准确地确定肿瘤分布的范围;⑤不影响其他治疗手段,如手术切除、放疗和重复栓塞的施行;⑥碘油在正常肝组织内 1～2 周即可排空,很少引起严重副作用。

3.载药微球

近年来,所采用的微球包括载药微球或微粒,为肝癌 TACE 的主要发展趋势。其中,药物洗脱微球(drug-eluting beads,DEB)是以惰性材料聚乙烯醇与 2-丙烯酰胺基-2-甲基丙磺酸(AMPS)聚合而成,结构稳定能够吸附抗肿瘤药物,与血管壁的形态相适应,可以持久闭塞血管,通过缓慢释放吸附于微球内的药物,达到延长化疗药物作用时间的目的,从而起到靶向药物的作用。目前,DC 微球和 Hepasphere/Quadrasphere(栓塞微球/载药微球)已用于临床。微球只栓塞肿瘤近端供血的微小肝动脉,造成肿瘤相应部分的坏死,可达到微循环水平栓塞,从而有效阻断侧支循环形成。通过超选择性插管,选择种类、直径合适的微粒联合碘油乳剂来提高疗效和减少并发症,值得进一步研究。

(四)栓塞治疗在肝癌治疗中的优势

介入治疗作为微创诊疗技术,具有定位精确、创伤小、安全性高和疗效确切等特点,且适应抗肿瘤技术发展趋势和兼收内、外科的优点,日臻成熟并完善,在肿瘤综合治疗中发挥着越来越重要的作用。目前,在肝癌的多学科综合治疗模式中,根据《中国原发性肝癌诊疗规范(2011 年版)》[6]以及巴塞罗那临床肝癌分期(BCLC 分期)和治疗策略[7],介入治疗适用范围涵盖了早期、中期和晚期肝癌治疗的各个领域。其中,小肝癌的经皮穿刺肿瘤消融治疗已成为除外科手术之外新的治愈性治疗选择。结节性和巨块型肝癌采用以 TACE 为主的多种介入治疗方法,以及联合外科手术,明显提高了单一治疗效果,也是不能手术切除的肝癌首选的姑息性治疗方法,从而改变了以往单一治疗的格局,形成了以介入治疗为主的新综合治疗模式。近年来,栓塞材料和技术发展迅速,同轴微型导管也应用于临床,实现了以最小有效性的现代化疗原则配伍选用化疗药物。导管超选择进入肝亚段或亚段[8,9],在不损伤正常肝组织的情况下,对肿瘤局部进行介入治疗,更有利于慢性乙肝、肝硬化和肝功能异常的患者,使得肿瘤栓塞更为彻底,最大限度地减少了肝功能损害。此外,介入治疗对肝癌严重并发症的治疗具有独到的特色和优势,更加丰富了肿瘤综合治疗内容。

三、案例

患者男,62 岁,2 个月前无明显诱因出现腹胀,进行性加重,偶有右侧腹痛,无发热,无寒战等其他不适。患者未重视,未行治疗。

目前情况:1 周前,患者右侧肌肋部疼痛加重,为求进一步治疗就诊。患者自发病以来,饮食睡眠尚可,大小便未见异常,体力较前稍减少,体重下降约 7.5 kg。患者自诉"糖尿病",口服二甲双胍;"高血压",口服硝苯地平。吸烟 30 年,10 支/天。

CT、MR 检查:肝内多发占位性病变,考虑肝癌,符合肝硬化、脾大、腹水表现,门脉高压并食管胃底静脉曲张。

实验室检查:谷丙转氨酶 59 U/L,谷草转氨酶 78 U/L。总胆红素 41.1 μmol/L,谷丙酰基转肽酶 546 U/L,碱性磷酸酶 262 U/L,AFP 71.9 ng/mL,白蛋白 31 g/L,乙肝表面抗原定量 1835.61 IU/mL。

入院诊断:原发性肝细胞肝癌(hepatocellular carcinoma,HCC),肝硬化,门静脉高压,2 型糖尿病。

患者为老年男性,因"腹胀 2 月余、腹痛加重 1 周入院",有慢性乙肝病史,结合影像学检查(CT/MRI)、化验室检查,原发性肝癌(结节型)诊断明确。肝硬化(失代偿期),入院后行保肝、抗病毒及利尿处理,对症处理后,无明显介入治疗禁忌,可行介入栓塞手术处理。

手术过程(图 6-6):患者在局麻下行肝动脉化疗栓塞术,术前静脉推注欧贝 8 mg,常规准备术区。2%利多卡因局麻成功后,Seldinger 技术穿刺右股动脉,置 4 F 鞘,4 F 导管插管于腹腔干,碘海醇高压造影,术中诊断为肝癌。微导管超选择插管至肝右动脉及肝

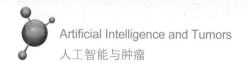
左动脉,经微导管推注雷替曲塞 4 mg、洛铂 50 mg,注入载有柔比星 80 mg 的100~ 300 μm的载药微球,并注入手制明胶海绵颗粒数枚。术中无特殊不适,全程心电监护,血氧、血压监测。术毕,穿刺部位加压包扎,安返病房。

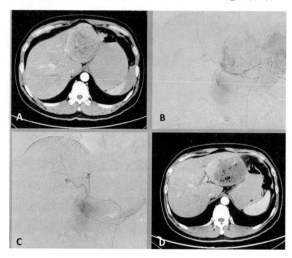

A:TACE 治疗前,增强 CT 示肝左叶一类圆形肝癌病变;
B:TACE 治疗术中造影,肝左叶肝癌团状异常血管网影;
C:TACE 术中栓塞后造影,肝左叶肝癌异常血管网消失;
D:TACE 术后 1 个月,复查增强 CT,肝左叶肝癌组织大部坏死,边缘异常强化,需再次行 TACE 治疗。

图 6-6　肝癌肝动脉化疗栓塞治疗

医工结合点:介入栓塞是中晚期肝癌的首选治疗方法,已在全球得到广泛应用,尤其是近年来,肝动脉化疗栓塞技术有了长足的发展。CT/MRI 的临床应用为 TACE 术前病情分析及制定切实可行的治疗方案提供了有力的保障,同时也为 TACE 术后疗效判断和进一步治疗提供了理论指导。在具体操作上,个体化,足量栓塞剂的应用,可提高 TACE 治疗肝癌的疗效,改善患者的预后。经过长期的临床观察,大家已经认识到,由于肝癌血供丰富、TACE 后新生血管产生、侧支循环建立等因素的制约,单纯的 TACE 不容易达到理想的治疗效果,综合治疗才是 TACE 技术的发展方向。

思考题

肿瘤介入栓塞术中,涉及哪些医用设备及栓塞材料,可能的医工交叉创新点有哪些?

四、案例解析

(一)疾病概述

1.临床表现

原发性肝细胞肝癌 HCC 起病隐匿,早期缺乏典型症状,中晚期方才出现症状,常见的是肝区疼痛、消瘦、乏力、食欲减退等消化道症状以及上腹部包块、发热和黄疸等症状。如发生肺、骨、脑等处转移,可产生相应的症状,常见的体征是肝肿大、肝区血管杂音、腹水、脾肿大等肝硬化体征,常见并发症主要有肝性脑病、上消化道出血、脾功能亢进等。合并肝硬化的门静脉高压症,门静脉癌栓形成、侵犯肝静脉引起下腔静脉,甚至右心房癌栓,形成肿瘤破裂出血等。

2.病因病理

原发性细胞肝癌病因与发病机制尚未明确,目前认为与肝炎病毒感染、食物、饮水污染和基因组不稳定性有关。大体病理可分为结节型、巨块型和弥漫型,其中以结节型最为常见,结节大小不一且直径小于 5 cm;巨块型呈单发的大肿块,直径大于等于 5 cm;弥漫型最少见,全肝弥漫,分布数目众多的小于等于 1 cm 的微小结节。此外,直径不超过 3 cm 的单发结节或两个结节直径之和不超过 3 cm 的结节,又称为"小肝癌"。肝细胞肝癌发病与肝硬化密切相关,经历了再生结节—不典型增生结节—早期肝细胞癌—中晚期肝细胞癌的病理演变过程,常以单中心或多中心形式发生,生长活跃,侵袭性强。肿瘤周围血供丰富,极易形成局部扩散和血行转移;易于侵犯门静脉和肝静脉,导致肝内外血行转移;可引起肝动脉-门静脉瘘或肝静脉瘘而发生血管内癌栓,甚至阻塞门静脉主干而引起门静脉高压的临床表现;侵犯胆道可引起阻塞性黄疸。肝癌血行转移则多见于肺、骨、脑等,淋巴转移至肝门及腹膜后淋巴结最多见,邻近肝表面时可发生自发性破裂出血。

(二)肝癌栓塞的疗效

在中国,肝癌发病率占恶性肿瘤第四位,死亡率仅次于胃癌。由于患者发现时多已达局部晚期或发生远处转移,多具有病毒性肝炎和肝硬化背景,能手术切除者仅为 25%～30%,以及术后复发率高等多种因素,介入治疗逐渐成为非手术疗法中首选的治疗方法。多项国际指南(NCCN)及中国指南均推荐 TACE,可用于ⅡA、ⅡB、ⅢA 和ⅢB 期肝癌患者的治疗。TACE 具有疗效肯定、创伤小和可重复治疗等优点,是目前中晚期肝癌首选的治疗方法。通过采用以 TACE 治疗为主的综合性介入治疗方法,可使不能手术切除的中晚期肝癌患者 1 年、3 年和 5 年生存率分别达到 74.1%、43.5% 和 21.2%。其中,具有丰富血供的巨块型肝癌治疗效果较好,而有严重肝硬化的 HCC 患者治疗效果差。

(三)肝癌栓塞治疗的联合应用

1.联合介入治疗

目前,多提倡 TACE 联合 RFA、MWA 治疗,主要方式为同步法或序贯法,即 TACE 与 MWA、RFA 同步进行,或 TACE 与 RFA、MWA 序贯实施。多位研究者认为其能最大程度地灭活肿瘤,提高肿瘤局部控制率,减少单次 TACE 栓塞剂量和 TACE 治疗总次数,从而保护患者肝功能和进一步提高疗效,可作为肝癌综合治疗的重要组成部分,但远期疗效尚需临床验证。

2.联合全身治疗

当今,分子靶向药物治疗已成为恶性肿瘤治疗的重要组成[10]。索拉非尼——一种多靶点激酶抑制剂,是首个延长晚期肝癌生存期的全身治疗分子靶向药物。近年来,全球分析、研究和培训系统(START)研究表明,TACE 联合索拉非尼治疗中晚期肝癌不仅延长中位 TTP 达 13.8 个月,PFS 达 12.8 个月,也延长了 TACE 治疗间隔,保护了肝功能,这对于提高远期疗效有重要意义。

3.联合抗病毒治疗

循证医学证据表明[11],TACE 可激活慢性肝炎患者乙型肝炎病毒的复制,诱发或加重 HBV 相关性肝损伤,与 TACE 治疗相关性损伤形成叠加效应,导致肝癌患者病死率较高。其中 HBeAg 阳性、HBV-DNA 阳性,为 TACE 术后 HBV 再激活独立的危险因素,并且后者又是肝癌复发的独立影响因子。术前预防性应用抗病毒治疗,可减少 HBV 再激活和提高患者生存期。目前对于有病毒复制的治疗主张足量、全程,同时应严格掌

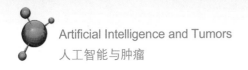
握介入治疗的适应证,采用小剂量化疗的药物和肝亚叶段栓塞治疗。

(四)栓塞治疗的不足及未来发展趋势

肝癌患者中有慢性病毒性肝炎和肝硬化的患者高达 80%～85%,介入治疗前肝的储备功能也有不同程度的损害。虽然临床使用肝功能蔡尔德-皮尤(Child-Pugh)分期进行术前评估,但是肝癌的多支动脉供血、栓塞不完全、术后侧支循环形成和肿瘤新生血管生成等因素,易导致肿瘤残存、复发和转移,需要进行多次介入治疗,亦有加重肝功能损害的可能,从而影响患者远期生存。如何提高疗效同时减少肝功能损害是关键所在。目前研究热点包括:介入栓塞材料的研发,特别是载药微球的制备;介入手术器械的研发。新材料及技术的进步,将进一步提升肿瘤栓塞的疗效。

第三节　肿瘤消融治疗

学习目的

1.消融的分类及各自原理。

2.肿瘤消融未来的发展潜力和趋势。

近 20 年来,消融技术迅速发展,消融治疗被广泛地应用于肝、肺、肾脏等实体肿瘤的治疗中。消融治疗是指在超声、CT 或 MR 引导下,采用经皮穿刺技术,直接对肿瘤组织实施物理或化学消融治疗,分为热消融、冷消融、化学消融及纳米刀消融等。消融术具有微创、安全、可操作性高、重复性好、术后恢复快等优点,无论作为根治性治疗还是姑息性治疗手段,消融治疗在肿瘤的综合治疗中都取得了良好的疗效,尤其是以射频、微波、冷冻消融为代表的消融治疗技术越来越受到临床医生的认可。

一、消融治疗

(一)消融的分类及原理[12]

1.射频消融

射频消融是一种微创性肿瘤原位治疗技术,借助超声、CT 或 MRI 等影像引导,将电极针直接插入肿瘤内,通过射频能量使病灶局部组织产生高温,最终变性、凝固和坏死,从而灭活肿瘤。其原理是利用电极产生高频电流(200～500 kHz),引起其周围组织内离子(Na^+、K^+、Cl^- 等)振荡、摩擦,继而转化为热能。其热能随时间向外周传导,将肿瘤区加热至 60～100 ℃,使细胞内蛋白质变性,脂质双分子层溶解,DNA 和 RNA 被破坏,从而使局部组织细胞蛋白质发生不可逆的热凝固变性、坏死。RFA 电极分为单电极和双电极两种,前者又包括直的杆状电极和伞状电极。RFA 目前临床应用广泛、成熟,被广泛应用于各种实体肿瘤的治疗,在肝脏、肺、骨转移瘤等实体肿瘤的治疗中,有很好的治疗效果。

2.微波消融（microwave ablation，MWA）

微波消融也是通过高温使肿瘤组织发生凝固性坏死，但其原理与射频消融不同。微波是一种高频电磁波（915 MHz 或 2450 MHz），主要依靠组织自身的极性分子（水分子、蛋白质分子等）在微波场的作用下高速旋转摩擦、碰撞来产生热量；另外，组织内的带电粒子在微波场作用下移动，带电粒子不断碰撞将动能转化为热能。相比 RFA，MWA 具有自己的优势，如升温速度快、瘤内温度高、受血流影响小、不受阻抗影响等，因此临床应用愈发广泛。

3.冷冻消融

冷冻消融是利用焦尔-汤姆逊（Joule-Thomson）效应，采用常温高压氩气制冷，针尖部位温度迅速降低，最低可达－185 ℃，高压氦气复温针尖温度可达 50 ℃，即通过冷冻—复温等循环加速肿瘤坏死。低温冷冻的原理是细胞间质内冰晶形成、细胞膜破裂，导致组织液化坏死。冷冻导致微血管收缩、血流减慢、血小板聚集、微血栓形成，造成组织缺血缺氧。冷冻诱发的特异性或非特异性免疫反应，导致细胞释放肿瘤抗原，并介导激发机体抗肿瘤免疫反应。

4.纳米刀消融

纳米刀消融又称"不可逆电穿孔技术"（irreversible electroporation，IRE）[13]，是一种新型的微创治疗技术，有别于依靠温度变化灭活肿瘤细胞的物理消融，而是利用高频电能短脉冲破坏磷脂双分子层的完整性，在细胞膜上形成纳米级空隙，改变细胞膜通透性，引起细胞凋亡。其最大优势是对消融区内主要解剖结构如动脉、静脉、神经、胆管、肠管、输尿管损伤很小，可以有效保护脉管结构，尤其适合无法实施热消融的位于胰腺、肝门部及腹膜后等重要结构的肿瘤消融治疗。

5.化学消融

化学消融是指经皮穿刺肿瘤，并直接注入无水乙醇、乙酸或超液态碘油与化疗药物的混合乳剂，使肿瘤细胞变性并发生凝固性坏死或缺血、缺氧坏死的技术。其具有操作简便、费用低廉等优点，可用于肿瘤物理消融后，肿瘤残存或复发的补充治疗。

（二）消融治疗系统

1.射频消融

射频消融系统均由电发生器、测控单元、电极针、皮肤电极和计算机五部分组成。测控单元通过监控肿瘤组织的阻抗、温度等参数的变化，自动调节射频消融输出功率，使肿瘤组织快速产生大范围的凝固性坏死。临床中我们常用单极电流射频针和双极电流射频针。单极射频系统的缺点主要是，电流流经人体，因人体体温高、出汗、烦躁，需要负极板。双极系统具有不需要负极板、并发症少、术中配合方便以及可多针联用等优势。

2.微波消融

微波消融治疗设备主要组成部分包括微波功率源、微波能传输线、水冷微波消融天线、水（气）冷循环系统和微波热场测温装置等。临床应用中，微波天线应具备的基本条件：①具有足够的机械强度；②能够承受大的微波功率；③适用性好（图6-7）。

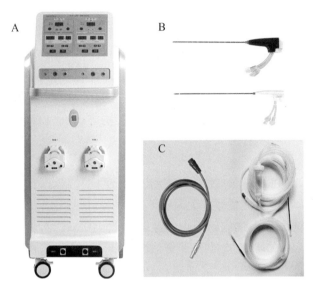

A:微波消融仪(功率源);B:微波消融天线(直径 1.6 mm);
C:微波能传输线及水冷循环系统

图 6-7　微波消融系统

3.冷冻消融

冷冻消融系统由工作系统、控制系统、冷冻探针、测温探针、治疗计划系统等组成。冷冻消融使用"氩气—氦气"的"冷—热"转换系统,即氩气快速降温至 $-180 \sim -140$ ℃,形成冰球,根据病灶大小选择维持时间,一般 $3 \sim 15$ 分钟;氦气快速升温至 30 ℃左右,维持 $1 \sim 2$ 分钟。在冷冻消融过程中,一般采取 $2 \sim 3$ 个循环。

4.纳米刀消融

纳米刀消融治疗设备主要包括显示器、控制台、键盘、探针、面板、脚踏开关等供电装置,以及消融针、固定垫贴等附件,还必须有心电同步仪,能够输出高压低能量的直流电,消融软组织;每次最少需要 2 支消融针进行工作,最多可连接 6 支消融针。针的数量不同,排列要求和消融区域不同,应该分别设计如 2 针、3 针、4 针进行消融。以 3 针和 4 针消融为例,每两针之间的消融区域相互叠加,但是无论使用几个针,所有针必须保持平行,针的间距为 $1.5 \sim 2.0$ cm。配套使用心电同步仪可降低手术风险。

(三)消融适应证、禁忌证

消融适应证较广泛,主要应用于全身各种实体肿瘤,最常用于肺肿瘤、肝肿瘤及转移瘤。

消融禁忌证:肿瘤定位穿刺困难,消融术后可导致严重并发症的患者;明显恶病质者;严重心肺功能不全者;有出血倾向者。

(四)影像引导下经皮穿刺消融术分类

1.超声引导经皮穿刺消融

(1)优点:超声引导经皮穿刺消融可以实时穿刺、实时消融、无辐射,快捷、准确和安全。对颈部(甲状腺)、乳腺、肝、肾等肿瘤消融有较大优势。

(2)缺点:超声引导经皮穿刺消融影像显示欠清、存在扫描死角,消融边界不清,导致消融后易残留。

2.CT 引导经皮穿刺消融

(1)优点:CT 引导经皮穿刺消融精准、客观成像,无视觉死角;穿刺后可多角度观察消融针位置;增强扫描,实现消融术前精准定位,术后评估消融范围;是肺部肿瘤、骨肿瘤消融的最佳引导方式。

(2)缺点:CT 引导经皮穿刺消融非实时穿刺,消融过程无法实时显示;需要反复扫描定位;患者暴露于辐射下。

3.磁共振引导经皮穿刺消融

(1)优点:磁共振引导经皮穿刺消融无电离辐射;优良的软组织分辨力;多角度成像;能测量多个物理参数;可实时穿刺、消融。

(2)缺点:磁共振引导经皮穿刺消融需要无磁设备,价格昂贵;扫描时间长;操作不方便。

二、案例

患者,女,36岁,两年前查体行胸部CT发现双肺多发磨玻璃结节,无咳嗽、胸闷等症状,定期随诊复查。

目前情况:2021年11月7日,患者就诊于当地人民医院,复查胸部CT,结果显示:右肺上叶尖段内见磨玻璃结节影,大小约12 mm×11 mm,内见血管影,边缘见浅分叶;左肺下叶前内基底段见一实性小结节,大小约8 mm×6 mm,内见血管穿行,边缘见分叶,邻近胸膜受牵拉,另左肺下叶见肺结节影。2021年11月11日,患者于当地人民医院行胸腔镜下右肺上叶结节楔形切除与选择性淋巴结清扫术,术后病理示:浸润性非黏液性腺癌。后患者出现肺部感染,给予抗感染治疗后好转出院。现患者为求治疗左肺结节就诊于山东大学齐鲁医院肿瘤微创介入科。患者自发病以来,神志精神可,饮食睡眠可,大小便正常,体重增减不详。

入院诊断:左肺结节、右肺腺癌术后。

患者为年轻女性,双肺多发结节并定期复查。近期,CT提示肺结节高危,有肿瘤可能,建议进一步检查。于1个月前切除右肺结节,病理是肺腺癌,恶性肿瘤。患者心理压力较大,要求处理左肺下叶结节。患者已行右肺切除,若继续行左肺结节切除,切除肺组织较多,影响患者肺功能,降低生活质量。左肺结节较小,可行根治性肺消融术,即CT引导下经皮肺穿刺活检及消融术。

手术过程:患者取仰卧位,贴体表标志线,CT扫描确定病变所在层面及位置,拟定穿刺进针路径。常规消毒、铺无菌洞巾。利多卡因局部浸润麻醉至胸膜,将套管针穿刺至左肺下叶结节,用活检枪取出黑白相间软组织1条,长约0.8 cm。随后,将一根微波消融天线(消融针)在CT引导下逐步穿刺至左肺下叶结节,用电缆线连接消融天线和微波消融仪,接通冷循环通道,消融功率设定为20 W,开启电源,逐步推针消融,消融时间累计约5.0分钟。消融完毕后关闭电源,拔出消融天线。再次消毒穿刺口,用医用黏合剂封堵穿刺口。复查CT未见明显出血及气胸征象。术后注意监测患者生命体征,卧床休息24小时,观察有无咳嗽、咯血、胸闷、呼吸困难等,保持穿刺口清洁干燥,避免感染。图6-8所示为肺肿瘤消融术过程中的影像。

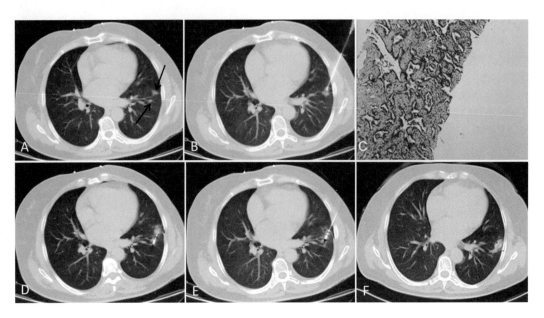

A:右肺上叶腺癌切除术后,左肺下叶结节(2枚);B:CT引导下经皮穿刺左肺下叶结节活检术;
C:左肺下叶结节活检病理示腺癌;D:左肺下叶远端结节微波消融;E:逐步推针,左肺下叶近端结节消融;
F:消融术后3个月,左肺病变CT复查,显示完全消融。

图 6-8　肺肿瘤消融术

医工结合点:以微创介入手术精确定位、精准操作为目标,肺消融术在 CT 扫描图像数据引导下,精确定位,在三维导航引导下,将新型水冷微波消融天线(消融针)准确进针到靶病灶区,对病变进行毁损,推动了介入手术向微创、精准、智能化方向发展。

思考题
上述案例涉及哪些医用设备,可能的医工交叉创新点有哪些?

三、案例解析

(一)疾病概述
1.肺结节定义、分类
肺结节在 CT 上表现为直径小于等于 3 cm 的局灶性、类圆形、密度增高的实性或亚实性肺部阴影,可为孤立性或多发性。根据病灶大小对肺结节进行分类,直径小于 5 mm 者为微小结节,直径 5～10 mm 者为小结节。根据密度分类,肺结节可分为实性肺结节和亚实性肺结节,后者又包含纯磨玻璃结节(pure ground-class nodule,pGGN)和部分实性结节(ixed ground-glass nodule,mGGN)。

2.肺结节筛查
2011 年美国国家肺癌筛查试验(National Lung Screening Trial,NLST)的随机对照

研究结果显示,采用胸部低剂量 CT 对高危人群进行筛查可使肺癌的病死率下降 20％。鉴于上述研究结果,我国推荐肺癌高危人群应每年进行低剂量 CT 筛查,以早期诊断肺癌。我国将肺癌高危人群定为年龄大于等于 40 岁且具有以下任一危险因素者:①吸烟大于等于20 包/年(或 400 年/支),或曾经吸烟大于等于 20 包/年(或 400 年/支),戒烟时间不足15 年;②有环境或高危职业暴露史(如石棉、铍、铀、氡等接触者);③合并慢阻肺、弥漫性肺纤维化或既往有肺结核病史者;④既往罹患恶性肿瘤或有肺癌家族史者。

3.肺结节评估手段及临床恶性概率评估

评估手段包括临床信息、影像学、肿瘤标志物、功能显像、活检等。胸部 CT 扫描可显示肺结节位置、大小、形态、密度、边缘及内部特征等信息。推荐肺结节患者行胸部 CT 检查(结节处行病灶薄层扫描),以便更好地显示肺结节的特征。功能显像,PET/CT 诊断恶性肺结节的敏感度为 72％~94％。活检:①气管镜检查是诊断肺癌最常用的方法,包括气管镜直视下刷检、活检及支气管肺泡灌洗获取细胞学和组织学诊断。②气管内超声引导下肺活检术(EBuS-TBLB)采用外周型超声探头观察外周肺病变,并在支气管超声引导下行 EBuS-TBLB,较传统 TBLB 技术的定位更精确,可进一步提高外周肺结节活检的阳性率。③电磁导航气管镜(electromagnetic navigationbmnchoscopy,ENB)由电磁定位板、定位传感接头、工作通道、计算机软件系统与监视器等部件组成,将物理学、信息学、放射学技术和气管镜技术相融合,使传统气管镜无法检测到的周围肺组织病变的检测成为现实,且可提高对周围型肺部病变的诊断率,安全性高,在肺结节诊断和早期肺癌诊断方面有一定的应用前景。

临床恶性概率评估:现在一般采用梅奥临床研究人员开发的预测模型,模型中肺结节是否为恶性的主要危险因素包括结节大小、吸烟史、结节是否位于上叶、结节是否有毛刺、既往是否胸部肿瘤史。预测模型:恶性概率＝$e^x/(1+e^x)$,其中 e 代表自然对数,$x=-6.8272+(0.0391×年龄)+(0.7917×吸烟史)+(1.3388×恶性肿瘤)+(0.1274×直径)+(1.0407×毛刺征)+(0.7838×位置)$。对于判断恶性肿瘤的准确性,尽管模型预测结果和临床医生判断结果相近,但两者之间的相关性较差,故建议依据目标人群的特点、易用性以及验证的程度来选择模型。

4.肺结节处理原则

一般依据美国弗莱施纳学会(Fleischner Society)指南处理肺结节。

四、肿瘤消融医工交叉展望

肿瘤消融治疗因创伤小、住院时间短、术后恢复快、可重复性强的特点被广泛应用于各种实体瘤的治疗中;无论是作为根治性还是姑息性治疗手段,其疗效越来越受到认可。

微创消融治疗是近年来高速发展的肿瘤治疗新技术之一,国内公司在技术革新和应用上做出了巨大的贡献。2002 年,南京亿高微波系统工程有限公司在全球首创了"冷循环微波刀",解决了针道烫伤、组织粘连等难题。之后,南京亿高陆续推出了 1.4 mm 超细针、可 360°环绕的柔性针、核磁影像下几无伪影核磁针、消融形态趋近纯圆的臻圆针等领先世界的高新技术产品。作为世界微波消融医疗领域的开拓者和领军者之一,南京亿高

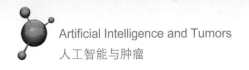
多款产品先后获得欧盟 CE、美国食品药品管理局(FDA)认证,市场已覆盖包括美、德、英、法、西班牙等欧美发达国家在内的全球 80 多个国家和地区。经过 20 年的发展,我国肿瘤微波消融产品的品种和产量都位居世界第一。2020 年,我国微波消融手术量已超过 14 万台,占世界 50% 以上。在发表的 500 多篇 SCI 论文中,由我国研究者撰写的有 200 多篇,占 47.6%。以上均显示我国微波消融技术已走在世界前列,成为该领域国际公认的第一应用大国和技术强国。

(一)消融治疗已经被列入各种实体肿瘤治疗指南

肝癌治疗中,消融治疗已成为继手术切除和 TACE 治疗之后的第三大治疗手段。NCCN 指南中,射频、冷冻、微波消融已被推荐为肝癌局部治疗的手段。在我国《原发性肝癌诊疗规范(2017 版)》中,对于 Ⅰ 期患者,外科手术切除与消融治疗具有相同地位。在肺癌中,NCCN 指南指出消融治疗可以作为拒绝手术或身体状态差、明显心血管风险、肺功能差或合并不能耐受手术的淋巴结阴性患者的治疗选择;也可以用于放疗失败、化疗耐药的患者姑息性治疗。在我国《原发性肺癌诊疗规范(2015 版)》中,对因心肺功能等机体状况,经评估无法耐受手术的 Ⅰ 期和 Ⅱ 期非小细胞肺癌患者,可选择根治性放疗、射频消融治疗和药物治疗等[14]。肺转移瘤也可单独或手术联合应用消融技术完全处理[15]。在肾癌中,NCCN 指南指出消融治疗能作为 T1 期患者选择之一。在甲状腺癌中,消融治疗被列为乳头状及滤泡状甲状腺癌局部复发的治疗选择之一。在软组织肿瘤及骨转移瘤中,NCCN 指南指出局部消融是患者缓解症状(疼痛)的有效手段。

(二)消融治疗目前存在的问题

相比传统外科手术治疗、放射治疗及化学治疗,消融治疗地位较低,仅在原发性肝癌中作为首选治疗方式之一。在其他实体肿瘤治疗中,消融治疗多为备选或者补充治疗手段。目前缺乏高级别循证医学依据证实消融治疗的作用,关于消融治疗的多中心、大样本、随机对照的前瞻性临床研究较少。

消融设备及消融针仍需要改进。无论是射频电极、微波天线、冷冻探针都存在不足:①射频消融等圆率较好,但单针消融范围一般较小,易受组织碳化影响,热沉降效应明显。②微波消融虽然消融范围大,升温快,但是消融范围呈椭圆形,适形较差,而且微波消融设备性能不稳定,导致消融范围大小不稳定。冷冻消融,单针消融范围小,适形差,多针组合创伤大。另外,消融治疗引导方式多样,消融技术多样,实施消融治疗场所不一,无法良好地监控肿瘤消融质量,容易造成各自为政的局面,不利于肿瘤消融治疗的发展。

(三)肿瘤消融的未来

近年来,无论是消融技术还是消融理念,人们都在进行着积极探索。

1.消融技术革新

消融治疗设备的不足仍需改进。目前,射频及冷冻消融治疗设备的发展已经进入了明显瓶颈期,而微波消融设备的研发不断出现新的突破。微波双窗技术、真圆技术的出现明显提高了微波消融的等圆率,使其具有更好的适形性;但尚未解决微波消融稳定性的问题,需要改进微波源、电缆性及消融天线。

消融计划系统的开发与应用目前仍缺乏一个有效的消融计划系统。制订良好的消融治疗计划,有利于提高消融治疗疗效,减低术后并发症的发生。消融治疗计划主要包括术前计划、术中实施及术后验证三部分。

2.消融模式转变

消融治疗不再局限于采用单一手段治疗,而是依据临床具体情况采用两种或者多种消融技术进行组合治疗,多模态消融治疗。例如,微波消融联合冷冻消融的多模态消融治疗是目前研究的重点。冷冻消融过程中,消融区域快速降温,细胞内外形成冰晶,引起细胞内外渗透压改变,从而导致肿瘤细胞坏死。复温过程中,消融区域出现液化性坏死,细胞液外渗,明显增加了消融区域内极性分子的含量。在此基础上,联合微波消融,可以使微波产热增加,两者共同作用,从而大大增加消融范围。消融区域温度骤变,冷热相互作用协同产生足够的热应力及血流灌注产生的剪切力使血管破裂,降低血流热沉效应,同时也使得肿瘤细胞坏死更彻底。此外,冷冻和热消融的联合治疗还可以调节机体免疫力,产生协同抗肿瘤的作用。这种多模态消融治疗,有利于进一步提高消融治疗的疗效。这种多模态消融设备也是未来医工交叉研究的重点。

3.消融治疗与免疫的有机结合

多项研究发现,消融治疗能够增加机体的抗肿瘤免疫,部分接受消融治疗的患者甚至能够观察到远隔效应的发生。目前,研究认为消融治疗增强机体抗肿瘤免疫的主要机制为:①热消融治疗后,局部肿瘤组织坏死可以引起炎症反应和危险信号,如热休克蛋白的释放;②促进坏死肿瘤组织内和肿瘤附近微环境内树突细胞的募集和活化;③激活特异性抗肿瘤免疫,包括 CD4$^+$ T 细胞、CD8$^+$ T 细胞的活化以及抗体的产生,进而促进局部肿瘤细胞的清除,控制远处的肿瘤微小转移灶和建立长期的抗肿瘤免疫记忆。然而,消融自身对免疫系统的调节作用仍较弱,只是起到了诱导激活抗肿瘤免疫响应的作用。单一的消融治疗诱发的抗肿瘤免疫作用有限,不足以为机体提供全面的抗肿瘤保护作用,如何扩充其诱发的肿瘤免疫作用,联合免疫治疗是目前研究的热点。

4.肿瘤消融 MDT 团队的建立

肿瘤消融治疗是一个医工交叉学科,目前的肿瘤消融治疗,参与科室繁杂,治疗手段多样,治疗方案不统一。肿瘤消融多学科诊疗(multi-disciplinary treatment,MDT)团队能够汇集多学科专家,旨在为肿瘤患者制定综合、全面的个体化消融方案,从而有效延长患者生存期,提高患者生活质量。肿瘤消融治疗 MDT 团队的建立,有助于依据肿瘤的特性以及患者机体状态,选择合适的影像引导方式和消融治疗手段,制订最佳的治疗计划,有助于与外科手术、放射治疗、化学治疗及免疫治疗等有机结合,保证治疗方案的实施。同时,肿瘤消融 MDT 团队的建立也有利于前瞻性、多中心、多学科、随机对照临床研究的开展。建立肿瘤消融 MDT 团队是消融治疗未来发展的趋势。

随着消融技术进步,消融治疗理念的革新,消融治疗在各种实体肿瘤的治疗中将有着广阔的临床应用前景。近年来,消融治疗临床应用的高级别循证医学证据逐渐增加,肿瘤消融有望逐步取代外科手术,成为早期实体肿瘤治疗的首选方法之一,同时有望在肿瘤的综合治疗中起到诸多作用。但这个过程仍是一条漫漫长路,需要多学科,特别是

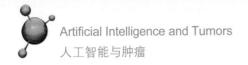
医工交叉学科的科学家共同努力,一起创造消融治疗的未来。

第四节 ^{125}I 放射性粒子植入治疗

学习目的

1. 熟悉放射性粒子治疗的原理和优势。

2. 熟悉 3D 打印技术的原理和应用。

放射性粒子植入治疗属于近距离放射治疗,也叫"组织间近距离内放射治疗",和前面章节所述的肿瘤外照射放疗有所不同,根据植入时间分为短暂植入和永久植入。短暂植入是指根据治疗计划将放射源植入肿瘤,经过一定时间达到处方剂量后,将放射源取出,如 ^{192}Ir、^{60}Co 等;永久植入是指根据计划将放射性粒子植入肿瘤部位,永远保留在体内,不再取出,如 ^{125}I。2001 年,我国药品监督管理局批准 ^{125}I 正式进入临床使用(图 6-9 为模式图,图 6-10 为实物图)。^{125}I 由于半衰期长,发出的纯 γ 射线对肿瘤细胞的杀伤效应强,是目前临床最常用的放射性粒子。

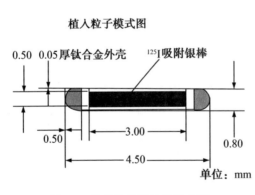

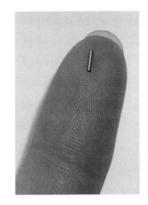

图 6-9　放射性粒子结构模式图　　　　图 6-10　放射性粒子实物图

一、放射性粒子植入术的原理

放射性粒子的生物学效应分为直接作用和间接作用。直接作用是指射线直接作用于靶细胞,使 DNA 的键断裂,导致细胞的不可逆损伤。另外射线还可以作用于组织细胞中的水分子,使水分子电离或激发成为离子和有一不配对电子的原子、分子自由基。自由基使细胞核、细胞膜和机体酶系统的化学键断裂,造成细胞损伤凋亡等,为间接作用。这两种效应联合起来达到了对肿瘤细胞的杀伤作用。

放射性粒子的植入术前需要考虑能否满足处方剂量的要求,放射性活度能否满足治疗计划。放射性活度指放射性核素在单位时间内衰变的原子核数,以 dN/dt 表示,dN 是 dt 时间内原子核发生衰变的数目,单位为贝克(Bq)。1 Bq 意味着每秒内有 1 次核衰变。传统的放射性强度单位为居里(Ci),$1\ Ci = 3.7 \times 10^{10}\ Bq$。一般植入粒子的活度为 $0.4\sim 0.8\ mCi$。

放射性粒子治疗是多学科交叉和延伸的技术,需要影像介入、核医学科、放疗、肿瘤等相关学科共同协作,操作人员需要学习肿瘤学、放射物理学、剂量学相关知识,才能有效开展工作。岗前培训和放射防护知识都非常重要。目前,美国在放射性粒子治疗前列腺癌的临床操作、术中计划、剂量计算和相关并发症处理都具有相当成熟的经验,但对于其他系统的肿瘤,尚处于不同的研究阶段,术式、最佳剂量等还需多学科研究和探索。单纯的放射性粒子治疗还需要和外科、外放疗、化疗等多种治疗模式相结合,科学合理地为肿瘤的综合治疗贡献自己的力量。

二、放射性粒子植入术

粒子治疗需要四大基本条件:①放射性粒子;②三维治疗计划系统与质量验证系统;③粒子植入辅助设备,即植入针(图 6-11)、植入器(图 6-12)、固定穿刺架、粒子植入导航系统、模板等;④影像引导系统,如超声和 CT 等。

放射性粒子治疗计划系统(treatment plan system,TPS)是为临床提供准确穿刺途径、安全照射剂量及计划验证等功能的计算机软件系统(图 6-13)。术前它可以与 CT、MRI 等影像设备连接,获取肿瘤的断层图像并进行三维重建,根据肿瘤体积确定放射性粒子的剂量;术中 TPS 可以提供准确的穿刺路径确保手术安全;术后通过复查的影像资料再次与 TPS 系统进行图像链接、重建,对比、评价粒子的植入是否符合术前 TPS 系统的要求。

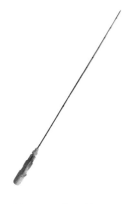
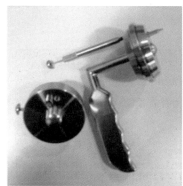
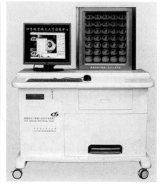

图 6-11　植入针　　　　　图 6-12　植入装载器　　　　　图 6-13　放射性粒子 TPS

放射性粒子 TPS 用于指导临床治疗,确保了粒子治疗的精度和质量。TPS 系统具有以下功能(图 6-14):①图像处理功能,可与超声或 CT 设备连接并传输信号,进行图像三维重建;②计算肿瘤最小周边剂量或匹配周围剂量;③提供粒子个数与活度;④提供粒子在肿瘤内空间分布情况;⑤提供粒子针数量和植入路径;⑥提供剂量-体积直方图;⑦进行质量验证。

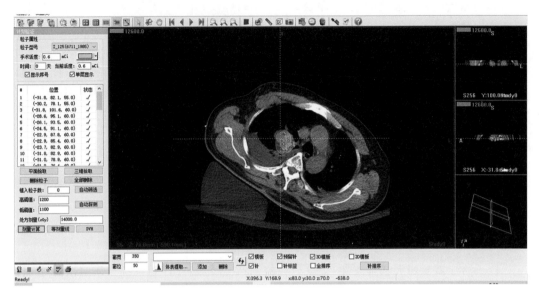

图 6-14　TPS 模拟图

患者的一般条件应包括：①经多学科团队讨论，符合粒子植入治疗的适应证，同时预计生存期超过 6 个月；②有明确的病理学检查结果和术前常规检查结果；③有可靠的影像学资料，以确定肿瘤靶区的立体治疗位置；④患者及其家属同意签定放射治疗知情同意书；⑤提前请放疗科、核医学科会诊，准备放射源及植入设备；⑥保证粒子治疗后能配合随访，并在治疗后 1～2 个月，避免与孕妇和儿童接触，或保持 1 m 以上距离。

三、案例

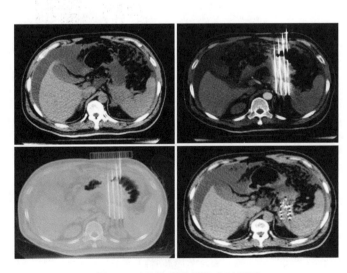

图 6-15　胰腺癌粒子植入过程图

患者男，65 岁，自述上腹部胀痛较前明显加重，纳差明显，全身乏力。

病例资料：患者入院就诊后，完善腹部增强 CT，显示胰尾部低密度病变，边界不清，大小约 3.0 cm×4.7 cm，病变侵犯脾脏血管，影像诊断考虑胰尾部胰腺癌。辅助检查：肝功：ALT 210 U/L，AST 123 U/L，胆红素 65.5 μmol/L；白细胞 9.4×10^9/L。

入院诊断：胰腺癌（尾部）

导管腺癌,Ⅲ期(T3N0M0)ECOG 2 分,VAS 7 分。

术中图像:胰腺癌患者粒子植入过程。

医工结合点:本例胰腺癌患者的粒子植入治疗,采用了平面模板的辅助,增加了粒子植入的准确性,保证了粒子剂量的合理性。在临床实践中,由于胰腺解剖位置深,受呼吸浮动影响大,且往往需要多根粒子植入针同时穿刺,因此徒手穿刺将耗费过多的时间并带来一定的不准确性。穿刺模板的应用可以辅助介入医师的穿刺,缩短手术时间,增加穿刺的准确性。目前临床应用较多的有 2D 和 3D 模板,其中 3D 打印模板越来越受到欢迎。

四、案例解析

(一)疾病概述

1.临床表现

胰腺癌临床表现取决于癌的部位、病程早晚、有无转移以及邻近器官累及的情况。其临床特点是整个病程短、病情发展快和迅速恶化。最多见的临床表现是上腹部饱胀不适、疼痛。虽然有自觉痛,但并不是所有患者都有压痛,如果有压痛则和自觉痛的部位是一致的。

2.病因病理

胰腺癌的病因尚不十分清楚。其发生与吸烟、饮酒、高脂肪和高蛋白饮食、过量饮用咖啡、环境污染及遗传因素有关;近年来的调查报告发现,糖尿病人群中胰腺癌的发病率明显高于普通人群;也有人注意到慢性胰腺炎与胰腺癌的发病存在一定关系,慢性胰腺炎患者发生胰腺癌的比例明显增高;另外还有许多因素与此病的发生有一定关系,如职业、环境、地理等。

(二)胰腺癌的^{125}I粒子植入治疗

胰腺癌是消化系统常见的恶性肿瘤,为恶性程度极高的肿瘤,早期容易转移。胰腺癌早期症状及体征隐匿,不容易早期发现。一旦确诊,仅有 10%～15% 的患者能够进行手术,能行根治性手术的仅有 5%～7.5%。因此,胰腺癌的治疗仍然是一个棘手的问题。随着放射性粒子的不断发展和完善,^{125}I粒子植入治疗逐渐成为晚期胰腺癌的一个新的有效的治疗手段。此种治疗尤其适用于不愿进行根治性手术切除者、预防肿瘤局部扩散或区域性扩散、孤立性转移灶失去手术价值者、因年龄及身体状况等无法进行手术的原发病例、外照射效果不佳或失败的病例。

1925 年,英格兰 Handley 医生首次在术中用镭针插植治疗 7 例胰腺癌患者,1 例生存期达两年。1938～1975 年,Peck、Barone 和 Hilaris 相继报道了粒子治疗胰腺癌的结果,认为粒子植入对不可切除的胰腺癌具有很好的姑息治疗作用,可延长患者的生存期。

1.适应证

^{125}I粒子植入治疗的适应证包括:①经病理证实的不可手术切除的胰腺癌;②肿瘤直径小于 7 cm;③CT 或 MR 能清晰显示肿瘤的边界;④局部晚期,没有远处转移,如肝脏;

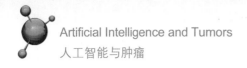

⑤预计生存期大于 3 个月。

2.禁忌证

^{125}I 粒子植入治疗的禁忌证包括:①一般情况差,无法耐受介入手术;②有远处转移且转移灶影响或危及生命;③凝血功能障碍或其他脏器功能障碍。

3.粒子治疗剂量

^{125}I 的粒子治疗剂量为 110～145 Gy,每颗粒子活度以 0.5～0.6 mCi 为宜。

4.介入手术步骤

(1)术前准备:明确病变的位置、形态、大小及与胃肠道的毗邻关系。根据影像资料,利用 TPS 系统,确定粒子的数量、剂量和分布。术前 3 天服用抗生素、流质饮食 2 天、术前 1 天禁食并加用抑制胰腺分泌的药物。

(2)器械准备:准备粒子植入器等。

(3)介入技术:患者取仰卧位,CT 扫描确定病灶位置,与周围肠道、大血管的关系,选择安全穿刺途径,在 CT 或超声引导下插入粒子针,间距 1～1.5 cm,边界超出肿瘤靶体积 1～1.5 cm。远离大血管 1.0 cm。利用粒子植入器植入粒子。

(4)质量验证:术后 1 个月、2 个月、3 个月、6 个月、1 年行 CT 扫描,疗效以肿瘤直径缩小、无变化、增大为标准分析。同时随访疼痛及症状缓解情况。

5.疗效

90％患者术后 1 个月疼痛明显缓解,85％患者疼痛缓解期达 5 个月;1 年、2 年生存率分布为 50％、18％。

6.并发症及处理

(1)胰瘘:胰腺癌粒子植入治疗最常见并发症,常合并感染。胰腺分泌的胰液外漏到周围组织,会侵蚀正常的组织,诱发出血、感染等。胰瘘应采取保守治疗,补液抗感染,使用抑制胰腺分泌的药物。

(2)放射性肠炎、胃肠出血。

(3)术后感染、腹腔积脓。

(4)粒子移位,如移至腹腔、消化道或肺部。术后 2 天可行 X 线检查,排除有无粒子移位。

(三)胰腺癌的^{125}I 粒子植入治疗现状

目前,粒子治疗胰腺癌没有确实可行的术中实时治疗计划系统。胰腺癌由于常合并胰腺炎等,术前影像学靶区与术中所见误差很大,如何在术中采集图像,实时计划是实现胰腺癌粒子植入治疗的最大难题。此外,胰腺癌粒子植入治疗中,没有成熟的术中引导及模板系统、定位系统。

五、粒子植入医工交叉展望

3D 打印技术是一种新型的制造和加工工艺[16],出现于 20 世纪 80 年代末至 90 年代初(也称为"快速成型技术")。它是一种以数字模型模板文件为基础,运用粉末状金属或塑料等可黏合材料,通过逐层打印的方式来构造物体的技术。之所以叫"打印机",是因为它与普通打印机工作原理基本相同,借鉴了打印机的喷墨技术,只不过普通的打印机是在纸上喷一层墨粉,形成二维文字或图像,而 3D 打印喷出的不是墨粉,而是融化的树脂、金属或陶瓷等"打印材料"。打印机内部装有液体或者粉末,与电脑连接后,通过电脑控制把"打印材料"一层层叠加起来,则能打出三维的立体实物。因此,3D 打印在输出某一层面时的过程与传统打印机是相似的。就像盖房子,是通过一块一块砖累积而成,而3D 打印的物品是通过原材料一粒一粒累积而成。3D 打印技术在军事领域、航空航天领域等诸多领域都有广泛应用,在医疗领域也发挥了同样重要的作用。

^{125}I 放射性粒子植入的治疗效果取决于剂量分布,剂量分布决定于粒子的空间分布,而空间分布在很大程度上取决于植入针分布情况。术前治疗计划能够通过预先设计粒子的空间位置满足靶区剂量分布要求。由于临床实践中大多是根据影像引导下徒手穿刺植入粒子,偏差较大,很多情况下粒子分布无法完全实现术前计划,导致剂量分布偏差。如何通过有效手段准确实现术前计划设计,是粒子植入治疗成功的关键。

传统粒子植入多采用徒手穿刺,但徒手穿刺单靠操作者个人经验和图像引导难以实现对插植针的精确控制,术中需多次在 CT 或超声动态监视下调整进针角度、深度,效率低。3D 个体化打印模板可以提高粒子植入的精准度。以 CT 引导下粒子植入为例,具体步骤如下:

（一）计划设计

以 DICOM 格式储存的 CT 图像,导入 TPS 系统,在 CT 的二维和三维图像上进行预计划设计。预计划内容主要包括勾画靶区及危及器官、设定处方剂量和粒子活度、模拟进针路径、计算粒子数目和模拟粒子空间位置分布,并生成模板。计划设计完成后,将插植针道位置、方向、间距信息及相关体表标记信息等数据导出。

（二）3D 打印个体化模板设计和制作

将 TPS 系统导出的含插植针信息及相关体表标记信息的数据导入 3D 打印机,打印个体化模板,3D 个体化模板含有患者体表定位激光线（或定位点）信息、预计划的模拟针道信息、备用针道信息、人体表面固有体表标志信息及医院患者住院信息等。

（三）手术过程

将 3D 打印个体化模板贴合于患者体表治疗区皮肤,借助 CT 模拟定位时留取的体表标记或激光线标记进行准确对位,以保证插植针准确定位。穿刺针通过模板上带有定位和定向信息的针道经皮穿刺到达预定深度,行 CT 扫描验证插植针的位置及深度,按术前计划植入^{125}I 粒子。

3D 打印模板在^{125}I 粒子植入治疗的应用中仍存在一定局限性:①3D 打印个体化模板对患者术中复位（包括患者体位的复位及模板与靶区的复位）要求较高,其中体位的复位通过真空负压固定垫及激光标记线已得到一定程度的解决,但模板与靶区的复位仍存在一定的不足。所有器官均存在一定的相对位移,3D 打印个体化模板基于体表靶区投影区打印制成,模板与体表的对合及靶区与体表的相对位移均是影响个体化模板引导能否成功实施的重要因素。对于活动度较大的病灶,该项技术是否适合或是否存在解决器官相对位移的方法有待进一步讨论。②肿瘤自身体积的变化影响计划的实施,3D 打印个体化模板从预计划设计至粒子植入治疗的实施需要一定时间,随着技术的成熟,时间已一定程度缩短,但仍存在如肿瘤生长体积增大或因联合其他抗肿瘤治疗肿瘤体积缩小至计划不能实施的可能;另外,如肺部病灶,术中发生气胸,靶区位置及体积均会发生变化,术中靶区的改变亦是影响计划实施的重要因素。③预计划设计中粒子间距与手术实施过程中真实粒子间距存在一定差异,术中优化的方式及时间需要更多的经验总结。④术中由于靶区运动或靶区改变等因素至计划不能实施时,补救措施需进一步完善,不同手术部位备用针道的设计需进一步总结经验。⑤模板是否合适,取决于设计者对靶区、危及器官的理解,对进针路径的把握,甚至对患者病情的综合评估,需临床医师、物理师及技师共同完成。

参考文献

[1]申宝忠,杨间勇.介入放射学[M].北京:人民卫生出版社,2018.

[2]张肖,肖越勇.导航机器人系统在肿瘤微创治疗中的临床应用进展[J].中国介入影像与治疗学,2016,13(2):111-113.

[3]HAN K,KIM J H. Transarterial chemoembolization in hepatocellular carcinoma treatment:Barcelona clinic liver cancer staging system[J]. World J Gastroenterol,2015,21(36):10327-10335.

[4]中华医学会放射学分会介入学组协作组.原发性肝细胞癌经导管肝动脉化疗栓塞治疗技术操作规范专家共识[J].中华放射学杂志,2011,45(10):908-912.

[5]YOUNG C,SUBRAMONIAN A,ARGÁEZ C. Yttrium-90 Microspheres for intermediate or advanced-stage hepatocellular carcinoma [J]. Canadian Journal of Health Techonologies,2021,1(13):1-75.

[6]中华人民共和国国家卫生健康委员会.原发性肝癌诊疗规范(2019年版)[J].临床肝胆病杂志,2020,36(2):277-292.

[7] REIG M, FORNER A, RIMOLA J, et al. BCLC strategy for prognosis prediction and treatment recommendation:The 2022 update[J]. J Hepatol, 2022, 76(3):681-693.

[8]MIYAYAMA S,YAMASHIRO M,IKEDA R,et al. Efficacy of superselective conventional transarterial chemoembolization using guidance software for hepatocellular carcinoma within three lesions smaller than 3 cm[J]. Cancers (Basel),2021,13(24):6370.

[9] MIYAYAMA S, MATSUI O. Superselective conventional transarterial chemoembolization for hepatocellular carcinoma:Rationale,technique,and outcome[J]. J Vasc Interv Radiol,2016,27(9):1269-1278.

[10]YOON S M,RYOO B Y,LEE S J,et al. Efficacy and safety of transarterial chemoembolization plus external beam radiotherapy vs sorafenib in hepatocellular carcinoma with

macroscopic vascular invasion：A randomized clinical trial[J]. JAMA Oncol，2018，4（5）：661-669.

［11］SACCO R，BARGELLINI I，BERTINI M，et al. Conventional versus doxorubicin-eluting bead transarterial chemoembolization for hepatocellular carcinoma [J]. J Vasc Interv Radiol，2011，22（11）：1545-1552.

［12］滕皋军，吴沛宏. CT 介入治疗学［M］.3 版.北京：人民卫生出版社，2020.

［13］FAROJA M，AHMED M，APPELBAUM L，et al. Irreversible electroporation ablation：is all the damage nonthermal？ [J]. Radiology，2013，266（2）：462-470.

［14］中华医学会呼吸病学分会肺癌学组，中国肺癌防治联盟专家组.肺结节诊治中国专家共识（2018 年版）[J].中华结核和呼吸杂志，2018，41（10）.

［15］YE X，FAN W，WANG H，et al. Expert consensus workshop report：Guidelines for thermal ablation of primary and metastatic lung tumors (2018 edition)[J]. J Cancer Res Ther，2018，14（4）：730-744.

［16］张颖，林琦，袁苑，等. 3D 打印个体化模板联合 CT 引导^{125}I 粒子植入治疗恶性肿瘤质量评价[J]. 山东大学学报（医学版），2016，54（11）：44-50.

（贾海鹏　刘波）

第一节 鼻咽癌

学习目的

1.了解鼻咽癌的定义、流行病学、病因及发病机制。

2.熟悉鼻咽癌的临床表现和诊断方法。

3.熟悉鼻咽癌相关医工结合的现状及进展。

案例

袁某,男,42岁,因发现颈部包块半年,确诊鼻咽癌两周就诊。

进行的相关辅助检查包括:①彩超(2021年9月6日):右侧颈部低回声(考虑异常肿大淋巴结);②患者所在地人民医院MRI(2021年9月10日):鼻咽部右侧壁增厚,两侧颈部间隙多发肿大淋巴结,考虑转移瘤;③鼻咽部及淋巴结活检术病理(2021年9月6日):(鼻咽部)部分免疫组化结果诊断:非角化型鳞状细胞癌,(淋巴结穿刺组织)结合免疫组化,转移性鳞状细胞癌,免疫组化:TTF-1(一),Napsin A(一),CK5/6(一),CK(十),CD68(部分十),LCA(一)。④强化CT(2021年9月24日):右侧鼻咽增厚,右颈部及锁骨上窝多发肿大淋巴结影,大者长径约1.7 cm,部分融合(图7-1)。⑤免疫组化显示EGFR阴性。⑥基因检测PD-L1低表达(图7-2)。

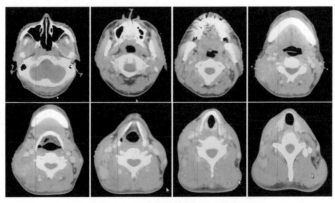

图7-1 该患者强化CT影像

检测结果

1 PD-L1检测图谱

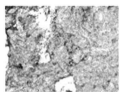
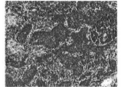

PD-L1 200×　　　　　HE 200×

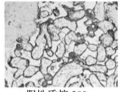
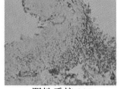

阳性质控 200×　　　　阴性质控 200×

2 检测结果与判读

检测项目	检测结果	结果判定
PD-L1	TP5 5%	低表达
肿瘤细胞含量	35%	

*备注:
1)本检测为参考世界前沿的科研性质报告,仅供医生参考。
2)本检测使用PD-L1抗体克隆号为E1L3N。
3)判读标准: （第4页）

图 7-2　病例中所示患者免疫组化显示
EGFR 阴性,基因检测 PD-L1 低表达

治疗:制订患者放疗计划(图 7-3)。

放疗疗效评估:该患者放疗结束后 1 月影像学可见颈部淋巴结明显缩小(图 7-4)。

诊断:①鼻咽鳞状细胞癌(非角化型);②右侧颈部及右侧锁骨上窝淋巴结转移。

AJCC 第八版分期:T1N3M0 ⅣA 期。

治疗计划:诱导化疗,使用吉西他滨＋顺铂 2 周期,后同步顺铂放化疗。

放疗计划:PGTV＝69.96 Gy/33 f,PTV1＝60.06 Gy/33 f,PTV2＝52.80 Gy/33 f。

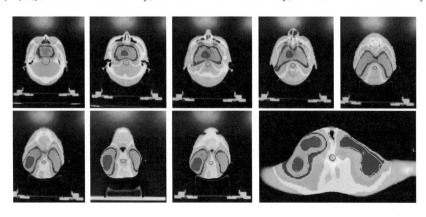

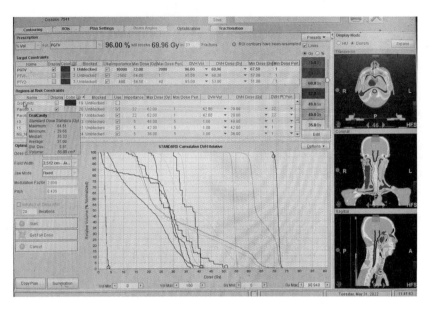

图 7-3　该患者治疗计划剂量分布及 DVH 图

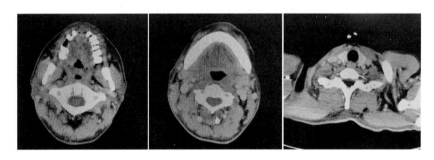

图 7-4　放疗结束后 1 个月评估：右颈部小淋巴结影

思考题

除了上述案例中螺旋断层放射治疗系统（TOMO）的使用，还有哪些医工结合的进展给鼻咽癌患者带来了益处？

案例解析

一、鼻咽癌概述[1]

（一）定义

鼻咽癌是一种原发于鼻咽腔顶部及侧壁黏膜上皮的恶性肿瘤，在我国发病率较高，尤以两广、福建为著，是耳鼻喉科最常见的恶性肿瘤。

（二）发病率

鼻咽癌发病率存在明显的地区差异，东南亚各国发病率较高，欧美大陆及大洋洲发病率较低,其中我国鼻咽癌发病率最高。在我国,鼻咽癌发病呈南高北低趋势,以华南、西南各省高发,而华北、西北地区较少。20 世纪以后的研究发现,鼻咽癌在中国南方和国外中国南方移民及后裔中发病率极高,尤其是广东省鼻咽癌发病率较欧美等其他地区高 25～30 倍,其发病率与我国低发地区相比也相差数十倍[2,3]。此外,鼻咽癌发病还存在家族聚集性,男性发病率高于女性,为 2.4～2.8:1,40～59 岁的成年人较易发病。

(三)病因

鼻咽癌的病因尚不确定,但可以确定的是其发病与 EB 病毒感染、遗传易感性和环境等因素有关。目前大家较为认可的致病因素主要有 EB 病毒感染、化学致癌因素、环境因素、遗传因素等。鼻咽癌高发原因与或 EB 病毒的流行密切相关,同时,鼻咽癌高发区的饮用水中,含有大量的镍、镉等微量元素,在鼻咽癌患者的头发中,镍的含量较健康人群要高[4],而动物实验表明,镍能促进亚硝酸盐诱发鼻咽癌。南方人喜欢吃腌制品,有数据表明,摄入咸鱼的量与低分化鼻咽癌的发病率直接相关。遗传因素在鼻咽癌发生和发展中发挥至关重要的作用,相关研究表明家族聚集性越强,其遗传易感性也越强,患癌风险越高[5]。WHO 的报告显示,在世界三大人种中,鼻咽癌的发病率以黄种人最高,黑种人次之,白种人的鼻咽癌病例十分罕见。目前全世界的鼻咽癌患者几乎全部是来自中国、印尼、新加坡、马来西亚、泰国、越南和菲律宾的黄种人,而我国鼻咽癌患者的人数占全世界鼻咽癌患者总数的 80%。在黄种人的头颈部恶性肿瘤中,鼻咽癌的发病率排名第一,而我国南方高发区的居民就算迁居北方地区或移民海外,其鼻咽癌的发病率仍然比当地居民要高,而且其后裔仍保持有很高的发病倾向。所以鼻咽癌与基因变异和人种有着密不可分的关系。近期的几项研究确定了一些促进鼻咽癌发生发展的基因组变化:NF-KB 负调节剂的多功能丧失突变,复发性遗传损伤(包括 CDKN2A/CDKN2B 丧失),CCND1 扩增,TP53 突变,PI3K/MAPK 信号通路突变,染色质修饰和 DNA 修复等[6]。

EB 病毒又称"人类疱疹病毒",它是 1964 年 M.A. Epstein 等从非洲儿童淋巴瘤的瘤细胞株中发现的,后来以其发现者爱泼斯坦和 Y.M.Barr 两人的名字命名,简称"EB 病毒"[7]。1966 年,美国研究者 L.J. Old 等应用免疫扩散试验,首次发现 EB 病毒与鼻咽癌存在着血清学关系。由于 EB 病毒具有多样性,在不同地区引起不同疾病而引起人们的关注,在中国南方鼻咽癌高发区,与 EB 病毒的流行密切相关,在非洲则与伯基特淋巴瘤的发生密切相关。在随后的研究中,人们对 EB 病毒与相关肿瘤的认识逐步深入,尤其在过去 10～15 年,EB 病毒被 IARC 定为 I 类致癌原。其他的研究也明确认为 EB 病毒是鼻咽癌致病因素之一。在鼻咽癌细胞中不仅发现了 EB 病毒基因,还发现了多种 EB 病毒特异性抗原、抗体。鼻咽癌的发生是多因素和多阶段的过程,随着现代分子生物学和细胞生物学的发展,研究发现 EB 病毒感染细胞后的潜伏期主要表达潜伏膜蛋白(latent membrane protein,LMP)和 EB 病毒相关核抗原(EB virus associated nuclear antigen,EBNA)。分裂复制期主要表达早期膜抗原(early membrane antigen,ENA)、早期细胞内抗原(early intracellular antigen,EA)、病毒壳抗原(viral capsid antigen,VCA)[8]。

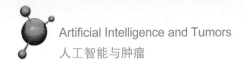

(四)临床表现

1.典型症状

(1)颅脑症状:鼻咽癌侵犯颅底或颅内时会引起相邻组织结构受损,常表现为头痛(持续性偏头痛较常见)或脑神经损伤而导致的症候群或综合征(如眶上裂症候群、海绵窦综合征、颈静脉孔症候群、舌下神经孔症状等)。此外,肿瘤侵犯三叉神经引起的面部麻木较为多见。

(2)眼部症状:眼部症状表现为复视及其他相关症状,这与肿瘤压迫及侵犯颅神经或者侵入眼眶形成球后、球内占位有关。

(3)耳部症状:肿瘤压迫或阻塞咽鼓管会引起单纯一侧耳鸣、听力下降、耳沉闷感、堵塞感等表现,此为鼻咽癌较早期的临床表现之一。

(4)鼻部症状:鼻部症状表现为血涕及鼻塞,其中回吸性血涕是鼻咽癌较早的典型表现之一,多见于清晨,少数可出现鼻咽大出血;此外,某些患者还会出现进行性加重的单侧或双侧鼻塞,严重时会出现张口呼吸。

(5)远处转移:少数患者会因鼻咽癌远处转移症状就诊,常常会转移至肝、肺、脑、骨等部位,引起咳嗽、腹痛等不适。

2.体征

(1)鼻咽肿物:鼻咽镜检查时可见到鼻咽腔结构不对称或明显的隆起型肿物。

(2)颈部肿块:鼻咽癌颈淋巴结转移率高达 60%～80%,初诊时近一半的鼻咽癌患者是因无痛性的颈部肿块就诊。随着病情进展,颈部淋巴结会增大、质硬且活动度差,并渐渐双侧受累,肿大的淋巴结还可侵犯、压迫颈部血管、神经从而引起不同的症状。

二、鼻咽癌的检查、诊疗、治疗与康复

(一)检查方法

1.鼻咽活检

诊断鼻咽癌最简单易行也是最常用的手段之一是电子或纤维鼻咽镜检查,此法不仅可以直接发现鼻咽部肿物及其出血坏死等异常病变,还可以观察有无周围结构的侵犯。

2.实验室检查

EB 病毒检测血浆 EBV-DNA 拷贝数是鼻咽癌早期筛查、预后判断、疗效评价及随访复查的重要辅助手段[9],还需常规检测血常规、肝肾功、电解质、尿常规、大便常规等。

3.影像学检查

(1)MRI 检查:因 MRI 可以更好地判断原发肿瘤的位置及颅内结构和咽后间隙受侵情况,现指南已将其作为鼻咽癌分期的首选影像学方法。不能行 MRI 检查者可进行原发肿瘤 CT 检查。

(2)CT、超声检查、全身骨显像等:主要用于检测肺、肝、颈部淋巴结、骨等部位有无转移。

(3)PET/CT:诊断早期鼻咽癌病变及具有较高转移风险患者的良好辅助检查方法。

（二）诊断

1.临床诊断

满足下述两条即可明确临床诊断：①前文所述症状及体征；②鼻咽镜观察到肿物或
EB病毒阳性且有颈转移淋巴结者或影像学检查发现鼻咽腔肿块，鼻咽结构异常或PET/
CT表现为氟脱氧葡萄糖（FDG）高摄取。

2.病理诊断

鼻咽癌起源于鼻咽黏膜上皮，肉眼形态可分为四种类型，即结节型、菜花型、溃疡型
和黏膜下浸润型，其中以结节型最为常见。鼻咽癌的组织学分型有角化型鳞状细胞癌、
非角化型鳞状细胞癌和基底细胞样鳞状细胞癌。角化型鳞状细胞癌又分高分化、中分
化、低分化；非角化型鳞状细胞癌又分为分化型和未分化型，日常未分化型占绝大多数，
而且未分化型鼻咽癌和EB病毒感染高度相关，通常在标本中可检测到EB病毒。其他
类型鼻咽癌包括腺癌、腺样囊性癌、黏液表皮样癌及恶性多形性腺瘤。

（三）治疗

1.治疗原则

（1）早期鼻咽癌患者：对于Ⅰ期鼻咽癌患者，通常采用单纯根治性放疗。对于Ⅱ期鼻
咽癌，在根治性放疗的基础上是否加用同期化疗存在较大争议，不适宜化疗的患者，可以
采用单纯放疗。

（2）局部晚期鼻咽癌患者：对于局部晚期鼻咽癌患者，推荐在放疗的基础上联合系统
性治疗。其中，同步放化疗是其主要的治疗模式。此外，对于无法耐受或不愿意接受化
疗的患者，亦可选择放疗联合靶向治疗（如重组人血管内皮抑制素等）及免疫治疗。

（3）鼻咽癌复发患者：对于鼻咽癌复发患者，多学科综合治疗（MDT）不失为一种好方
法，应综合考虑患者各方面因素，合理运用放疗、手术、化疗等各种手段，制订个体化综合
治疗策略，保证患者的生存质量。

（4）转移性鼻咽癌患者：对于初诊转移的患者，应全身治疗与局部治疗并重；对于治
疗后转移的患者，应合理采用分层治疗、系统治疗结合局部治疗。

2.治疗方法

（1）放疗：放疗是目前治疗鼻咽癌的首选手段及方法。鼻咽癌大多数为低分化鳞癌，
对放射线较敏感，放射线可直接破坏鼻咽癌细胞的DNA，控制肿瘤细胞增殖和转移，有
效延长患者的生存期。

鼻咽癌的常规放疗始于20世纪80年代，与传统等距离照射技术相比，虽然准确度
较前提高，但对鼻咽癌靶区的适形度不高，正常组织仍会受到辐照，患者获益较少。随着
计算机技术、CT影像技术及立体定向技术的发展，目前放疗的常见模式有3DCRT、
IMRT、容积强调放射治疗（VMRT）、TOMO以及进行得如火如荼的质子及重离子治疗。
其中，立体定向聚焦式放疗采用大剂量单次或多次照射的方式，单次照射的剂量较高，在
鼻咽癌中的适用性不高[10]。

3DCRT结合计算机和CT图像等影像技术，重建肿瘤的三维结构，在提高靶区治疗
剂量的同时，尽可能减少对正常组织的损伤。目前，3DCRT主要应用于鼻咽癌放疗后残

余病灶的后程补量照射和复发病灶的补救照射治疗。

IMRT 是一种 20 世纪末新兴的精准放疗技术。它在 3DCRT 基础上,可以调节射线的形状和强度,不仅使高剂量曲线的形态与靶区形态形成真正意义上的三维适形,还可根据靶区组织的不同,予以不同的照射剂量,从而实现肿瘤组织的治疗增量和降低正常组织的照射剂量两大需求,极大提高了放疗的精准度。

与 IMRT 相比,VMAT 的靶区剂量适形度更高,优化后的剂量分布更准确。它在 IGRT 技术的基础上,在治疗前、治疗过程中对肿瘤及周围组织进行实时 CT 扫描监控,准确调整射线的照射范围,真正实现了肿瘤的精准治疗。此外,它还能够根据肿瘤的厚度予以不同的照射强度,优化强度分布情况。

TOMO 可以更高程度地实现肿瘤精准治疗定位,在治疗过程中采用 CT 断层扫描,根据肿瘤形态大小,调整各个放射野的剂量,从而在三维方向上使高剂量区与肿瘤形状完美契合,给患者带来更好预后的同时,能够最大限度保护周围正常器官,从而减轻放疗副反应(图 7-5)。

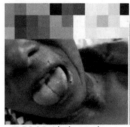

TOMO 治疗 17 次　　　　TOMO 治疗 33 次

质子治疗、重离子疗法和硼中子俘获疗法。质子疗法在治疗包括鼻咽癌在内的头颈癌方面比 IMRT 更具有剂量优势。质子治疗可以显著降低几种危及器官(包括双侧耳蜗、食道、喉、下颌骨、口腔和舌)的平均剂量,减少这些部位的不良反应。碳离子放射治疗作为某些复发患者的再放射治疗,急性毒性反应更加少见,对比光子,重离子对肿瘤细胞更具杀伤力,且能量分布更加集中。

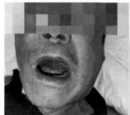

普通调强治疗 15 次　　　普通调强治疗 28 次

图 7-5　TOMO 螺旋断层调强治疗和普通强调放疗患者的口腔黏膜反应对照

(2)化疗:化疗是鼻咽癌的重要治疗方式,应综合考虑患者的分期、年龄、行为状态评分、并发症以及药物的可及性等因素,实现个体化治疗。化疗药物首选顺铂,奈达铂、洛铂、卡铂和奥沙利铂等也是可供选择的药物。化疗还可与放疗联合,这给鼻咽癌患者带来更大的化疗获益。对于局部晚期鼻咽癌,同步放化疗联合诱导化疗、辅助化疗或维持化疗将进一步降低远处转移的风险,因而改善预后。

(3)靶向治疗:对于局部晚期鼻咽癌或复发/转移鼻咽癌,靶向治疗是重要治疗选择方式之一,目前常用的靶向治疗药物包括表皮生长因子受体(epidermal growth factor receptor,EGFR)、单克隆抗体和抗血管生成类药物等。靶向 EGFR 疗法包括 EGFR 单克隆抗体和 EGFR 酪氨酸激酶抑制剂(epidermal growth factor receptor-tyrosine kinases inhibitor,EGFR-TKI)。EGFR 单克隆抗体中,西妥昔单抗(cetuximab,CTX)与尼妥珠单抗(nimotuzumab,NTZ)最为常用。

(4)免疫治疗:复发或转移性鼻咽癌一直是鼻咽癌治疗的挑战,免疫疗法为这些患者

提供了一种治疗选择。EB 病毒在鼻咽癌中发挥着重要作用,这为免疫疗法提供了良好
靶标,但因为淋巴细胞对肿瘤的密集浸润,鼻咽癌同时也有掩盖宿主免疫系统的能力。
目前,免疫治疗的主要方式包括过继性免疫细胞疗法、免疫检查点抑制剂、肿瘤疫苗、裂
解诱导疗法和病毒免疫疗法等[11]。

(5)手术治疗:随着鼻内镜手术的发展,手术治疗在鼻咽癌治疗领域中显示出越来越
重要的地位。鼻内镜手术不仅可以实现鼻咽肿瘤的完全切除,而且具有微创性和术后恢
复快的优点。同时,机器人辅助手术在头颈部肿瘤手术中显示了出色的灵活性,这项技
术的发展可能会为鼻咽癌治疗带来更好的疗效。尽管手术已被确定为治疗残留或复发
性肿瘤的有效方式,手术结合放化疗可以为早期鼻咽癌患者带来生存受益,但单纯内镜
鼻咽癌切除术治疗还需要更多的前瞻性研究来证明其安全性和有效性。

(6)营养支持治疗:肿瘤治疗除放疗、化疗、靶向治疗之外,配合营养支持也是重要的
环节之一。肿瘤本身是一种消耗性疾病,营养不良不仅是肿瘤患者的主要症状,更会引
起患者预后不良。经各种方式治疗的肿瘤患者会产生不同程度的厌食、恶心、呕吐、吞咽
困难等,也可导致营养状况恶化,反过来又影响化疗和放疗的效果。因此,根据患者情况
适时采取合适的营养治疗,保证患者治疗的顺利完成,这密切影响患者的康复及预后。

营养支持适用于接受积极的抗肿瘤治疗,同时存在营养不良问题或预期长时间不能
消化或吸收营养物的患者,终末期肿瘤患者通常不推荐使用营养支持作为姑息性治疗。
应注意的是,无论采用何种营养治疗方式(肠内或肠外营养),均应该先评估患者的营养
状况及能量需要,制定个体化营养方案,并根据体质量及相关指标变化及时调整方案。

(四)鼻咽癌放射治疗技术历史变迁

在二十世纪四五十年代,治疗仪器技术落后,当时所用的深部 X 线治疗机,其实就是普通
X 线机,不但组织穿透浅而且皮肤损伤大。据当时的文献报道,鼻咽癌 5 年生存率只有
15%~28%。

到了五六十年代,开始使用钴-60 治疗机。它的穿透力强,可治疗相当深度的肿瘤;
表皮剂量相对较小,能保护皮肤;旁向散射小,能保护周边的正常组织。当时鼻咽癌 5 年
生存率达到 45%~50%。用钴-60 治疗机时,放射治疗是分段的,常常先照四个星期,然
后再休息一个月,休息完了再照三个星期,因此,有不少患者往往会问:"医生,我还要照
几个疗程?"其实,现在放射治疗只需要一个疗程。

随后又产生了直线加速器,我国于 70 年代引进了第一台直线加速器。它能产生能
量范围较宽的 X 线,能产生多种能量的高能电子束,X 线的放射剂量高,射野面积大,射
线均整度好,放射源焦点小,准确度高,对患者安全性好。

80 年代初,开始采用 CT 模拟技术,建立在 CT 定位基础上的 3DCRT 也随之得以应
用。后来又有了 MRI,使肿瘤放疗真正达到精确治疗。20 世纪 90 年代,据报道,鼻咽癌
的 5 年生存率为 68%~75%。

20 世纪末,美国研制出调强适形放射治疗技术,当时,国际上的放射肿瘤学家预测其
将引领 21 世纪放射肿瘤学的方向。进入 21 世纪,鼻咽癌的放射治疗得益于此项技术的
应用又产生了一个大的飞跃。使用这种技术治疗鼻咽癌,实现了对鼻咽癌高精度、高剂

量、高疗效的照射,而肿瘤周围正常组织和器官受到了最佳的保护。据报道,现在调强适形放射治疗技术使得鼻咽癌的 5 年生存率提高到了 86.4%。

（五）康复

鼻咽癌的康复是多方面的,其注意事项如下:

1.功能锻炼

放疗后可能出现张口困难、颈部活动困难、口干等症状,患者应坚持进行张口、吞咽和颈部功能锻炼至少 2 年,以缓解症状。

2.饮食康复

放射治疗后可能出现吞咽困难,患者应注意加强营养,避免食用过冷、过热、辛辣、过硬、粗糙的食物,戒烟忌酒。

3.心理康复

鼻咽癌预后相对良好,生存期较长,所以应保持乐观、正确的心态面对疾病,积极治疗。

4.并发症治疗

患者治疗后可能会出现口腔炎症、咽喉疼痛、声音嘶哑、口干、吞咽困难、烧心、咳嗽、照射部位的皮肤损伤,如干燥、色素沉淀、水疱、皮肤溃烂。出现以上症状时,应保护好脸部和颈部皮肤(在放疗中和放疗后的 1 个月内避开日光照射和高温)。当口腔、咽喉有疼痛时,根据医师诊断处方用药。经常漱口、刷牙,保持口腔卫生,使用软毛牙刷。当皮肤发红、瘙痒时勿挠抓,使用软膏涂抹。部分患者治疗后可能出现永久性口干,患者可使用菊花、金银花、枸杞、麦冬代茶饮,以增加唾液腺分泌,必要时可在医生指导下使用药物治疗。

5.定期复查

2 年之内,每 3 个月复查一次;2～5 年,每半年复查一次;5 年以后,每年复查一次。

三、鼻咽癌诊治的医工交叉应用展望

（一）影像学[体素内不相干运动扩散加权成像（intravoxel incoherent motion diffusion weighted imaging,IVIM-DWI）各参数在鼻咽癌 T 分期、N 分期中的临床诊断价值]

磁共振（MRI）检查软组织分辨率高,同时可全方位、多参数成像,能充分显示鼻咽部精细的软组织结构,是目前鼻咽癌分期的主要方法,用于头颈部肿瘤的诊断较其他影像学方法有优势。常规 MRI 检查包括鼻咽部 MRI 平扫及传统 DWI,虽然常规的鼻咽部 MRI 检查可以发现病灶、病灶侵袭范围及颈部淋巴结转移等情况,但是由于现在临床对诊断需求的不断提高,常规 MRI 检查已无法满足临床精准医疗的实施。近年来,临床医学技术不断发展完善,MRI 检查技术硬件水平、序列技术不断更新,获得的图像质量不断提升,针对鼻咽癌的深入研究逐渐向分子影像学、功能影像学技术过渡。IVIM-DWI、磁共振动态增强扫描技术等是目前较为前沿的影像学检查技术,可对肿瘤进行准确的诊断和分期,也可从分子水平预测和评估疗效。IVIM-DWI 以双指数模型为理论基础,拟合估算出纯扩散系数、伪灌注系数和灌注分数。其与常规 DWI 技术相比更具优势,可同时获取水分子真实扩散系数和不用造影剂的灌注扩散系数。分子技术研究的不断深入,使临床可从微观层次分析肿瘤发病的病理生理机制,实现组织形态病变前准确诊断疾病,甚至可预估疗效。在 MRI 检查上加用 IVIM-DWI 扫描检查,可在治疗前精准判断病情,也可预测疗效,这有利于制定最佳治疗方案,实现真正的精准医疗、个体化治疗。一项研究表明,IVIM-DWI 检查的各项参数,如 ADC 值、D 值、D＊值、f 值随鼻咽癌患者 T 分期和 N 分期的增加而降低,ADC 值、D 值、D＊值、f 值与 T 分期和 N 分期表现为负相关[12]。

(二)3D 打印技术优化鼻咽癌放射治疗

使用 3D 打印机制造出个体化腔内施源器,用类似后鼻孔填塞技术将施源器置入鼻咽腔内。在施源器预设的管道中,插入后装施源管及假源,再次行定位 CT 并传入 3D 后装计划系统。勾画靶区和危及器官,设计优化治疗计划,完成首次治疗后取出施源器。再次治疗前复查定位 CT 并观察假源位置是否准确。使用 3D 打印技术制作的个体化鼻咽腔内施源器具有自行固定、位置准确、重复性好、患者耐受良好的优点,近期疗效确切[13]。

(三)创新型材料与技术优化鼻咽癌精准放疗

鼻咽癌位置毗邻许多重要的器官与组织,而精确的体位固定是目前 IMRT 实现精确定位、精确计划和精确治疗的基础。因此,鼻咽癌患者的放疗固定方式需要精益求精。长期以来,研究者都在不断地对鼻咽癌患者放疗固定装置进行探索和改良,从传统的单独头部面罩固定,到近几年较为流行且被广泛运用的固定方法,即碳素平板与标准树脂枕头组合为底座,结合高分子热塑材料头颈肩面罩联合固定,但在使用过程中,研究者发现标准枕的使用并不适合于每个患者。每个患者的头颅形状不同,颈椎弯曲程度,甚至长度不同,在使用标准枕头时都存在由于形状不吻合而产生的空隙。这些空隙的存在,使得患者由于疼痛或咳嗽等引起不自主活动时有移动的空间,特别是患者在体重减轻时间隙显得更大,最终影响放射治疗的精准程度。为了解决这个问题,许森奎[14]等采用发泡胶技术制作发泡头颈肩垫,让患者在头部和颈部以及双肩位置都有一个适形的固定,联合头颈肩面罩对头颈部以及双肩位置形成一个高度适形全方位包围固定,为鼻咽癌放疗体位固定提供更加精确的固定方式。

IMRT 对鼻咽癌的治疗效果显著,但其并发症,即放射性口腔黏膜炎的高发病率引起了人们的广泛关注。聚甲基丙烯酸甲酯(PMMA)是口腔科常用的义齿基托材料,近年来,延长型 PMMA 逐渐应用于临床。研究者们曾尝试使用传统型 PMMA、热塑膜及 3D 打印等材料或技术制作口腔支架,虽取得了一定成果,但上述材料受稳定性、强度、可操作性及成本等因素限制而未广泛应用。丛薇[15]等使用延长型 PMMA 制作口腔支架,其易成型、硬度大、操作时间足,在增加强度的基础上兼具质量小、表面高度光滑易清洁、易调改、成本低廉等优点,且个性化的取模方法使支架与口腔黏膜更加贴合,可以取得良好的固位力及稳定性,从而降低口腔黏膜损伤程度及口干、味觉损伤等 IMRT 并发症。

创新性使用材料与技术为实现精准放疗提供了有力的支撑,上述材料与技术仍有改

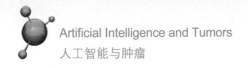

进的空间与可能性,鼻咽癌精准放疗有望在未来通过更多的新型材料与技术的创造与发现逐步完善。

(四)纳米药物助力鼻咽癌精准治疗

肿瘤治疗中的化疗属于静脉给药,药物会在全身分布,药物毒性较大。纳米材料的优势在于界面效应、量子尺寸效应弥补了传统药物的不足,部分纳米载体已经被批准用于癌症治疗[16]。纳米材料具有表面孔隙率高、呈颗粒大小的特点,可对肿瘤细胞、组织实施准确靶向治疗,药物疗效较高,并可降低药物对患者造成的毒副作用,避免耐药性,对于接受化疗的晚期鼻咽癌患者来说,可减轻消化道反应及骨髓移植反应,有利于患者生活质量的提高。而且,纳米粒子生物特性可控,包括稳定性、循环 $t_{1/2}$,还能促进蛋白大分子在细胞内的生物递送。刘挚欣[17]等指出,纳米碳-顺铂混悬液对鼻咽癌淋巴结转移有明显治疗效果,具有靶向化疗作用,通过纳米碳的靶向输送能力,使化疗药物输送并聚集于鼻咽癌转移的前哨淋巴结,可达到定向化疗的目的,对鼻咽癌转移淋巴结有明显治疗效果。正在研究的抗肿瘤纳米材料种类包括脂质体纳米材料、无机纳米材料、蛋白质纳米材料等。目前,纳米脂质体也被纳入基因治疗,属于肿瘤中的新型治疗方式,脂质体治疗在基因水平达到治疗肿瘤的目的[18]。但纳米药物的研究大多也仅处于实验室阶段,部分成果并未转化,安全性也需要进一步研究证实。纳米粒子需要在不同部位解离而发挥作用,需要多长时间之类的问题仍需要更多研究的数据支持。

(五)影像组学可预测鼻咽癌的预后

影像组学可从大量医学图像中以高通量提取并分析高维定量影像学特征,反映肿瘤潜在异质性,对诊断肿瘤、评价疗效及预测预后等具有重要应用价值。传统 TNM 分期仅以大体解剖为基础,未考虑肿瘤内部的异质性。影像组学可定量分析肿瘤内部的异质性,对于评估预后拥有巨大潜力。研究者从预处理 MRI 中提取影像组学特征,自活检标本的全视野数字切片中提取组织病理学特征,并加入独立的临床预后因素,由此构建多维度诺模图,发现临床、组织病理学和影像组学特征存在互补作用,多维度诺模图预测治疗失败的效能优于临床模型[7]。基于不同维度(个体、组织、细胞及分子等)特征构建联合模型将是未来的发展趋势。

(六)人工智能辅助鼻咽癌诊疗

人工智能是经研究开发用于模拟、延伸和扩展 AI 的理论、方法、技术及应用系统的一门新的技术科学。AI 发展至今,技术上不断取得突破,近年来也在医学领域中得到应用,而医学影像为应用的主要方向之一,"AI+医学影像"成为一个全新的领域,且有着非常广阔的前景。AI 可从庞大的医学图像中集中提取高通量特征,经过不断研究和完善,目前影像组学已经可以提取并分析大量医学图像数据,从而为临床诊断提供支持,在肿瘤诊断、预后分析和疗效预测等方面表现出巨大潜力[19]。人工智能也被用于肿瘤放射治疗领域,发展出了多种基于人工智能技术的图像自动勾画软件,如 MIM、OnQ、ABAS等。据研究报道,基于人工智能技术的自动勾画软件 AccuContour 在鼻咽癌放疗危及器官勾画中的应用精度较高,对于小体积的危及器官勾画精度次于较大体积器官,经过医生极少时间的修改可用于临床,可提高临床医生的工作效率[20]。

最后,在讲鼻咽癌时不得不提一下中国科学院院士、国家卫生健康委员会副主任——曾益新教授。他发现了多个散发性鼻咽癌易感基因,首次明确了鼻咽癌发病相关的 EB 病毒亚型,首次分离鉴定了鼻咽癌肿瘤干细胞,提出基因组不稳定性是肿瘤干细胞起源的新学说,为我国乃至世界鼻咽癌患者带来了福音。曾益新教授曾说,能取得这样的成绩与每位实验室人员的辛苦付出密不可分。在这个国家级重点实验室里有教授,有临床医生,有医学生,他们在科研工作中各负其责,紧张而有序。对于这个组织的管理,曾益新教授坚持"流动、竞争、开放"的原则。这样,既能团结有能力、有兴趣的人员参与到工作中,又给了大家一定的压力,使之不断接受新知识,不断完善自己。曾益新教授时常告诫大家,搞科研不是闭门造车,别人的想法和建议常常是帮助自己成功的捷径,也是突破自己习惯思维、开阔视野的动力。作为研究者,我们倾注的是常人难以想象的热爱;我们要做的是在有益于人类和国家的事业中,发挥自己的力量,做好手头的工作。

参考文献

[1]康敏.中国鼻咽癌放射治疗指南(2020 版)[J].中华肿瘤防治杂志,2021,28(3):167-177.

[2]WEI W I,SHAM J S. Nasopharyngeal carcinoma[J]. Lancet,2005,365 (9476):2041-2054.

[3]CHAN A T,TEO P M,JOHNSON P J. Nasopharyngeal carcinoma[J]. Ann Oncol,2002,13(7):1007～1015.

[4]邓洪,余可华.广西百色地区鼻咽癌与微量元素研究[J].中国肿瘤临床,1995,22:524-525.

[5]张相国,梁思贤,韩非,等.恶性肿瘤家族史与鼻咽癌预后的关系[J].中国肿瘤临床,2016(18):814-819.

[6]CHEN Y P,CHAN A T C,LE Q T,et al. Nasopharyngeal carcinoma[J]. Lancet,2019,394(10192):64-80.

[7]EPSTEIN M A. Cultivation in vitro of human lymphoblasts from Burkitt's malignant lymphoma[J]. Lancet,1964,283(7327):252-253.

[8]司勇锋,陶仲强.鼻咽癌病因学和防治研究[J].中国耳鼻咽喉头颈外科,2010,17(3):163-165.

[9]CHEN K C A,WOO J K S,KING A,et al. Analysis of plasma epstein-barr virus DNA to screen for nasopharyngeal cancer[J].New Engl J Med,2017,377(6):513-522.

[10]梁锋攀.鼻咽癌放射治疗的相关研究进展[J].癌症进展,2021,19(10):988-990＋1010.

[11]丁锴,陈仁杰.鼻咽癌的治疗进展[J].南京医科大学学报(自然科学版),2021,41(6):921-926＋936.

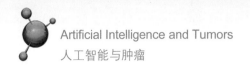
[12]ZHANG F,ZHONG L-Z,ZHAO X，et al.A deep-learning-based prognostic nomogram integrating microscopic digital pathology and macroscopic magnetic resonance images in nasopharyngeal carcinoma ：A multi-cohort study[J]．The Adv Med Oncol,2020,12:1-12.

[13]张亚茹,陈焱君.医学影像数据与3D打印技术[J].中国医学物理学杂志,2021,38(5):566-570.

[14]许森奎,姚文燕,胡江,等.鼻咽癌发泡胶个体化塑形与标准化头枕放疗体位固定精确度比较[J].中华放射肿瘤学杂志,2015,24(2):196.

[15]丛薇,王茹,刘晔,等.个性化PMMA支架对鼻咽癌放疗中口腔黏膜作用[J].青岛大学学报(医学版),2021,57(1):35-38.

[16]马雄辉,梁彩霞,江丹贤,等.TPF诱导化疗或PF诱导化疗联合同期放化疗治疗局部晚期鼻咽癌的临床观察[J].中国癌症杂志,2016,26(12):1018-1024.

[17]刘挚欣,党玉兰.将顺铂纳米碳混悬液应用于鼻咽癌靶向化疗的研究[J].医学信息,2015,28(14):62.

[18]万山,金风,吴伟莉,等.两种不同给药速度的时辰化疗联合调强放疗治疗局部晚期鼻咽癌的临床研究[J].中华放射医学与防护杂志,2018,38(4):278-284.

[19]谢东,李印,金观桥.人工智能在鼻咽癌影像中的研究进展[J].中国癌症防治杂志,2020,12(4):481-484.

[20]吴哲,庞亚,明智,等.人工智能技术在鼻咽癌放疗危及器官自动勾画中的应用研究[J].实用肿瘤学杂志,2021,35(2):137-141.

（管尚慧）

第二节　食管癌

学习目的

1.了解食管癌的流行病学、病因及发病机制。

2.熟悉食管癌的临床表现和诊断方法。

3.熟悉食管癌相关医工结合的现状及进展。

4.掌握食管癌的治疗方法。

临床案例

桑女士,60岁,平日习惯食用腌制食物,饮热茶,去年12月出现吞咽疼痛,开始为吞咽食物时疼痛,后发展为饮水时疼痛。就诊于当地市级人民医院,行钡餐检查,结果显示:符合食管充盈缺损,胃窦炎X线表现,建议胃镜进一步检查。给予口服抑酸药奥美拉唑治疗,症状好转后未再就医。

目前情况:3 天前无明显诱因出现腹痛腹胀,伴背部痛,就诊于我院急诊科,入院后行电子胃镜,结果显示:食管距门齿 23~29 cm 见黏膜巨大不规则隆起性病变,表面充血糜烂,病变累及 2/3 管腔,管腔狭窄,镜身尚可通过,取 3 块病变活检,质脆易出血;余食管黏膜光滑,黏膜下血管纹理清晰,收缩蠕动正常。贲门距离门齿 40 cm,齿状线清晰,贲门口收缩正常。胃体、胃底黏膜充血水肿,皱襞清楚,蠕动好(图 7-6)。胃镜诊断:①食管癌;②非萎缩性胃炎。病理诊断:①(食管距门齿 23~29 cm)鳞状细胞癌。②(胃底)黏膜轻度慢性炎症(图 7-7)。

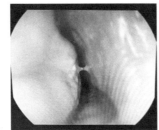
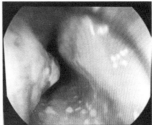

图 7-6　胃镜图片

专科检查:患者神志清,精神可,全身浅表淋巴结未触及肿大。双肺呼吸音粗,未闻及干湿啰音。心率 67 次/分,律齐,各瓣膜听诊区未闻及病理性杂音。

辅助检查:①胸腹盆强化 CT:食管中段占位,考虑食管癌可能,建议行胃镜进一步检查;纵隔淋巴结增大(图 7-7)。②PET/CT检查结果:食管癌,隆突上下水平长约 3.0 cm 的中段食管壁局限性增厚并高度摄取 FDG,标准化摄取值(SUVmax)为 15.8(图 7-8)。

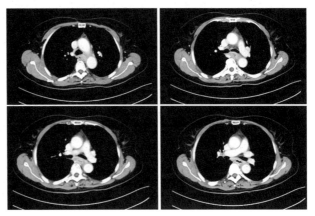

图 7-7　CT 图片

入院诊断:①食管鳞状细胞癌;②非萎缩性胃炎。

结合桑女士目前症状及辅助检查结果,食管癌诊断明确,根据目前指南推荐,与桑女士家属充分沟通,并请胸外科、放疗科、肿

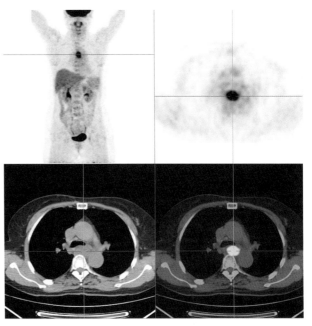

图 7-8　PET/CT 图片

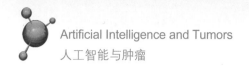
瘤内科及影像科多学科会诊,综合治疗意见:行食管癌新辅助放化疗(术前同步放化疗)联合手术治疗。

治疗过程:2021年1月20日行CT引导下定位,制订三维适形计划,DT:40 Gy＝2 Gy×20 F;2021年1月21日起行放射治疗,同步接受紫杉醇脂质体＋奈达铂化疗2周期,具体为紫杉醇脂质体210 mg D1＋奈达铂120 mg D1(图7-9)。

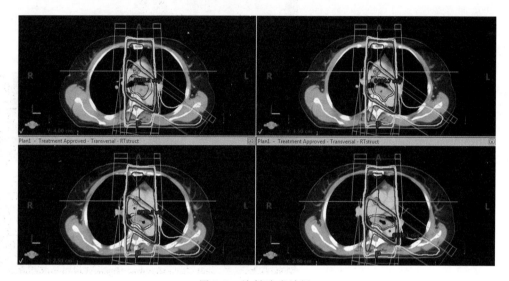

图7-9　放射治疗计划

新辅助放化疗后8周在全麻下行胸膜腔镜联合食管癌切除＋食管胃左颈部吻合术。术后病理示:送检食管标本经仔细取材,未查见残留肿物;食管鳞状上皮局灶轻度增生伴少量慢性炎细胞浸润;上下切缘吻合器切缘及余黏膜组织均未查见癌。食管周围淋巴结1枚,另食管旁淋巴结1枚、左喉返淋巴结2枚、隆突下淋巴结1枚,均未查见转移。右喉返淋巴结及胃大弯淋巴结均为脂肪组织。桑女士术后恢复良好,饮食恢复正常。

医工结合点:在食管癌的影像及内镜诊断方面,人工智能辅助内镜通过深度学习,能够辅助识别食管异常病变,减少漏诊率。在治疗方面,手术机器人在食管癌局部病灶切除上进一步提高了治疗效果。人工智能在食管癌放疗领域的辅助靶区勾画及放射治疗计划制订方面也起到了重要作用。

思考题

对于不同分期的食管癌患者,哪些医工交叉成果能为患者制定更好的治疗方案? 目前医工交叉在食管癌领域存在哪些问题和不足? 未来人工智能在食管癌的哪些方向上具有广阔的应用前景?

案例解析

一、疾病概述

（一）定义及流行病学

食管癌，又称"食道癌"，是发生在食管的恶性肿瘤。食管是连接咽喉和胃的食物管道。食管癌的临床特点是进行性吞咽困难，其他症状包括吞咽时疼痛、声音嘶哑、锁骨周围淋巴结肿大、干咳、体重减轻等。食管癌的两个主要亚型是食管鳞状细胞癌（通常缩写为 ESCC）和食管腺癌（EAC），鳞状细胞癌在发展中国家更为常见，而食管腺癌在欧美等发达国家更为常见[1]。

（二）发病率

在全球范围内，食管癌的发病率和死亡率分别排在恶性肿瘤的第八和第六位；截至2021年，据最新统计数据，我国食管癌发病率和死亡率均居世界首位，年发病率约12.23/10 万，死亡人数约 11.25/10 万，其中发病率约占全世界食管癌患者的 46.6%，严重威胁人们的健康与生命安全[2]。

（三）病因

食管癌的发病与年龄、性别、职业、地域、饮食生活习惯、遗传易感性等有一定关系，主要的危险因素如下：

1.饮食习惯

长期食用热烫食物、食物过硬而咀嚼不细、长期吸烟和饮烈性酒等与食管癌的发生有一定关系。

2.致癌物质

亚硝胺类化合物是一组很强的致癌物质。实践证明，食用亚硝酸铵含量高的食物如酸菜、腌制食品等与食管癌发病率成正比。

3.遗传因素

人群的易感性与遗传和环境条件有关。食管癌具有比较显著的家庭聚集现象。在食管癌高发地区，连续三代或三代以上出现食管癌患者的家庭很普遍。

4.癌前病变及其他疾病因素

慢性食管炎症、食管上皮增生、食管黏膜损伤、食管憩室、食管溃疡、贲门失弛缓症等均被认为是食管癌的癌前病变或癌前疾病。

5.营养和微量元素

膳食中缺乏维生素、蛋白质及必需脂肪酸，可以使食管黏膜增生、恶变，进一步可引起癌变。微量元素铁、钼、锌等的缺少也和食管癌发生有关。

（四）临床表现

1.早期

早期食管癌症状往往不明显。吞咽粗糙和坚硬的食物时可能会有不同程度的不适，包括吞咽食物时的窒息感、灼热感、针灸感或牵引感，以及胸骨后的摩擦痛。

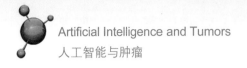

2.中晚期

中晚期食管癌的典型症状是进行性吞咽困难,患者先是难以吞咽干的食物,继而是半流质食物,最后是水和唾液也难以咽下,经常吐黏液痰,为下咽的唾液和食管的分泌物。晚期患者因逐渐出现营养不良,表现为脱水、虚弱、瘦弱。持续性胸痛或背痛是一种侵入食管外组织的晚期症状。若肿瘤侵犯喉返神经,可出现声音嘶哑;若侵入气管和支气管,可形成食管、气管或支气管瘘,吞食水或食物时发生呼吸道感染,最终出现恶病质。如有肝、脑等器官转移,可出现黄疸、腹腔积液、昏迷等。

二、疾病的诊断、治疗及康复要点

(一)诊断

1.症状与体征

食管癌的症状同临床表现,早期体征可缺如,晚期可出现消瘦、贫血、失水或恶病质等症状。当癌肿转移时,可触及肿大而坚硬的浅表淋巴结,或肿大而有结节的肝脏,还可出现黄疸、腹水等。

2.实验室检查

实验室检查可见 CEA、CA-199、SCC、CA-724 等肿瘤标志物有异常升高。

3.影像学诊断

(1)X线钡餐造影:X线钡餐检查主要是利用硫酸钡作为造影剂,在X线下进行消化道检查的一种检查方式,主要是利用硫酸钡与人体组织密度的差异,在X线下表现不同而进行成像。当患者服用硫酸钡后,整个胃肠道就能够比较明显地在X线下显示出来,并且与周围组织明显分开,所以当胃肠道有溃疡或者占位性病变的时候,就能够比较明显地显示出来。X线下钡餐检查比较安全,没有创伤,患者通常都会先选择这种方式进行检查。若发现可疑病灶,可再行胃镜检查。早期食管癌可见局部黏膜中断、不光滑、充盈缺损或小龛影。中晚期的X线征象为病变段管腔狭窄、充盈缺损、管壁蠕动消失、近段食管扩张。

(2)食管内镜、超声内镜检查:内镜检查可直接观察病灶,并做活组织病理学检查。内镜下黏膜染色技术应用色素染色,明显提高了食管癌的检出率,并可根据诊断结果确定病灶部位和范围。食管超声内镜技术将超声技术与内镜技术结合,利用超声探头获取消化道管壁及周围脏器图像,可对食管壁结构进行分辨,特别是细小的探头可清晰地显示食管壁9层结构,从而更好地判断食管癌的浸润程度及淋巴结转移情况。

(3)胸部CT:CT或计算机轴向断层扫描(CAT)结合来自多个X线的数据,以生成身体内部结构的详细图像。CT扫描的准确性和速度可能会随着螺旋CT的应用而得到提高,光束在扫描过程中采用螺旋路径,因此它收集连续数据,图像之间没有间隙。CT主要可显示肿瘤的食管腔外部分与周围组织、邻近器官的关系,了解有无浸润、包绕,以及有无淋巴结转移,从而利于肿瘤分期。CT的横断面图像能观看肿瘤造成的食管壁不规则增厚、肿瘤的腔内外生长情形等,如肿块可向腔内或腔外生长、可全周或偏心生长。肿瘤与周围纵隔内组织、器官的脂肪间隙是不是清楚可提示肿瘤有无外侵,如气管或支气管明显受压造成形态改变或后壁不规则，提示气管或支气管受侵。若肿瘤与主动脉相邻处脂肪间隙消失，接触面大于 $90°$，主动脉管腔局部变扁，提示主动脉有受侵可能；相邻处存在脂肪间隙，接触面小于 $45°$ 提示主动脉可能未受侵。肿瘤与心脏相邻部位正常脂肪间隙消失，心腔凹陷变形提示心包受侵。纵隔 CT 扫描有助于检出病变周围及纵隔内的淋巴结转移。

（4）磁共振成像：磁共振成像采用强大的磁铁，产生强大的磁场，迫使体内的质子与该磁场对齐。当射频电流脉冲通过患者时，质子受到刺激，并脱离平衡，抵抗磁场的拉力。当射频场关闭时，MRI 传感器能够检测到质子与磁场重新对齐时释放的能量。质子与磁场重新排列所需的时间以及释放的能量取决于环境和分子的化学性质。医生能够根据这些磁性来区分各种类型的组织。通常认为 MRI 对于食管癌诊断在技术上存在挑战，因为器官运动和血流会造成伪影。然而，MRI 在食管癌诊断中的作用可能会随着技术的改进而扩大，使食管的显示更加清晰。MRI 对食管癌和侵犯纵隔的诊断指标与 CT 相仿，对食管周围的脂肪间隙的显示较 CT 更为清楚。肿瘤在 T1 加权像呈中等信号，T2 加权像呈中高信号。随着技术的进步，结合 T2 加权和 DWI 扫描，MRI 对 ESCC T 分期的检出率：T1 为 33%、T2 为 58%、T3 为 96%、T4 为 100%。研究发现，全身 MRI 和 PET 在 T 分期和 N 分期方面具有相似的准确性，甚至对转移性病灶也有相同的准确度。

（5）PET/CT：PET/CT 是高档 PET 扫描仪和先进螺旋 CT 设备功能的完美融合，由 PET 提供病灶详尽的功能与代谢等分子信息，而 CT 提供病灶的精确解剖定位，一次显像可获得全身各方位的断层图像，具有灵敏、准确、特异及定位精确等特点，可一目了然地了解全身整体状况，达到早期发现病灶和诊断疾病的目的。早期在 ESCC 患者中使用 PET 可以指导制定治疗策略，并在高达 20% 的患者中发现转移。ESCC 转移扩散可以发生在意想不到的位置，全身 PET/CT 可以检测到这些转移。

（二）治疗

食管癌的治疗包括手术治疗、内镜治疗、放射治疗、化疗、免疫治疗等多种治疗方式。提高食管癌的治疗效果，关键的措施在于早期诊断和早期治疗。食管癌治疗方案的选择要根据病史、病变部位、肿瘤扩展的范围及患者全身情况来决定。一般来说，早期食管癌可选择内镜治疗或以手术为主的综合治疗方式，中晚期食管癌以放射治疗、化疗以及免疫、靶向治疗为主。食管癌的治疗应采取个体化综合治疗的原则，有计划并合理地应用多种治疗手段，以最大限度地根治肿瘤、提高治愈率、延长生存期。

1.手术治疗

（1）传统手术治疗：外科手术是治疗早中期食管癌的首选方法。食管癌患者一经确诊，身体条件允许即应采取手术治疗。根据病情，手术可分姑息手术和根治手术两种。姑息手术主要针对晚期不能根治或放疗的患者，为解决进食困难而采用食管胃转流术、胃造瘘术、食管腔内置管术等。根治性手术根据病变部位和患者具体情况而定。原则上应切除食管大部分，食管切除范围至少应距肿瘤 5 cm 以上。目前主张颈段、上段食管癌首选放疗，中下段食管癌首选手术。因颈段、上段食管癌手术难度及风险较大，因而首选

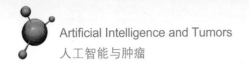

放疗；而中下段食管癌手术切除率较高，因此主张以手术为主。以往，在确诊食管癌后，临床上多采用开放性手术进行治疗，经胸食管切除术是治疗食管癌的常用术式，其在改善患者病情、清除淋巴结方面可发挥一定的效果。但开放性手术术中需在患者胸部做较大的切口，因此极易对患者机体造成较大创伤，且术后易引发较多并发症，不利于患者术后恢复，这在一定程度上限制了该治疗方式的应用范围。手术的禁忌证包括：①临床X线等检查证实食管病变广泛并累及邻近器官，如气管、肺、纵隔、主动脉等。②有严重心肺或肝肾功能不全或恶病质不能耐受手术者。

（2）微创手术治疗：随着微创技术的发展，微创手术逐渐在临床上得到广泛应用，其在改善手术效果、降低患者病死率及肿瘤复发率方面具有重要作用。经膈肌裂孔食管癌切除术是临床上治疗食管癌较为常用的一种手术方式，相对于经胸手术而言，经膈肌裂孔食管癌切除术无须开胸，可在颈部行食管吻合处理，从而可避免不适合开胸患者因开胸治疗而造成的风险，并可降低胸腔内吻合口瘘的发生率，对于浅表及无淋巴结转移的食管癌患者较为适用。近些年来，随着胸、腹腔镜技术的不断发展，胸腔镜与腹腔镜联合手术也逐渐在临床上得以广泛应用，并逐渐被应用于食管癌患者的治疗中。相对于传统开胸手术而言，胸腔镜联合腹腔镜手术具有创伤小、术中出血量少、术后并发症少、安全性高等优点，在改善食管癌患者的治疗效果方面具有重要作用。

2.内镜治疗

对于早期食管癌，内镜治疗可以达到治愈的目的，主要的治疗方式有内镜黏膜切除术、内镜黏膜下剥离术等。与传统外科手术相比，早期无淋巴结转移食管癌及癌前病变的内镜下切除具有创伤小、并发症少、恢复快、费用低等优点，且二者疗效相当，5年生存率可达95%以上。原则上，无淋巴结转移或淋巴结转移风险极低、病变极其局限、残留和复发风险低的病变可考虑行内镜下切除，但仅作为符合条件的早期食管癌的治疗方式。对于中晚期食管癌，有梗阻症状者，可通过内镜治疗解除梗阻，如内镜下扩张术、食管内支架置放术等。

3.放射治疗

食道癌的治疗可以采用放射疗法，也就是通常所说的放疗、电疗，它通过放射线将癌肿细胞杀死从而达到治疗的效果。食管癌放射治疗有两种照射方式：①放射源与患者身体保持一定距离进行照射，射线从食管癌患者体表穿透进入体内，经过一定深度到达肿瘤部位，称为外照射；②作为远距离放疗的辅助手段，通过人体的天然体腔、组织间插植及敷贴等方式，即将密封的放射源置于肿瘤内或肿瘤表面进行治疗，在食管癌治疗中称为腔内照射。食管癌放射治疗的适应证较多，除了食管穿孔形成食管瘘，远处转移，明显恶液质，严重的心、肺、肝等疾病外，均可行放射治疗，包括根治性放疗和姑息放疗。

根治性放疗的目的是期望局部肿瘤得到控制，获得较好的治疗效果。这要求患者满足一般情况在中等以上；病变长度不超过 5～8 cm；无远处转移；可进半流食或普食；无穿孔前征象等。通常照射肿瘤量为每 6～7 周 60～70 Gy。姑息放疗以减轻痛苦、缓解症状为主，如缓解进食困难、转移淋巴结的压迫、骨转移的止痛治疗等。同步放化疗是临床上治疗不可手术食管癌的有效方式。放疗药物可有效地杀灭放射野外的微小转移灶,有利于降低远处转移率;而化疗则可以有效地促使肿瘤缩小,有利于提高放疗的敏感性。化疗药物还可以促进放疗后肿瘤细胞亚致死性及潜在致死性损伤修复;放疗还可以在一定程度上促进化疗药物的释放,从而在一定程度上对化疗产生增敏效果。二者可在一定程度上发挥协同促进作用,对改善食管癌患者的治疗效果具有重要意义。

4.化疗

目前对中晚期食管癌主张同步放化疗,化疗药物以顺铂、5-氟尿嘧啶、紫杉类药物为主,化疗药物可在一定程度上增加食管癌对放射治疗的敏感程度。晚期转移性食管癌常采用以化疗为主的综合治疗方案。

5.靶向治疗

靶向治疗是一种融合了多学科、多技术的全新医学领域,对于不适合手术治疗的中晚期肿瘤患者较为适用。曲妥珠单抗、西妥昔单抗、帕尼单抗、贝伐珠单抗均为目前研究中的靶向治疗药物。有研究显示,曲妥珠单抗对表皮生长因子受体 2 阳性的胃食管交界癌具有较好的疗效。研究显示,贝伐珠单抗与顺铂、多西他赛、5-氟尿嘧啶联合应用时,食管癌患者的治疗有效率可达 67%,中位生存期可达 16.8 个月,提示靶向治疗在改善食管癌患者病情方面具有一定的效果。

6.免疫治疗

免疫治疗的基本原理是通过调动机体原有的免疫能力来抵御肿瘤,就是给予患者一定的生物免疫抗体或生物免疫刺激因子,以增强或激活免疫细胞对肿瘤细胞的杀伤,从而达到治疗肿瘤或防止肿瘤转移的目的。近年来,免疫治疗中的免疫检查点抑制剂在晚期食管癌中取得了一定突破。免疫检查点抑制剂(如 PD-1 单抗)在食管鳞状细胞癌中的疗效令人备受鼓舞,免疫联合化疗已成为晚期食管鳞癌的一线治疗方案。更多的免疫检查点抑制剂治疗食管癌的相关研究尚在开展中,有望在未来成为晚期食管癌治疗的有效选择。此外,细胞因子、免疫活性细胞、肿瘤分子疫苗等生物治疗也具有一定的前景。

7.支架治疗

进展期食管癌患者多伴有食管狭窄、食管瘘等症状,进食困难,患者极易因营养障碍而死亡。以往,临床上多采用胃造瘘术对食管狭窄患者进行治疗,但创伤性较大,术后易引发多种并发症,不易被患者接受;而激光切开松解、单纯扩张等方式则难以取得稳定的效果。1983 年,Frimberger 应用膨胀金属螺旋管治疗恶性食管狭窄,并取得了成功,为晚期食管癌患者的治疗提供了新思路、新途径。随着研究的不断深入,我国研制的金属支架也逐渐增多,并具有较好的特性,这也为解决食管癌患者临时进食问题提供了条件;但由于该治疗方式对肿瘤细胞无杀伤功效,因此治疗期间还需配合有效的放化疗处理。

(三)康复

1.心理卫生指导

癌症给患者带来巨大的精神压力,手术及放化疗后身体上的痛苦和经济上的窘迫使

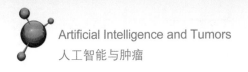

一些患者非常悲观,尤其是一些年轻患者。我们要给予患者心理安慰和精神疏导,讲解治疗成功率,使其建立稳定的情绪,对生活充满希望,以有利于疾病的康复。

2.正确饮食指导、合理加强营养

食管癌患者由于胃张力明显下降,消化道功能在较长时间内不正常。此外,脂肪吸收能力差,容易造成腹泻及胃肠功能紊乱等症状。应指导患者进食高蛋白、高热量、高维生素饮食,如鸡蛋、牛奶、新鲜水果、蔬菜等,禁吃坚硬、油炸、辛辣等刺激性食物。注意少量多餐,防止胃过度膨胀,影响呼吸和循环。进食后不宜马上卧床休息,应适当散步或保持半卧位,减少食物返流。

3.生活指导

生活要有规律,早睡早起。饮食有节,定时定量就餐、食谱变化多样,忌暴饮暴食。在精神体力许可的情况下,可采取慢跑等有氧运动方法进行锻炼,要量力而行、循序渐进。戒烟酒,保持心情舒畅。

4.指导定期复查

一般治疗后第 1 年内每 3 个月复查一次,2～3 年内每 6 个月复查一次,3 年以后每12 个月复查一次。

三、医工交叉应用

人工智能在食管癌诊疗过程的应用主要体现在内镜早期诊断和 CT、MRI、PET/CT等影像学诊断领域,以及早期病变的内镜下辅助切除、手术机器人、放射治疗的智能化靶区勾画及计划制订、食管支架置入等治疗领域。

(一)疾病诊断

1.人工智能内镜

中国是食管癌高发国家,病例数约占世界食管癌的 50%[3]。早期食管癌患者的 5 年生存率可以达到 90% 以上,而晚期食管癌患者的 5 年生存率不到 20%[4,5]。因此,食管癌的早期诊断和治疗非常重要。内镜检查和治疗是食管癌早期诊断和治疗的重要方法。尽管内镜辅助诊断技术在过去的 10～15 年有了很大的改进,窄带成像、放大内镜、色素内镜、激光共焦等技术已经应用于早期食管癌的内镜诊断[6~8],但现阶段仍存在一些问题,如内镜操作人员的诊断水平有很大差异,在操作内镜的过程中,医师的眼球运动、注视方式、视觉错误和视觉疲劳可能导致误诊和漏诊[9~11],一些早期消化系统肿瘤在内镜下未表现出明显的形态学表现,病变范围小、深度浅,部分病变部位隐蔽,导致诊断困难[12]等。人工智能为解决上述问题提供了可能的途径。

人工智能的机器学习方法大致可以分为传统学习方法和深度学习方法。传统的学习方法需要手工设计特征,耗时费力。深度学习方法能够独立提取和学习图像特征,并通过多层系统逐层提取更复杂、更抽象的高级特征,具有在临床实践中真正可成熟应用的能力。卷积神经网络是人工智能辅助图像识别中常用的一种深度学习方法[13],包括多层感知器(人工神经元),从像素级提取图像的更多细节和特征[14],然后通过多层神经网络进行迭代,模拟人脑神经回路进行高度泛化、抽象和综合,然后在不设计图像特定特征的情况下处理信息。在医学领域,人工智能在图像识别、病变检测、图像和疾病病理诊断等方面逐渐显示出巨大的应用潜力。在消化内镜领域,人工智能在早期食管癌的病变检测和鉴别诊断方面取得了一些初步成果,显示出广阔的应用前景。人工智能辅助诊断技术基于窄带成像、放大内镜、色素内镜等辅助诊断技术,对病变图像特征深入学习。目前,国内外研究人员围绕人工智能辅助病变检测、病变范围,已开展了部分早期食管癌浸润深度与动态识别探索。

(1)人工智能辅助检测早期食管癌病变并提高诊断率:一项多中心回顾性研究结果显示,使用深度学习方法,将约 700 名患者的 2000 余张图像被用作发展数据集,52 名患者的 187 张图像被用作验证数据集,将结果与 16 名不同年资的临床医生的解释结果进行比较,借助人工智能,不同年资医生的敏感性、准确性和阴性预测值均有不同程度的提高,特别是对于资历较低的医生(准确率从 77.2% 提高到 88.8%)[15]。人工智能辅助消化内镜在早期食管癌诊断中的应用,对于不同年龄的医生降低漏诊率、提高诊断水平具有重要意义。随着人工智能培训案例的增多和人工智能参数的优化,基于大数据云平台的应用,人工智能辅助诊断的漏诊率和误诊率也将不断降低。另一项研究构建了基于云技术的上消化道肿瘤多中心内镜人工智能诊断平台。该平台包括 8 万余名患者的 103 万余张图像,内部数据验证、外部数据验证和前瞻性数据验证的准确率均达到 90% 以上[16]。

(2)人工智能辅助早期食管癌病变范围识别:随着食管癌筛查的普及,活检病理学是早期病变诊断的金标准。病变范围以外的活检将导致疾病的漏诊。在治疗方面,早期食管癌的一种重要治疗方法是内镜黏膜下剥离术,术前确定病变范围以确定切除范围是必要的。因此,准确判断病变范围,指导活检部位和手术方案也是人工智能研究与开发的重要课题。

(3)人工智能辅助评价早期食管癌病变深度:食管癌浸润深度是影响患者治疗决策的关键因素。然而,传统的内镜白光+窄带成像+放大内镜判断病变浸润深度是主观和经验性的,不同观察者之间容易存在差异。对于早期食管癌,浸润深度为肿瘤深度(SM1)小于等于 500 μm。在上述判断中,内窥镜医师的准确度可能相差 20% 以上[17]。一项研究评估了基于 AI 的诊断系统的诊断准确性,在该研究中,14338 张图像被放入模型中进行训练,然后使用 1014 张图像来评估其性能。结果表明,该辅助诊断系统对食管癌黏膜层浸润和 SM1 浸润深度的诊断准确率为 91.0%,与 16 位有经验的内镜医师(89.6%)的诊断准确率相当,敏感性(分别为 90.1% 和 89.8%)和特异性(分别为 95.8% 和 88.3%)无显著差异[18]。这表明人工智能在早期食管癌浸润深度方面可以达到内镜专家的水平。

(4)人工智能辅助早期食管癌动态图像识别:目前,人工智能在早期食管癌中的应用主要集中在静态图像识别上,将图像的动态变化过程与结果特征之间的相关性分离。人工智能处理静态图像的速度比人工胃镜快得多,为人工智能实时动态识别在胃镜检查中的应用奠定了基础。研究者利用食管癌前病变和早期食管癌的窄带成像图像建立并验证了人工智能辅助诊断系统,其敏感性和特异性分别为 98.04% 和 95.03%。然后,通过

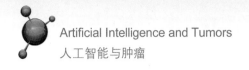

图像再处理和模型调试,最后通过 80 例患者的视频验证,人工智能辅助诊断系统非放大视频的敏感性和特异性分别为 60.8％和 100％,放大视频的敏感性和特异性分别为 96.1％和 100％[19]。目前,人工智能辅助的早期上消化道肿瘤动态识别进展缓慢,主要原因是假阳性率高,检测数据少。

2.人工智能 CT

对于 CT 在食管癌诊断中的作用,不同研究者有不同的看法,但它有助于食管癌的分期、可能的切除和预后评估。CT 在食管癌临床实践中的应用越来越广泛,因此基于 CT 的图像预测模型具有一定的推广优势。首先,在预测淋巴结转移时,采用传统的 Logistic 回归(LR)方法筛选术前临床、影像学和病理学特征。该模型可以预测食管癌的淋巴结转移[20~24],其 AUC 值为 0.758~0.820。在此基础上,采用人工神经网络建立模型,其诊断准确率和 AUC 值均明显优于 LR 模型。在食管癌的组织学研究中,食管管腔通常是封闭的,动脉期图像通常用于标记。原因可能是动脉期病变明显增强,与周围正常组织密度差异较大。淋巴浸润是影响食管癌预后的独立因素。食管位于不规则的纵隔间隙,与周围正常组织相邻,通常难以区分。因此,目前食管癌的 CT 组学研究一般采用精细标记来勾勒肉眼可见的食管肿瘤边缘或食管结构。在动脉相位图像的标记过程中,应注意避免右后方出现奇异的静态脉冲,结合静脉相位图像可以识别轮廓。食管病变周围肿大的淋巴结往往与肿瘤难以区分,因此有必要根据研究目的选择癌肿是否包括周围肿大的淋巴结或尽量避免。

3.人工智能 MRI

由于 MRI 对软组织的分辨率较高,并且 MRI 扫描门控技术也可以避免呼吸运动引起的伪影,因此适用于食管肿瘤和纵隔淋巴结的评估。有研究者对 181 例食管癌患者治疗前的 MRI 进行了研究和分析,发现基于 MRI 的成像组学诊断淋巴结转移的 AUC 值可以达到 0.82[25]。另一项研究预测了 68 例食管鳞状细胞癌患者接受根治性放疗和化疗的疗效。采用支持向量机(SVM)和人工神经网络两种方法建立模型[26],结果表明,SPAIR-T2W 和 T2W 都具有较高的预测精度,前者优于后者[27]。目前,由于 MRI 在食管癌常规诊断和治疗中的应用,基于 MRI 的人工智能研究尚处于起步阶段。MRI 多参数成像可以为人工智能研究提供更多的图像信息,可用于食管癌的淋巴结转移、放化疗疗效判断和预后预测。

4.人工智能 PET/CT

PET/CT 作为一种同时反映肿瘤代谢和组织结构的功能图像,在临床上得到了广泛的应用。在根治性放疗和化疗的应用场景中,早在 2009 年,科学家就发现治疗前肿瘤的初始标准化摄取值与胃食管癌放疗和化疗的短期疗效和长期生存率有关。将纹理分析技术应用于 PET/CT 治疗前,将肿瘤异质性定义为肿瘤纹理紊乱。研究者发现肿瘤异质性与最大 SUV 和平均 SUV 有关;肿瘤异质性越高,分期越晚,可以独立预测患者的生存率。有必要针对食管癌临床关键问题建立一个稳健、高效、可解释性强的人工智能分析模型,充分挖掘和解释 PET/CT 提供的功能和结构的双源信息,以指导食管癌的准确治疗。

（二）疾病治疗

1.机器人手术

手术治疗是食管癌的标准治疗方法，但开胸手术具有手术时间长、难度大、创伤面积大、恢复慢等缺点。减少创伤，降低术后并发症的发生率和死亡率，提高患者的生活质量是食管外科领域的重要课题。微创手术是外科的发展趋势，胸腔镜手术技术发展迅速。近年来，作为减少创伤和并发症的新一代治疗技术，采用先进医疗设备结合胸腔镜或腹腔镜的渐进式手术技术在日本得到了越来越广泛的应用。这种进化的手术技术被称为达芬奇机器人手术，它不是一个做手术的机器人，而是一个支持内窥镜手术的尖端机器人平台，它与负责的外科医生的手同步移动。从医学角度来看，达芬奇机器人是一种先进的腹腔镜系统。主治医生双手操作主控制器，系统自然将医生的眼睛和手导向患者，医生的手、手腕和手指的运动准确地转化为手术器械精细准确的运动，从而实现无须触碰患者遥控操作的精确操作。

达芬奇机器人手术的具体优势如下：

（1）多关节功能：多关节功能与腹腔镜器械不同，机器人手臂有 7 个自由度，每只手臂有许多小关节，腕部器械的弯曲和旋转远远超过人手。

（2）按比例缩小动作范围的功能：按比例缩小主刀的动作范围，即手的大动作可以转化为小动作，医生的手可以被替换来进行各种精确而详细的手术操作，这些操作过于复杂，无法在有限而狭窄的空间内用手完成。

（3）过滤手抖功能：减少手抖，控制器自动过滤掉手抖，达到手无法企及的稳定性和准确性，使操作更加完美。

（4）三维高清内窥镜：与腹腔镜（二维视觉）相比，双反射透镜的三维视觉也可以放大 10～15 倍，立体感和层次感都很好，可以获得准确的空间距离。图像清晰度高，比人眼清晰，大大提高了手术的准确性，减少了术中组织损伤和炎症反应引起的术后粘连，减少了失血，缩短了住院时间。

使用达芬奇机器人手术治疗食管癌的优势如下：

达芬奇机器人支持食管癌根治性手术，这意味着无须单侧肺通气麻醉即可进行食管切除和淋巴结清扫。这种手术可以减少非开胸患者的大面积体表创伤，根治效果好。患者无须麻醉即可正常呼吸，减少术后并发症。达芬奇机器人手术还可以避免手术中喉返神经损伤引起的声音嘶哑。根治性手术要求除食管外，还应切除周围可能转移的淋巴结。食管癌很容易转移到周围的淋巴结，如果不在手术中同时取出，很容易复发。达芬奇手术不需要开胸，更不用说切开胸膜，就像开胸手术一样，有可能治愈食管癌。手术机器人的组成部分如图 7-10 所示。

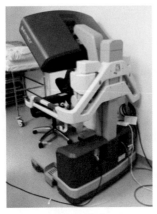
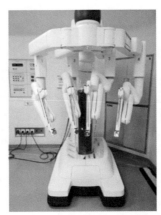
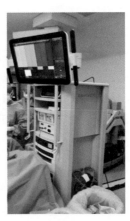

医生操纵台　　　　　　　床旁机械臂　　　　　　　视频车

图 7-10　手术机器人组成部分

　　达芬奇机器人手术的首席外科医生在操作达芬奇机器人进行手术之前必须持有技术资格。只有经过严格训练并熟练操作机器人的医生才能更准确地完成清除淋巴结和保留器官功能的机器人根治性食管切除术。相信在不久的将来，在多学科领域，达芬奇机器人手术将成为微创手术的发展方向。

　　2.消化内镜机器人

　　随着内镜技术的发展，内镜下黏膜切除术、内镜黏膜下剥离术逐渐成为早期食管癌的重要治疗手段。随着新型内镜技术，如共聚焦内镜、窄带成像内镜等内镜技术的不断成熟，使食管癌诊断更及时，治疗更趋微创化。虽然 ESD 在治疗早期胃肠道肿瘤方面具有明显优势，但操作难度大，技术要求高，学习曲线长，不能在基层医院广泛开展，加上突发呼吸道传染病流行期间，床旁检查与疫情防控的矛盾等，这些需求和矛盾推动了消化内镜机器人的研发，以达到解放人力、规范高效操作、实现主从端分离等要求，有望实现远程手术诊疗。

　　根据操作模式的不同，内镜机器人可分为主从式内镜机器人系统和床旁治疗型内镜机器人。主从式内镜机器人系统由主端控制子系统与从端机器人子系统构成，主端和从端可基于互联网或专网实现遥控操作。床旁治疗型内镜机器人需要医师直接或间接通过操纵杆实现对内镜机器人或机械臂的控制。床旁治疗型内镜机器人在一定程度上限制了医师的操作空间，而主从式机器人系统有望实现远程操作。但目前消化内镜机器人广泛应用于临床仍面临着诸多问题：①受消化道管腔狭小、操作空间受限、胃肠道蠕动活跃等因素影响，目前机器人的操控性、灵活性、精准度仍低于内镜专家的手工操作；②内镜机器人各组成附件的尺寸有待进一步优化改进，以适配不同消化内镜系统，扩大其适应证，适用于不同消化道管腔；③部分患者对内镜机器人检查及治疗仍持怀疑态度，接受程度不高。虽然现阶段内镜机器人系统临床应用范围小，但相信随着医疗工程技术的进步，内镜机器人系统会不断得到优化完善，终会成为内镜医师的好"帮手"。

3.放射治疗

(1)放射治疗危险器官靶区的智能自动绘制:恶性肿瘤放射治疗靶区和危险器官的划定占用了放射治疗医生大量的时间和精力。CT 模拟定位后,每个肿瘤患者的平均图像约为 200 张,在素描时,医生需要在图像的每一层上逐层对肿瘤病灶和重要危险器官进行素描和标记。按照传统方法,此过程需要花费医生 3～5 小时。如果患者在放射治疗过程中复查时肿瘤大小或位置发生明显变化,还需要重新定位肿瘤,划定肿瘤靶区和器官损害的发生率。它包含了肿瘤放疗医生的知识,在体现技术内容的同时,也包含了大量的重复性工作。目前,放射治疗人才和设备短缺是一个普遍问题,如果能够建立肿瘤靶区和危及器官的自动智能素描模型,将有效提高医生的工作效率。目前,市场上有很多基于阿特拉斯(Atlas)的自动目标区域草图绘制产品,谷歌与英国国家医疗服务系统联合开发了一套 AI 目标测绘系统。通过机器学习,该系统可自动描绘头颈部肿瘤病灶。四川大学正在开发基于深度卷积神经网络的目标划分。肿瘤放疗靶区及濒危器官的智能化、自动化描绘的步骤一般包括以下三个方面:①肿瘤多模式图像重建、去噪、增强、配准、融合等预处理;②自动提取肿瘤图像特征:自动从多模式(模式)肿瘤医学图像数据中提取一个或多个肿瘤图像组(纹理特征谱)信息;③采用深度学习、机器学习、人工智能、几何水平集或统计理论等方法,对肿瘤放疗靶区和危险器官进行智能化、自动勾勒。轮廓的智能提取将是自动轮廓的发展方向。

(2)建立基于人工智能的放射治疗计划模型:人工智能是计算机科学的一个分支。在繁重的重复性工作、计算和大量记忆方面,计算机比人脑更有能力,而且它可以比人脑做得更快更好,特别是在病历、医学文献、教科书、临床指南、药物说明书、图像图片、病理切片、肿瘤靶区、濒危器官,以及放疗计划设计系统(TPS)等方面。目前,常规放射治疗计划系统的自动化程度不高,存在许多人为的不确定性。基于蒙特卡罗等高效剂量算法,应用深度机器学习建立患者个体特征与剂量学特征的相关模型,自动预测剂量学目标,指导后续优化,实现放疗计划的自动设计,并根据智能放疗计划系统的功能模块和计划设计流程,实现了"云"放疗计划系统。近年来,中国热衷于这方面的研究和开发,但仍处于起步阶段。医生的个人技术水平会导致放疗计划的优劣差异,人工智能可以弥补缺乏经验医生的不足,年轻医生也可以从基于人工智能的放疗计划系统中学习和不断提高。

4.食管支架和粒子近距离治疗

对于不能手术的晚期食管癌,一些患者往往放弃治疗,导致食管狭窄甚至完全闭塞。在后期,他们只能通过静脉注射获得营养,这严重影响了生活质量。支架植入术通过内镜直视下扩张食管狭窄并放置支架来解决进食问题,是治疗食管癌性狭窄的安全有效的方法。在食管支架植入术中,导丝在透视下经口进入食管,并穿过狭窄的食管癌段。血管造影后,了解狭窄段的情况,选择合适的金属支架,将导丝送至食管狭窄段,最后释放支架,打开狭窄的食管。置入食管支架后,吞咽困难、恶心呕吐等食管梗阻症状可迅速消除,患者进食后营养状况得到改善,为下一步食管癌治疗创造了条件。普通食管支架仅通过机械方式扩张食管,属于姑息性治疗方法,对引起食管狭窄的肿瘤性疾病没有治疗

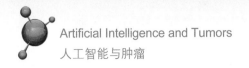
作用,由于食管支架再狭窄,肿瘤组织可能需要重新置入支架。如何解决和优化普通支架方法,改善食管癌患者的症状,治疗恶性肿瘤已成为研究的重点。放射治疗能有效治疗恶性肿瘤,而放射性碘-125是一种低能放射性离子,目前已应用于临床食管癌的治疗,能有效解决患者的吞咽问题,达到肿瘤治疗的效果。在支架植入的基础上,植入碘-125放射性粒子进行腔内照射,可有效延长患者的生存时间。目前,我国多采用低能合成放射性核素碘-125,植入后穿透力弱,辐射剂量低,不会影响周围器官。碘-125本身对肿瘤有杀伤作用,能有效抑制肿瘤生长。

（三）待解决的问题和未来发展方向

1.人工智能建模中的数据问题及建议

虽然现阶段的研究表明人工智能在食管癌的早期诊断、准确分期和预后预测方面取得了开创性进展,但由于医学领域的特殊性和深入学习的局限性,人工智能在食管癌的临床应用仍面临重大挑战。首先,需要进行多中心前瞻性食管癌AI研究。目前,大多数食管癌人工智能模型是在单中心回顾性数据集上构建和验证的。由于人工智能模型的强拟合能力,人工智能模型的过拟合现象时有发生。因此,有必要通过多中心前瞻性食管癌图像数据验证AI模型的泛化能力。由于食管癌图像数据质量参差不齐,需要进行数据标准化。食管癌医学图像采集设备、采集参数和重建算法在多个医疗中心之间存在差异,甚至在同一个医疗中心内也存在差异,从而导致图像数据信号和质量存在差异,有监督的人工智能算法要求食管癌图像必须由专家进行标记,这将耗费大量的时间和精力。然而,目前在许多食管癌人工智能研究中还没有明确的图像标记标准。图像质量和标签标准的差异将影响食管癌AI模型在多个医疗中心的推广和绩效。其次,迫切需要建立相应的道德规范和政策,以加强对数据安全的监督和保护。最后,目前的人工智能算法,特别是深度学习算法,复杂度高,可解释性差。只有高度可解释的人工智能算法才有助于提高临床医生的认识,加速人工智能在临床诊断和治疗中的普及。因此,迫切需要研究高度可解释的人工智能模型算法。

2.AI在食管癌诊治中临床应用的发展方向

（1）早期诊断:计算机辅助系统。用于食管癌等消化道肿瘤早期诊断的人工智能系统在现实世界中经过多中心数据验证后,首次进入临床应用阶段。一些内镜人工智能系统已通过国家药品监督管理局创新医疗器械的批准,并开始了产业化的道路,有望实现早期食管癌的同质化诊断。

（2）术前分期和分级:智能分级和分期系统。EUS、CT和PET/CT是目前食管癌分期和分级诊断的常用方法。这三种方法各有优势,相辅相成。以上方法通过人工智能进行整合,结合临床信息建立计算机辅助诊断系统,实现治疗前的准确分期,有利于准确分层治疗。

（3）疗效预测:一个智能的临床决策支持系统。首先,对于根治性放化疗、新辅助放化疗、免疫治疗等特殊治疗,建立基于临床常规图像(如病理、CT、MRI、PET/CT等)的AI智能临床决策支持系统(CDDS)具有重要价值,不仅可以提高患者的生存率和预后,同时也节省了巨大的医疗资源。准确预测根治性放化疗有助于预先评估患者对放化疗的敏感性,指导研究人员更好地设计临床试验人群,并协助医生制定治疗方案:对放化疗不敏感的患者,可采用早期介入免疫治疗、抗血管生成或肿瘤缩小手术结合术后辅助综合治疗。其次,在新辅助放疗和化疗之前,提前预测新辅助放疗和化疗的疗效有助于筛选真正适合新辅助放疗和化疗的患者。最后,在新辅助放化疗后和根治术前,有助于及时评估术前新辅助放化疗后肿瘤消退的程度,有助于制定手术方案。例如,完全消退的患者可能不再接受手术,而采取观望策略。

※ 拓展阅读 ※

　　目前,我国食管癌的发病率和死亡率虽呈下降趋势,但整体预后不佳,患者生存质量差。随着精准医学时代下新理念、新技术的不断发展,食管癌在筛查、诊断以及治疗方面均有了新的突破。中国工程院院士詹启敏专注于肿瘤分子生物学和肿瘤转化医学的研究,深入挖掘在中国发病率和死亡率均居世界首位的恶性肿瘤,特别是食管鳞癌。他积极推进全链条健康科技创新,成立于2019年的北京大学国际癌症研究院在基因组学、单细胞测序领域也有标志性研究成果在《细胞》(Cell)、《细胞研究》(Cell Research)等期刊发表,受到国际同行高度关注,成效显著。

　　中国医学科学院肿瘤医院长聘教授吴晨,承继国家使命,在哈佛大学完成博士后研究后回国继续研究中国食管癌难题,担负起了新一代研究者的责任。近几年,她与实验室的青年团队一起绘制出目前世界上最大的食管癌基因组图谱,并发现了中国人群特有的肿瘤易感和驱动基因,为高危人群筛查和精准防治提供了重要的理论依据。科研与临床交叉前行的她,肩负病患期待,融汇女性细腻,将科研与临床有机结合,始终坚持为患者服务,怀抱医者仁心,期待更多的癌症会从"绝症"变成"可防、可治、可控"的慢性病,发病率和死亡率出现显著下降,从而提升人们的总体健康水平,助力"健康中国"建设的全面推进。

参考文献

［1］PENNATHUR A,GIBSON M K,JOBE B A,et al. Oesophageal carcinoma [J]. Lancet,2013,381(9864):400-412.

［2］BRAY F,FERLAY J,SOERJOMATARAM I,et al. Global cancer statistics 2018:GLOBOCAN estimates of incidence and mortality worldwide for 36 cancers in 185 countries[J]. CA Cancer J Clin,2018,68(6):394-424.

［3］ARNOLD M,SOERJOMATARAM I,FERLAY J,et al. Global incidence of oesophageal cancer by histological subtype in 2012［J］. Gut,2015,64(3):381-387.

［4］CHEN X,ZHUO S,XU W,et al. Isocitrate dehydrogenase 2 contributes to radiation resistance of oesophageal squamous cell carcinoma via regulating mitochondrial

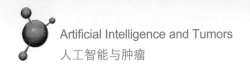

function and ROS/pAKT signalling[J]. Br J Cancer,2020,123(1):126-136.

[4]WANG G Q,JIAO G G,CHANG F B,et al. Long-term results of operation for 420 patients with early squamous cell esophageal carcinoma discovered by screening[J]. Ann Thorac Surg,2004,77(5):1740-1744.

[5]国家消化内镜专业质控中心. 中国早期食管癌及癌前病变筛查专家共识意见 (2019)[J]. 中华消化内镜杂志,2019,36(11):793-801.

[6]National Digestive Endoscopy Improvement System. Consensus of Chinese experts in screening for early esophageal cancer and precancerous lesions (2019)[J]. Chin J Dig Endosc,2019,36(11):793-801.

[7]TAKENAKA R,KAWAHARA Y,OKADA H,et al. Narrow-band imaging provides reliable screening for esophageal malignancy in patients with head and neck cancers[J]. Am J Gastroenterol,2009,104(12):2942-2948.

[8] CARVALHO R, AREIA M, BRITO D, et al. Diagnostic accuracy of lugolchromoendoscopy in the oesophagus in patients with head and neck cancer[J]. Rev Esp Enferm Dig,2013,105(2):79-83.

[9]DIAO W,HUANG X,SHEN L,et al. Diagnostic ability of blue laser imaging combined with magnifying endoscopy for early esophageal cancer[J]. Dig Liver Diis, 2018,50(10):1035-1040.

[10]ALMANSA C,SHAHID MW,HECKMAN MG,et al. Association between visual gaze patterns and adenoma detection rate during colonoscopy:A preliminary investigation[J]. Am J Gastroenterol,2011,106(6):1070-1074.

[11]LAMI M,SINGH H,DILLEY J H,et al. Gaze patterns hold key to unlocking successful search strategies and increasing polyp detection rate in colonoscopy[J]. Endoscopy,2018,50(7): 701-707.

[12] MARCONDES FO, GOUREVITCH RA, SCHOEN RE, et al. Adenoma detection rate falls at the end of the day in a large multi-site sample [J]. Dig Dis Sci, 2018,63(4):856-859.

[13]PIMENTA-MELO AR,MONTEIRO-SOARES M,LIBâNIO D,et al. Missing rate for gastric cancer during upper gastrointestinal endoscopy:A systematic review and meta-analysis[J]. Eur J Gastroenterol Hepatol,2016,28(9):1041-1049.

[14]SHIN HC,ROTH HR,GAO M,et al. Deep convolutional neural networks for computer-aided detection: CNN architectures, dataset characteristics and transfer learning[J]. IEEE Trans Med Imaging,2016,35(5): 1285-1298.

[15]LECUN Y,BENGIO Y,HINTON G. Deep learning[J]. Nature,2015,521 (7553):436-444.

[16]CAI SL,LI B,TAN W M,et al. Using a deep learning system in endoscopy for screening of early esophageal squamous cell carcinoma (with video)[J]. Gastrointest

Endosc,2019,90(5):745-753.

[17]LUO H,XU G,LI C,et al. Real-time artificial intelligence for detection of upper gastrointestinal cancer by endoscopy:A multicentre,case-control,diagnostic study [J]. Lancet Oncol,2019,20(12):1645-1654.

[18] TOKAI Y,YOSHIO T,AOYAMA K,et al. Application of artificial intelligence using convolutional neural networks in determining the invasion depth of esophageal squamous cell carcinoma[J].Esophagus 2020,17(3):250-256.

[19] NAKAGAWA K,ISHIHARA R,AOYAMA K,et al. Classification for invasion depth of esophageal squamous cell carcinoma using a deep neural network compared with experienced endoscopists[J]. Gastrointest Endosc,2019,90(3):407-414.

[20]GUO L,XIAO X,WU C,et al. Real-time automated diagnosis of precancerous lesions and early esophageal squamous cell carcinoma using a deep learning model (with videos) [J]. Gastrointest Endosc,2020,91(1):41-51.

[21]ZHOU Y,DU J,WANG Y,et al. Prediction of lymph node metastatic status in superficial esophageal squamous cell carcinoma using an assessment model combining clinical characteristics and pathologic results:A retrospective cohort study[J]. Int J Surg,2019,66:53-61.

[22]ZHENG H,TANG H,WANG H,et al. Nomogram to predict lymph node metastasis in patients with early oesophageal squamous cell carcinoma[J]. Br J Surg, 2018,105(11):1464-1470.

[23]MIN B H,YANG J W,MIN Y W,et al. Nomogram for prediction of lymph node metastasis in patients with superficial esophageal squamous cell carcinoma[J]. J Gastroenterol Hepatol,2020,35(6):1009-1015.

[24]CAO Q,LI Y,LI Z,et al. Development and validation of a radiomics signature on differentially expressed features of (18)F-FDG PET to predict treatment response of concurrent chemoradiotherapy in thoracic esophagus squamous cell carcinoma [J]. Radiother Oncol,2020,146:9-15.

[25]ZHANG C,SHI Z,KALENDRALIS P,et al. Prediction of lymph node metastases using pre-treatment pet radiomics of the primary tumour in esophageal adenocarcinoma:An external validation study[J]. Br J Radiol,2021,94(1118):20201042.

[26] QU J,SHEN C,QIN J,et al. The MR radiomic signature can predict preoperative lymph node metastasis in patients with esophageal cancer[J]. Eur Radiol, 2019,29(2):906-914.

[27]HOU Z,LI S,REN W,et al. Radiomic analysis in T2W and spair T2W MRI: predict treatment response to chemoradiotherapy in esophageal squamous cell carcinoma [J]. J Thorac Dis,2018,10(4):2256-2267.

（张琳）

第三节　肺癌

1.了解肺癌的病因、临床表现和诊断方法。

2.熟悉肺癌的治疗方法。

3.熟悉肺癌治疗的相关医工结合的现状及进展。

案例

宋某某,男,57岁,职工。因"咳嗽、咳痰及痰中带血两个月"就诊。门诊病史采集如下:患者2个月前无明显诱因出现咳嗽、咳痰及痰中带血,逐渐加重,但无咳血、胸痛、声音嘶哑、饮水呛咳、呼吸困难、发热等,体重较前减轻约2 kg,就诊于某医院门诊。胸部CT示:左肺门占位病变,符合中心型癌表现,约4.3 cm×3.1 cm,双肺气肿。纵隔4R区可见肿大淋巴结,转移不除外(图7-11)。纤维气管镜检查取病理诊断为左肺低分化腺癌。

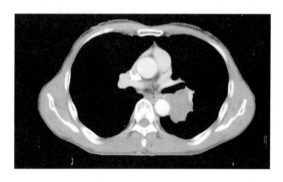

图7-11　胸部CT

初步采集病史后,考虑患者为左肺腺癌,诊断明确。该患者在门诊进行了PET/CT、腹部和锁骨上超声、骨扫描、脑MRI、心电图、生化、血常规等检查(图7-12)。按照NCCN分期标准,临床分期为cT2N3M0,ⅢB期。根据NCCN治疗指南,下一步需行MDT讨论,决定治疗策略。

治疗:该患者住院后经过多学科讨论,确定分期为临床ⅢB期,cT2N3M0(IASIC国际肺癌第7版TNM分期)。根据NCCN肺癌治疗指南,应予以根治性同步放化疗。经患者同意,确定治疗方案为根治性IMRT同步培美曲塞＋顺铂化疗(图7-13)。治疗方案为:95%PTV 60 Gy/30 F/6 W,培美曲塞500 mg/m^2(1次/3周)＋顺铂75 mg/m^2(1次/3周)。放疗

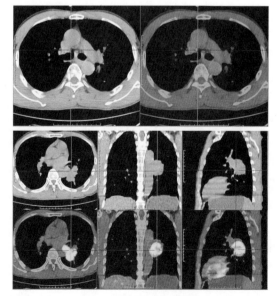

图7-12　PET/CT检查

期间给予营养支持及对症支持治疗。

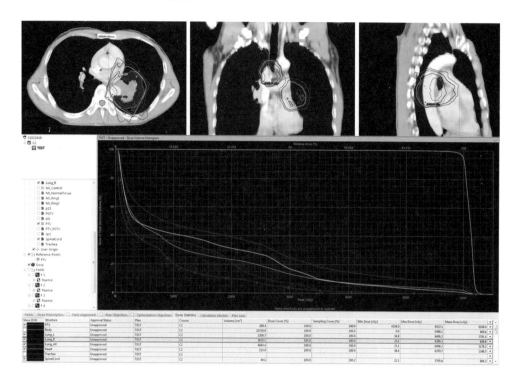

图 7-13 调强放射治疗(IMRT)计划

案例解析

一、疾病概述

(一)定义

肺癌,也被称为"原发性支气管癌"或"原发性支气管肺癌",WHO将其定义为起源于呼吸上皮细胞(支气管、细支气管和肺泡)的恶性肿瘤。

(二)流行病学

肺癌是全球癌症相关死亡的最主要原因。近年来,肺癌的发病率和死亡率呈明显上升趋势。根据我国国家癌症中心统计,2015年我国肺癌的发病率和死亡率均居恶性肿瘤首位。其中,新发病例约78.7万例、死亡病例约63.1万例;男性发病率和死亡率高于女性,城市发病率和死亡率高于农村;发病率和死亡率存在区域性差异,东北部地区最高,其次为中部、南部、北部、东部,西北部地区最低[1]。

(三)病因和发病机制

肺癌的病因和发病机制迄今尚未明确,但有证据显示其与下列因素有关[2]。

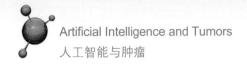

1.吸烟

吸烟是引起肺癌的最常见原因,约85%的肺癌患者有吸烟史,包括吸烟和已戒烟者(定义为诊断前戒烟至少12个月以上)。吸烟20～30包年(定义为每天1包,吸烟史20～30年)者,罹患肺癌的危险性明显增加。吸烟者发生肺癌的危险性比从不吸烟者要高10倍,重度吸烟者可高达10～25倍。吸烟与肺癌之间存在着明确的关系,患者开始吸烟的年龄越小,吸烟时间越长,吸烟量越大,肺癌的发病率和死亡率越高。

2.职业致癌因子

某些职业的工作环境中存在许多已知致癌物质。已被确认的致癌物质包括石棉、砷、双氯甲基乙醚、铬、芥子气、镍、多环芳香烃类,以及铀、镭等放射性物质衰变时产生的氡和氡气、电离辐射和微波辐射等。这些因素可以使肺癌发生的危险性增加3～30倍。由于肺癌的发生是一个漫长的过程,可达20年或更久,故不少患者在停止接触致癌物质很长时间后仍发生肺癌。

3.饮食与体力活动

有研究显示,成年人水果和蔬菜的摄入量低,肺癌发生的危险性高。血清中β胡萝卜素水平低的人,肺癌发生的危险性高。也有研究显示,中、高强度的体力活动使发生肺癌的风险下降13%～30%。谢双华等发现非吸烟男性的BMI与其肺癌发病风险呈负相关,随着BMI的增加,肺癌的发病风险有降低趋势,BMI每增加5 kg/m²,其肺癌的发病风险降低22%[3]。

4.遗传和基因改变

遗传因素与肺癌的相关性越来越受到重视。例如,有早期肺癌(>60岁)家族史的亲属罹患肺癌的危险性升高2倍。肺癌可能是外因通过内因而引发的疾病,外因可诱发细胞的恶性转化和不可逆的基因改变,包括原癌基因的活化、抑癌基因的失活、自反馈分泌环的活化和细胞凋亡的抑制。通常,这些基因改变是长时间、多步骤、随机产生的,尽管癌基因诱发癌变的机制不是特别清楚,但最终会涉及细胞关键性的生理功能失调,包括增殖、凋亡、分化、信号传递、运动等。与肺癌发生关系较为密切的癌基因主要有 *HER* 基因家族、*RAS* 基因家族、*Myc* 基因家族、*ALK* 融合基因、*Sox* 基因以及 *MDM 2* 基因等。相关的抑癌基因包括 *p 53*、*Rb*、*pl 6*、*nm 23*、*PTEN* 基因等。

5.其他因素

美国癌症学会将结核列为肺癌的发病因素之一,结核病人群患肺癌的危险性是正常人群的10倍,主要的组织学类型为腺癌。某些慢性肺部疾病如慢性阻塞性肺疾病、结节病、特发性肺纤维化、硬皮病、病毒感染、真菌(黄曲霉素)感染等,与肺癌发生可能也有一定的关系。

(四)分类

1.按解剖学部位分类

(1)中央型肺癌:中央型肺癌是发生在段及段以上的支气管黏膜上皮或腺体、位于肺门附近的肺部恶性肿瘤,是肺癌最常见的一种类型,占60%～70%,在外科切除肺癌中占15%～35%,以鳞状上皮细胞癌和小细胞肺癌(small cell lung cancer,SCLC)较多见。

（2）周围型肺癌：周围型肺癌是发生在段支气管以下的肺癌，以腺癌、鳞癌较多见。

2.接组织病理学分类

肺癌按组织病理学分为小细胞肺癌和非小细胞肺癌两大类，其中，非小细胞肺癌最常见，约占肺癌总发病率的 85%。在所有上皮细胞来源的肺癌中，鳞癌、腺癌、大细胞癌和小细胞癌是主要类型的肺癌，大约占所有肺癌的 90%。

（1）非小细胞肺癌

1）鳞状上皮细胞癌（鳞癌）：鳞癌多起源于段或亚段的支气管黏膜，并且有向管腔内生长的倾向，早期常常引起支气管狭窄，导致肺不张或阻塞性肺炎。癌组织容易变性、坏死，形成空洞或癌性肺脓肿。鳞癌常见于老年男性，一般生长慢、转移晚，手术切除机会较多，5 年生存率较高，但放疗、化疗的敏感性不如小细胞肺癌。

2）腺癌：腺癌是肺癌最常见的肺癌类型。女性多见，大多起源于支气管黏液腺，可发生于细小支气管或中央气道，临床经常表现为周围型腺癌。由于腺癌富含血管，局部浸润和血行转移较早，容易累及胸膜，引起胸腔积液。

3）大细胞癌：大细胞癌是一种未分化的非小细胞癌，较少见，在肺癌中占比不足 10%，其在细胞学、组织结构及免疫表型等方面缺乏小细胞癌、腺癌或鳞癌的特征。大细胞癌转移较晚，手术切除机会较大。

4）其他：腺鳞癌、肉瘤样癌、淋巴上皮瘤样癌、伴睾丸核蛋白（the nuclear protein of the testis，NUT）癌、唾液腺型癌（腺样囊性癌、黏液表皮样癌）等。

（2）小细胞肺癌：小细胞肺癌是一种低分化的神经内分泌肿瘤，包括小细胞癌和复合性小细胞癌。小细胞癌细胞小，呈圆形或卵圆形，胞质较少，细胞边缘不清。细胞核呈细颗粒状或深染，核仁缺乏或不明显，常见核分裂。小细胞肺癌的细胞质内含有神经内分泌颗粒，具有内分泌和化学受体功能，能够分泌 5-羟色胺，儿茶酚胺、组胺和激肽等物质，可以引起类癌综合征。SCLC 以增殖快速和早期转移为特征，初次确诊时，60%～88%的患者已有脑、肝、骨或肾上腺等部位转移，只有约 1/3 的患者局限于胸内。SCLC 多为中央型，典型表现为肺门肿块和肿大的纵隔淋巴结引起咳嗽和呼吸困难。SCLC 对化疗和放疗都较敏感。

（五）临床表现

临床表现与肿瘤的大小、类型、发展阶段、所在部位、有无并发症或转移有密切关系，5%～15%的患者无症状，仅在常规体检和胸部影像学检查时发现，其余患者则或多或少地表现与肺癌有关的症状与体征。

中央型肺癌可表现相应的胸腔内症状，包括咳嗽、咳痰、咯血、喘鸣、胸闷、气急、胸痛、声音嘶哑、吞咽困难、上腔静脉综合征、膈肌麻痹、胸腔和心包积液、Pancoast 综合征等。周围型肺癌在早期常无呼吸道症状，随着病情发展，可出现相应呼吸道症状或转移相关症状。

远处转移可因转移部位不同而表现出不同的局部和全身症状。鳞癌患者约 50% 以上有胸外转移，腺癌和大细胞癌患者约为 80%，小细胞癌患者则为 95% 以上。大约 1/3 有症状的患者是胸腔外转移引起的。肺癌可以转移至任何器官系统，导致累及部位出现

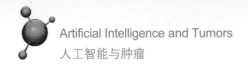
相应的症状和体征。

少数肺癌患者可表现出一些少见的、并非由肿瘤直接侵犯或转移引起的症状和体征，又称"副癌综合征"，可出现于肺癌的诊断前或诊断后，也可同时出现，常常表现为胸部以外的脏器症状，如高钙血症、抗利尿激素分泌异常综合征、异位库欣综合征、神经肌肉功能异常和血液系统异常等。

二、肺癌的检查、诊断、治疗及康复

（一）肺癌的检查诊断

1.影像检查

肺癌的影像学检查方法主要包括 X 线摄影、CT、MRI、PET/CT、超声、核素显像等方法，用于肺癌的诊断、分期疗效监测、再分期及预后评估等。

（1）胸部 X 线摄影：胸部 X 线摄影是发现肺癌最常用的方法之一。虽然 X 线摄影的空间分辨率较高，但是其密度分辨率低于 CT，不易检出肺部的微小结节和隐蔽部位的病灶，对于早期肺癌的检出有一定局限性，目前多用于入院常规检查或者术后复查。

（2）胸部 CT：CT 具有更高的分辨率，可以发现肺部微小病变和普通 X 线胸片难以显示的部位，能够有效检出早期的周围型肺癌、明确病变所在部位和累及范围，是目前诊断、分期、疗效评价和随诊的主要影像学检查方法。CT 检查的优势包括：①密度分辨率高：可以检出直径 2 mm 以上的微小结节和隐秘 X 线重叠区部位（如心影后、横膈上、纵隔旁、锁骨以及肋骨投影区下）的病灶；②容积采集：通过 CT，特别是 HRCT 薄层重组和三维重建可以全面分析并发现对于良恶性肿瘤有鉴别意义的影像学特征，有助于精准随访；③对比剂增强检查可提供功能信息和全面评估：使用对比剂除了可以提高病灶定性能力，显示实性病灶血供情况，还可以帮助检出、区分血管和肺门及纵隔有无增大的淋巴结，对于做出更准确的肺癌临床分期和疗效评价、判断手术切除可能性等有重要意义。

（3）磁共振检查：MRI 一般不常用于肺癌的常规检查，但是在明确肿瘤与大血管之间的关系、发现脑实质或脑膜转移上，同 CT 相比有一定的优越性，在发现肺部小病灶（＜5 mm）方面则不如 CT 敏感。此外，MRI 检查在肺癌精准疗效评价中有重要的潜在价值。

（4）PET/CT 检查：PET/CT 是诊断肺癌、分期和再分期、放疗靶区勾画（尤其是合并肺不张或有静脉 CT 造影禁忌证时）、疗效和预后评估的最佳方法之一。PET/CT 对于发现早期肺癌和其他部位的转移灶，以及肿瘤分期与疗效评价均优于任何现有的其他影像学检查手段，但是其对于脑和脑膜转移诊断的敏感性相对较差，必要时需要与脑部增强 MRI 联合诊断来提高检出率。此外，需要注意的是，PET/CT 阳性的患者仍然需要细胞学或病理学检查来进行最终确诊。

（5）超声检查：超声检查一般不用于肺癌的常规检查，常常用于检查腹部脏器及浅表部位的淋巴结有无转移，对浅表淋巴结、邻近胸壁的肺内病变或者胸壁病变进行超声引导下穿刺活检，还可以用于检查有无胸膜转移、胸腔积液和心包积液，并且可进行超声定位抽取积液。

(6)骨扫描：骨扫描是判断肺癌有无骨转移的常规检查，是筛查骨转移的首选技术手段。当进行骨扫描检查发现可疑的骨转移时，可以行 MRI 检查等进一步确认。

2.获取肺癌细胞学或组织学检查

(1)痰脱落细胞学检查：痰液细胞学检查是诊断中央型肺癌最简单、最方便的无创诊断方法之一，但是有一定的假阳性和假阴性可能，并且分型较为困难。其敏感性不足 70%，但特异性高。

(2)胸腔积液细胞学检查：有胸腔积液的患者，可进行抽液查找癌细胞，检出率为 40%～90%，多次送检可以提高阳性率。

(3)呼吸内镜检查

1)支气管镜：支气管镜是诊断肺癌的主要方法之一。对中央型肺癌，直视下组织活检加细胞刷刷检的诊断阳性率可以达到 90% 左右。对周围型肺癌，可以行经支气管镜肺活检(TBLB)，直径大于 4 cm 病变的诊断率可以达到 50%～80%。对常规支气管镜无法观察到的病灶，可以根据病灶部位和不同单位的具体条件，通过 X 线透视、径向超声小探头和磁导航等技术来引导气管镜以获得病理结果。

2)胸腔镜：胸腔镜用于经支气管镜等方法不能取得病理标本的胸膜下病变，并且可以观察胸膜有无转移病变。

3)纵隔镜：纵隔镜可以作为确诊肺癌和手术前评估淋巴结分期的方法。

(4)针眼活检

1)经胸壁穿刺肺活检：在 X 线透视、胸部 CT 或者超声引导下可以进行病灶针吸或者切割活检。其创伤小、操作简便，可以迅速获得结果，适用于紧贴胸壁或者距离胸壁较近的肺内病灶。

2)浅表淋巴结活检：锁骨上或腋窝的肿大淋巴结可以做针吸活检，也可以手术淋巴结活检或切除。

3)闭式胸膜针刺活检：对于胸膜结节或者有胸腔积液的患者也可得到病理诊断。

(5)开胸肺活检：若经过上述多项检查仍然未能明确诊断，可以考虑开胸肺活检。开胸肺活检必须根据患者的年龄、肺功能等，仔细权衡利弊后方可决定。

3.肿瘤标记物检查

临床常用的原发性肺癌标志物有 CEA、神经元特异性烯醇化酶(neuron-specific enolase，NSE)、细胞角蛋白 19 片段抗原(cytokeratin 19 fragment antigen 21-1，CYFRA21-1)胃泌素释放肽前体(pro-gastrin-releasing peptide，ProGRP)、鳞状上皮细胞癌抗原(squamous cell carcinoma antigen，SCCA)、糖类抗原 125(CA125)等。

(1)CEA：CEA 升高常见于消化系统肿瘤，肺癌患者的血清 CEA 也可升高，有助于肺癌的早期诊断和预后评估。CEA 经过肝脏代谢，肝脏的良性疾病也可以导致癌胚抗原升高，但通常升高幅度比较小。

(2)NSE：NSE 在小细胞肺癌中升高较为明显，在非小细胞肺癌中也可以升高。一些良性疾病如感染性疾病，以及其他恶性肿瘤如黑色素瘤中，NSE 也可升高。

(3)细胞角蛋白 19 片段(CYFRA 21-1)：肺鳞癌和肺腺癌均可有 CYFRA 21-1 表达，

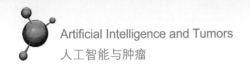
特别是肺鳞癌,因此 CYFRA 21-1 对于肺癌的病理分型和预后评估具有重要的价值。

(4)ProGRP:ProGRP 对于小细胞肺癌的诊断具有重要价值,对于小细胞肺癌的疗效评估、复发监测以及预后判断也有一定的作用。10%～30%的非小细胞肺癌也可出现 ProGRP 升高,但一般升高幅度比较小。

(5)鳞状细胞癌相关抗原(SCC-Ag):SCC-Ag 存在于肺、咽和食管等恶性肿瘤中,特别是鳞状细胞癌,因此是肺鳞癌比较特异的标志物。

(6)糖类抗原 125(CA125):CA125 最初在卵巢癌中有明显升高,后来在肺癌的恶性渗出液中也发现了 CA125 的存在,部分肺癌患者的血清 CA125 也有不同程度升高。

虽然可用于肺癌诊断的肿瘤标记物很多,但是单一肿瘤标记物检测的敏感度和特异度不够理想,容易引起部分患者漏检。而联合检测具有互补性,可以提高对于无症状患者的检出率和肺癌诊断敏感性,也能为肺癌的诊断、病理分型提供一定的依据。有研究表明,CEA、NSE、CYFRA 21-1、ProGRP、SCC-Ag 和 CA125 的联合检测可以提高肺癌的诊断性能和早期的检出率,有助于对肺癌的不同病理类型进行鉴别诊断以及肺癌临床分期的判断,6 项肿瘤标志物联合检测是肺癌比较理想的诊断指标[4]。肺腺癌血清中的 CEA 水平明显高于肺鳞癌和小细胞肺癌,在小细胞肺癌中,NSE 表达水平比较高,CYFRA21- 1则在鳞癌中最高[5]。

(二)肺癌的治疗

1.手术治疗

在过去的几十年里,由于麻醉和手术的进步,肺癌手术已经从一个可能危及生命的手术变成了最安全的手术之一,术后死亡率的下降就说明了这一点。20 世纪 60 年代,全肺切除术后死亡率为 17%,肺叶切除术后死亡率为 10%,而无法进行切除的单纯开胸探查术后死亡率为 9%。之后术后死亡率显著下降:21 世纪初,全肺切除术后住院死亡率下降至 8%,肺叶切除术后死亡率下降至 3%;如今,开放式肺叶切除术后 30 天死亡率进一步下降至 2%,微创肺叶切除术后为 1.3%,全肺切除术后为 4%[6]。

肺叶切除术被认为是肺癌的有效肿瘤切除术,它的适应证从肺叶切除术(肺切除术是禁忌的)转变为应该进行肺叶切除术(如果可以的话),现在,完全淋巴结清扫(LND)的肺叶切除术仍然是肺癌切除术的“金标准”。目前,微创手术、电视辅助胸腔镜手术(VATS)和机器人辅助胸腔镜手术(RATS)构成了一场真正的技术、医学和外科革命,因为它可以进行符合肿瘤学标准的切除术,使用小切口且无须肋骨展开[6]。

2.化学治疗

化学治疗用于肺癌晚期或者复发患者的治疗,还可以用于术后患者的辅助化疗、术前新辅助化疗以及联合放疗的综合治疗等。由于大部分肺癌患者在首诊时已经处于晚期,无法通过手术得到根治,而靶向治疗又有一定局限性,仅适用于有敏感基因突变的患者,且不可避免会出现药物耐受的情况,加上目前尚无针对鳞状细胞肺癌的靶向药物,因此,化疗目前仍然是大部分肺癌患者的主要治疗手段。即使是接受靶向治疗的患者,化疗也仍然占据着十分重要的地位[7]。

常用的化疗药物包括铂类(顺铂、卡铂)、吉西他滨、培美曲塞、紫杉类(紫杉醇、多西他赛）、长春瑞滨、依托泊苷和喜树碱类似物（伊立替康）等。目前，一线化疗推荐含铂的两药联合方案，二线化疗推荐多西他赛或培美曲塞单药治疗。一般在治疗 2 个周期后进行疗效评估，密切监测和防治不良反应，并需要酌情调整药物和（或）剂量。

（1）NSCLC：NSCLC 对于化疗的反应比较差，对晚期和复发的 NSCLC 患者，联合化疗可缓解症状，提高生活质量，并且能够提高生存率，但是晚期 NSCLC 患者预后水平仍然相对较差，中位生存期仅为 8～12 个月。目前，一线化疗推荐行含铂两药联合化疗，如卡铂或顺铂加紫杉醇、长春瑞滨、吉西他滨、培美曲塞或多西他赛等，行 4～6 个周期化疗。对化疗之后肿瘤缓解或者疾病稳定没有发生进展的患者，可行维持治疗。对于一线治疗失败者，推荐行多西他赛或者培美曲塞单药二线化疗。

对于含有敏感基因突变的晚期 NSCLC 患者，含铂双药化疗和靶向药的联合应用可提高患者的生存获益。对于 EGFR 突变阳性的 Ⅳ 期 NSCLC 患者，一线行厄洛替尼、吉非替尼和阿法替尼（EGFR-TKI）治疗同一线含铂的两药化疗方案相比，其治疗反应、无进展生存率（PFS）更具有优势，并且毒性反应更低。如果发生耐药（一般在治疗后的 9～13 个月）或者疾病进展，如 T790M 突变，则可使用二线 TKI 奥希替尼。对 ALK 和 ROSI 重排阳性患者可以选择克唑替尼进行治疗。对 Ⅳ 期非鳞状细胞癌的 NSCLC 患者，若患者未发生咯血及脑转移，可以考虑在化疗基础上联合应用抗肿瘤血管药物如贝伐珠单抗。细胞程序性死亡-配体 1（PD-L1）表达阳性大于等于 50% 的患者，可以使用 PD-1 药物，如派姆单抗（pembrolizumab）、纳武单抗（nivolumab）及阿特珠单抗（atezolizumab）等。

（2）SCLC：SCLC 对化疗十分敏感，化疗是基本的治疗方案。一线化疗药物有依托泊苷或伊立替康联合顺铂或卡铂，共 4～6 个周期化疗。对于手术切除的患者，推荐辅助化疗。对局限期 SCLC（Ⅱ～Ⅲ 期），推荐放、化疗为主的综合治疗。对广泛期患者，采用以化疗为主的综合治疗，广泛期和脑转移的患者选择何种方案，取决于患者是否有神经系统的症状，可以在全脑放疗之前或者之后给予化疗。大多数局限期患者和几乎所有的广泛期 SCLC 患者都将会复发。复发的 SCLC 患者，根据复发类型来选择二线化疗方案或者一线方案的再次使用。

3.靶向治疗

靶向治疗是以肿瘤组织或者细胞的变异驱动基因，以及肿瘤相关的信号通路特异性分子为靶点，利用分子靶向药特异性阻断该靶点的生物学功能，选择性地在分子水平逆转肿瘤细胞的恶性生物学行为，从而抑制肿瘤生长甚至使肿瘤消退。近年来，以酪氨酸激酶抑制剂（TKI）为代表的分子靶向药物广泛应用于临床当中，其优势十分明显，效率比较高，毒副反应比较小，分子生物学的快速发展为肺癌治疗注入了全新的动力，分子靶向抗肿瘤药物的效果越来越显著，已在 NSCLC 治疗中取得了显著效果[8]。

靶向治疗主要应用于非小细胞肺癌中的腺癌患者，如以 EGFR 突变阳性为靶点的 EGFR-酪氨酸激酶抑制剂（EGFR-TKI）——厄洛替尼（erlotinib）、吉非替尼（gefitinib）、阿法替尼（afatinib）、奥希替尼（osimertinib），以 ALK 重排阳性为靶点的克唑替尼（crizotinib）、艾乐替尼（alectinib）、色瑞替尼（ceritinib）等和以 ROSI 重排阳性为靶点的

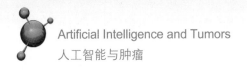
克唑替尼可以用于一线治疗或者化疗后的维持治疗,对于不适合根治性治疗的局部晚期患者以及转移的 NSCLC 有显著治疗作用,并且可延长患者的生存期。此外,以肿瘤血管生成为靶点的贝伐珠单抗(bevacizumab),联合化疗能够明显提高晚期 NSCLC 患者的化疗效果,并延长肿瘤的中位进展时间。应用针对免疫检查点 PD-L1 的单克隆抗体可以抑制 PD-1 与肿瘤细胞表面的 PD-L1 结合,进而产生一系列抗肿瘤的免疫作用,也有一定治疗效果。

2020 年 7 月 9 日,国际学术刊物《细胞》(Cell)正式发表了由中国科学家在国际上首次完成的大规模临床肺腺癌蛋白质组草图的绘制工作,这项研究发现了与患者预后密切相关的分子特征,特别是发现了中国人群肺腺癌两个主要基因(TP 53 和 EGFR)突变人群的蛋白质分子特征。在此项研究中,中国科学院上海药物研究所谭敏佳研究员团队联合军事科学院军事医学研究院、国家蛋白质科学中心(北京)贺福初院士团队、汪宜研究员团队,国家癌症中心/中国医学科学院肿瘤医院程书钧院士、肖汀研究员团队,上海交通大学李婧教授团队等,在国际上首次对肺腺癌开展了大规模、高通量、系统性的全景蛋白质组学研究。研究工作对 103 例临床患者的肺腺癌和癌旁组织进行了蛋白质表达谱和磷酸化翻译后修饰谱的深度解析,最终共鉴定到 11119 个蛋白产物和 22564 个磷酸化修饰位点,同时整合临床信息和基因组特征数据分析,深度构建了基于蛋白质组的肺腺癌分子图谱全景。该研究首次从蛋白质水平全景绘制肺腺癌人群蛋白质分子图谱,对于肺腺癌病理机制的深入认识,疾病诊断生物标志物与药物治疗靶点的发现,以及实现更精准的肺腺癌分子分型和治疗方案的制定等具有重大科学意义。

目前,靶向治疗的发展极大改善了敏感突变 NSCLC 患者的预后,但是仍有超过 50% 的 NSCLC 患者,包括 KRAS 突变的患者,尚无有效的分子靶向药物进行治疗。此外,对接受分子靶向治疗的患者,获得性耐药仍是难以解决的问题。部分新一代的抑制剂已经成功地克服了分子靶向耐药突变,特别是对 EGFR 或 ALK 的 NSCLC 患者,可能导致更多耐药机制的产生[9]。相信随着认识的不断加深,研究者对分子靶向治疗非小细胞肺癌的作用机制会更加明确,从而研发出疗效更加显著的治疗药物,为非小细胞肺癌的临床治疗提供更积极有效的治疗策略。

4.放射治疗

放疗可以分为根治性放疗、姑息性放疗、辅助放疗、新辅助化放疗和预防性放疗等。根治性放疗被用于病灶局限、因解剖原因不便手术或者因其他原因不能手术者,如果辅以化疗,可以提高疗效;姑息性放疗的目的在于抑制肿瘤发展,延迟肿瘤的扩散和缓解症状,对于肺癌引起的顽固性咳嗽、咯血、肺不张、上腔静脉阻塞综合征有肯定的疗效,也可以缓解骨转移性疼痛和脑转移引起的症状表现。辅助放疗用于术前放疗、术后切缘阳性的患者。预防性放疗用于全身治疗有效的小细胞肺癌患者的全脑放疗。放疗通常联合化疗来治疗肺癌,根据分期、治疗目的和患者一般情况的不同,联合方案可以选择同步放化疗、序贯放化疗。

(1)SCLC

1)局限期 SCLC:局限期 SCLC 治疗以化疗联合局部治疗的综合治疗为原则,根据不同分期来选择化放疗或化疗联合手术治疗。

现有的研究支持 T1～2N0M0 的早期 SCLC 患者可以接受根治性手术治疗,但这部分患者仅占所有局限期 SCLC 的 5%,超出该分期的患者不能从手术中获益。而对因高龄、伴随严重的内科合并症等不能手术或者不愿接受手术治疗的患者,可给予体部立体定向放疗(SBRT 或 SABR),剂量分割方案和正常组织剂量限制可以参考早期 NSCLC 的 SBRT 或 SABR。

手术完全切除病灶后肺门、纵隔淋巴结阳性患者的放疗:在临床实践中,一部分患者手术后才被病理证实为 SCLC,这部分患者中,应给予肺门、纵隔淋巴结阴性者依托泊苷联合顺铂或卡铂方案辅助化疗方案;术后病理示肺门和(或)纵隔淋巴结阳性的患者,除了化疗,还应结合术前的影像学检查以及术后病理,行肺门、纵隔淋巴结引流区术后辅助放疗。

分期超过 T1～2N0M0 局限期 SCLC 的放疗及综合治疗:化疗联合放疗的综合治疗是不能手术的局限期 SCLC 患者的标准治疗方案。

及早开始放疗有利于改善预后,推荐放疗与第 1 或第 2 疗程的化疗同步开始。但是对于肿瘤巨大,有区域淋巴结广泛转移及伴随肺不张等情况,可先给予 2 个疗程化疗,但是无论化疗是否有效,在第 3 疗程化疗时均应行同步胸部放疗,不宜继续推迟放疗。最佳胸部放疗的剂量目前仍然不确定。推荐的放疗剂量分割方式为每次 1.5 Gy,每天两次,共 30 次,45 Gy;或者每次 2 Gy,每天一次,共 30～35 次 60～70 Gy。

2)广泛期 SCLC 的放疗:广泛期 SCLC 病变属于全身性病变,治疗原则应以全身治疗为主,对于有症状的脑转移或骨转移可行放疗。基于近期的前瞻性研究结果,推荐化疗联合 PD-L1 抑制剂一线治疗。初始治疗的有效性高,但容易复发转移,总体来说预后不佳[10]。

(2)NSCLC:NSCLC 患者放疗的主要适应证包括五种情况:①有手术禁忌证的患者或者拒绝手术的早期 NSCLC 根治性治疗,使用立体定向放疗(stereotactic radiotherapy,SRT);②部分可手术局部晚期患者的术前或者术后治疗;③局部晚期 NSCLC 的根治性治疗,通常和化疗相结合;④寡进展和寡转移患者的局部巩固治疗;⑤晚期 NSCLC 患者的姑息治疗。放疗的目的是最大限度控制肿瘤并且减少治疗相关的不良反应。更加先进的精确放疗技术,如调强放疗、容积调强弧形治疗、4D-CT 模拟定位、MR 模拟定位、图像引导放疗、运动管理策略等,已经被证明能够显著降低不良反应并提高生存率。NSCLC 患者至少应该接受基于 CT 模拟图像的三维适形、调强放疗技术治疗[11]。

接受放化疗的患者,潜在的毒副反应会增大,应注意对肺、心脏、食管和脊髓等危及到的器官进行保护;治疗过程中应当尽可能避免因毒副反应处理不当而导致放疗的非计划性中断。同时,应注意减轻和防止白细胞减少、放射性肺炎和放射性食管炎等放疗反应。对于全身情况差,有严重的心、肺、肝、肾功能不全者应将放疗列为禁忌。

(3)寡转移灶的治疗:NSCLC 远处转移的患者中,并不都是多发的、广泛的,有将近 7% 的患者表现为肺外孤立转移。研究者将这种特殊形式的晚期肿瘤转移称为 NSCLC 寡转移。随着各项检查手段技术水平的提高,越来越多 NSCLC 寡转移逐渐被发现。目

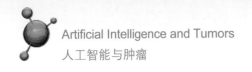

前,肺癌寡转移的常见部位包括脑和肾上腺,其次为骨,其他部位的转移较为少见。

NSCLC 的寡转移状态形成并非是随机无序的,整个过程受到机体的严格调控。经典肿瘤转移理论"种子与土壤"学说认为,肿瘤细胞作为"种子"通过血管或淋巴管播散,种植在原发器官之外的其他"土壤"器官上,形成微小转移灶或继续生长,最后形成更大的转移灶。尽管寡转移概念的提出距今已有二十多年,但对于有限器官和有限数目一直缺乏确切的定义。在研究的初期,有研究者将寡转移定义为 1～2 个器官中不超过 5 个转移灶。但近年来,随着研究不断深入,单个器官中不超过 3 个转移灶这一界定更加合适。在第 8 版 TNM 分期中,对发生远处转移的患者,由于 1 个器官中有 1 个转移灶患者的预后明显不同于多个转移灶的患者,因此,将这一类情况定义为一个特殊的分期,即 M1b 期。这一新分期的出现,也再次表明寡转移的概念在肺癌中确实存在并且被部分证实[12]。

NSCLC 寡转移临床分期同广义上的晚期肺癌相比较而言,无论是在生物学层面还是治疗层面都有所不同。就生物学层面来说,NSCLC 寡转移是指一段肿瘤生物侵袭性比较温和的时期;就治疗层面来说,NSCLC 寡转移在全身治疗的同时,仍然以局部治疗为主,如手术切除、SRT、射频消融等[13]。

肺部手术前存在孤立脏器(脑、肾上腺或骨)转移者,应当根据肺部的病变分期原则进行手术或者放疗和术后治疗。孤立性脏器转移灶的治疗依部位进行:①脑或者肾上腺转移者应积极行局部治疗,包括手术切除脑或肾上腺的转移瘤,或者对脑或肾上腺转移瘤行常规放疗或 SBRT。若患者已经合并明显的中枢神经系统症状,影像学检查显示有脑转移瘤压迫,水肿显著或者中性结构偏移严重等情况,建议先行脑转移瘤手术来解除颅脑问题,择期再行肺部原发瘤手术。②骨转移患者接受放疗联合双膦酸盐治疗。对于承重骨转移,推荐行转移灶手术加放疗。

肺部手术后出现孤立脏器(脑、肾上腺或骨)转移的,应当根据孤立性脏器转移灶的部位进行治疗:①脑或肾上腺转移者应积极行局部治疗,包括手术切除脑或肾上腺转移瘤,或者对脑或肾上腺转移瘤行常规放疗或 SBRT,根据情况决定是否联合全身治疗。②骨转移者应接受放疗联合双膦酸盐治疗,对承重骨转移患者,推荐行转移灶手术加放疗,根据情况联合全身治疗。

总之,对寡转移晚期的 NSCLC 患者,在全身规范治疗的基础上,应当采取积极的局部治疗,使患者的生存获益达到最大化。

(三)康复

运动康复对于接受肺叶切除术的肺癌幸存者是一种安全有效的干预措施,接受肺叶切除术的肺癌患者根据个性化的运动处方进行 12 周的运动。在干预前和 12 周的运动训练后收集患者肺功能、肌肉力量和生活质量的测量值,运动训练后肺功能、肌肉力量有显著改善,在疲劳和生活质量方面都有显著改善。

加速术后康复(enhanced recovery after surgery,ERAS),呼吸系统预康复可通过减少短期并发症和不良事件以及改善手术体验,在呼吸系统脆弱患者的管理中显示出积极影响。然而,这些计划必须时间很短或在诊断后很早就开始,以免延误治疗,防止癌症进展[14]。

三、人工智能的应用

（一）AI辅助肺癌影像学诊断

肺癌早筛对于肺癌的治疗意义重大，利用各种检查和技术手段提高肺癌早筛的成功率，是当下亟待解决的问题。在很早之前，CAD就已经被应用于临床，近年来，更是发展为人工智能，成为医疗中的全球性热点。人工智能是指智能机器依托计算机技术来模拟人类智能，从而提高人类工作能力和效率。肺癌预测卷积神经网络（LCP-CNN）人工智能模型通过使用肺癌预测卷积神经网络进一步提高了预测准确性，这是一种基于人工智能的模型，无须进行结节测量；结节大小和形态是人工智能肺癌风险预测的重要因素[15]。AI核心的方法学研究多集中于机器学习，而关于临床医学的机器学习，则是利用医疗大数据的关键技术。肺癌医疗大数据由肺癌患者的临床资料、病理诊断、影像学信息、基因组学、蛋白组学、代谢组学和随访结果等构成。借助计算机技术，AI能够有效处理肺癌医疗大数据，用于辅助肺癌的影像学诊断、病理学诊断、分子生物学诊断、诊疗决策以及肺癌单病种数据库建设和使用等多个方面，从而形成AI辅助肺癌诊疗的一体化解决方案。

肺结节的AI辅助诊断是临床医学最容易的切入点。因此，目前AI辅助肺癌影像学的诊断主要集中在肺小结节的诊断上，将来可能会进一步发展到对直径大于3 cm肺癌的诊断以及对于肺门和纵隔淋巴结转移的诊断等，进而能够涵盖所有肺癌的影像学诊断。

AI辅助的肺小结节诊断可以提供以下肺小结节的信息：肺小结节的位置、大小（包括最长径、最大截面积和体积）、性质（纯磨玻璃、亚实性、实性）和恶性概率（0～100%）。AI辅助诊断系统还能够对同一患者不同时期胸部CT检查的同一位置肺小结节的长径、体积、平均密度及恶性概率的变化进行精确的量化对比分析，对于体积增大

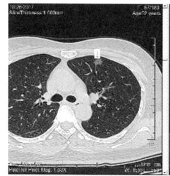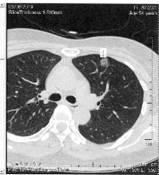

图7-14　AI辅助诊断对肺部小结节进行跟踪对比的分析结果

注：对比结果为体积增加509 mm³，平均密度增加142.4 Hu，倍增时间14.8个月。

的肺结节，可以计算出结节增大的倍增时间（图7-14）。对于所有筛查出的肺小结节，按照其恶性概率的大小，由高到低排列，给出标准的人工智能辅助肺癌诊断分析报告来供医生参考[16]。

（二）电磁导航支气管镜（electromagnetic navigation bronchoscopy，ENB）

电磁导航支气管镜巧妙地将电磁导航技术同传统支气管镜系统相结合，是医工交叉学科的代表作品之一。电磁导航设备作为支气管镜检查中的一个GPS系统，通过患者身

下的电磁定位板和定位探头相配合,结合肺部三维 CT 成像和虚拟支气管树,形成肺部 GPS 系统,从而引导医师去往外周支气管,实现快速、精准直达病灶。电磁导航支气管镜借助电磁实时引导,能够准确到达常规支气管镜不能到达的肺外周病灶(尤其是微小结节和磨玻璃结节),并且建立一条工作管道到病灶,从而实现 360°无死角探肺,以便于进行病理活检、染色定位和微创胸腔镜精准切除,真正实现了肺部疾病的精准、微创、可视、诊疗一体化(图 7-15)。电磁导航支气管镜的出现对肺癌的早期诊断起到了至关重要的作用,与其他类型的活检技术(如经胸穿刺活检、支气管镜检查、胸腔镜活检和开胸手术)相比,ENB 保证了较高的诊断准确性和安全性。近年来,随着 ENB 技术的不断发展,其外延的范围也不断扩大。该技术不再是简单的辅助诊断检测,而是一种辅助手术治疗的创新技术,为早期肺癌的治疗开辟了新的研究途径[17]。电磁导航支气管镜的问世给周围型结节的诊断、定位、治疗带来了令人振奋的解决方案,突破了传统的支气管镜检查的应用瓶颈,特别是它可以智能识别并重建患者的支气管树,能够智能规划导航路径并实时跟踪指导操作过程等。

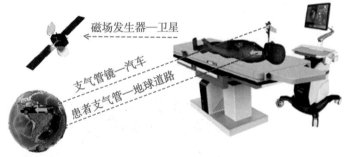

图 7-15　电磁导航支气管镜工作原理

随着电磁导航系统在临床的应用和普及,其经自然腔道实现微创、没有辐射伤害等优点日益凸显,同其他定位染色、快速病理诊断、微波、放疗和射频等技术进行优化融合,仅仅通过一次麻醉就可以完成外周型结节的"活检、诊断、定位和手术或局部治疗"一体化诊疗模式,满足了广大肺癌患者早发现、早诊断、早治疗的需求,未来极有可能改变早期肺癌的诊断和治疗模式[18]。

(三)机器学习在放射治疗中的应用

机器学习是人工智能领域中的一个大分支,也是人工智能的核心,目前,深度学习方法这一机器算法在肺癌的放射治疗中得到了广泛应用。深度学习方法同传统机器学习算法的区别在于它具有强大的特征学习能力,现在已经成为机器学习的一个独立大分支。深度卷积神经网络是深度学习方法的重要组成部分,因其具有强大的自学习能力、运行速度快和自适应能力强等特点,现在已经成为深度神经网络的主流,被广泛用于肺癌放疗的各个环节。CNN 网络结构通常由卷积层、池化层、激活函数和全连接层组成(图 7-16)。最后由全连接层将输出值传给分类器(如 softmax 分类器)进行计算,从而得出每一个类别的概率[19]。

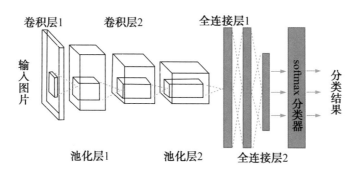

图 7-16 卷积神经网络结构

在肺癌的放疗中,数据常常是十分庞大的,如果对这些数据都进行人工处理和分析,时间过长,易出现主观性错误,并且缺乏量化标准,易出现误诊或漏诊的现象。为了解决以上问题,人工智能在肺癌放疗领域得到迅速发展。

1.图像配准

传统图像配准方法包括基于强度和特征的手工图像配准方法。人工智能的深度神经网络技术则能够很好地弥补传统配准方法耗时较长的缺点。

2.肿瘤靶区的自动勾画

肺部肿瘤通常是不规则的,位置具有不确定性,且与周围组织器官的对比度低,这些都加大了对肿瘤靶区进行自动勾画的难度。有研究利用 CNN 技术在肺部的 CT 图像上勾画肿瘤,并且已经获得了一定成果。

3.危及器官的自动勾画

手动勾画危及器官需要耗费大量时间和精力。目前,市场上应用较多的是基于 Atlas 方法的自动分割模型。该模型由先验知识驱动,极大缩短了危及器官的勾画速度,但是依赖于图像配准精度,并且在处理不规则的图像时性能有限。随着人工智能的发展,尤其是 U-Net 模型的出现和不断改进,其因出色的分割性能而受到青睐。此外,同基于 Atlas 的方法相比,基于深度学习这一方法是基于具有大量特征数据开发的,可为具有较大变化的问题提供更好的解决方案。

4.治疗计划的自动化和优化

近年来,不少人工智能技术将基于知识计划(knowledge-based planning,KBP)的方法应用于放疗自动计划系统中。KBP 利用机器学习方法,能够对过去大量的高质量计划进行特征提取,针对所有危及器官,预测出符合当前患者的剂量体积直方图(dose volume histogram,DVH)的最优范围,自动生成以及优化治疗计划。

5.质量保证预测

利用人工智能进行质量保证预测,可帮助物理师在放疗前检测发现加速器的问题和识别出失败的计划,来确保患者安全受照。

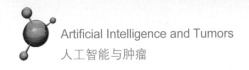

6.放射性肺毒性（radiation induced lung toxicity，RILT）

利用人工智能对以放射性肺炎（radiation pneumonitis，RP）为代表的 RILT 进行预测也是放疗自动化中的重要组成部分。很多研究利用传统机器学习模型，根据手动提取的患者剂量学特征、临床特征和生物学特征来预测放射性肺炎，可以达到很好的预测效果。

目前，人工智能技术已渗透到肺癌放疗的各个环节，并且已经取得了阶段性成果，尤其是在图像配准、肿瘤靶区和危及器官的自动勾画领域进展显著。一方面，可能是因为这些影像容易收集、特征丰富，并且可以通过图像平移、缩放和旋转等扩充数据集，提高模型泛化能力。另一方面，适用于自动分割的 U-net 模型，具有极强的自适应能力和结构改造性，让研究人员能充分发挥想象力改进模型。在放疗计划制订优化、质量保证预测和不良反应预测等方面，进展相对缓慢，且研究成果大多停留在理论阶段。原因可能是这些领域需提取的特征较复杂且多样，如果用传统的机器学习方法训练，手动提取特征将耗费大量的人工成本，且容易遗漏如临床数据、生物学数据等难以获取的特征。

由于各机构之间缺少数据共享，并且对这些数据缺乏科学的管理，以及基于深度学习的算法的不透明性和不可解释性，阻碍了人工智能在肺癌放疗领域的发展。未来，综合与肺癌相关的因素，包括临床信息、病理学和生物学数据，并且加强各个机构之间的数据共享，将有助于丰富完善人工智能放疗系统。在数据完善、真实可靠以及规范整理的基础上，加强对于算法的不断优化和结构创新，人工智能放疗系统将成功应用到临床实践中，能够协助医生和物理师为肺癌患者提供个体化、最优的放疗方案。

参考文献

［1］中华医学会肿瘤学分会，中华医学会杂志社.中华医学会肿瘤学分会肺癌临床诊疗指南（2021 版）［J］.中华肿瘤杂志，2021，43（6）：591-621.

［2］葛均波，徐永健.内科学［M］.8 版.北京：人民卫生出版社，2019.

［3］谢双华，王刚，郭兰伟，等.体质指数与非吸烟男性肺癌发病关系的前瞻性队列研究［J］.中华流行病学杂志，2016，37（9）：1213-1219.

［4］陈一超，辇伟奇，冉静，等.肿瘤标志物联合检测对肺癌诊断、病理分型和临床分期的临床价值［J］.国际检验医学杂志，2018，3901：32-37.

［5］王银菊.血清肿瘤标记物在肺癌临床诊断中的意义［J］.中国现代医生，2010，4817：1-2＋12.

［6］MONTAGNE F，GUISIER F，VENISSAC N，et al. The role of surgery in lung cancer treatment：Present indications and future perspectives-state of the art［J］. Cancers（Basel），2021，13（15）：3711.

［7］林小峰，陈龙.晚期非小细胞肺癌化疗现状及进展［J］.广西医科大学学报，2019，36（5）：850-855.

［8］李克爱.非小细胞肺癌的分子靶向治疗研究进展［J］.继续医学教育，2020，34（6）：76-77.

[9]王淑云,孙玉萍.非小细胞肺癌分子靶向治疗研究进展[J].精准医学杂志,2019,
34(2):99-104.

[10]中华医学会放射肿瘤治疗学分会,中国医师协会放射肿瘤治疗医师分会,中国
抗癌协会放射治疗专业委员会,等.中国小细胞肺癌放射治疗临床指南(2020版)[J].中华
放射肿瘤学杂志,2020,29(8):608-614.

[11]中华医学会放射肿瘤治疗学分会,中国医师协会放射肿瘤治疗医师分会,中国
抗癌协会放射治疗专业委员会,等.中国非小细胞肺癌放射治疗临床指南(2020版)[J].中
华放射肿瘤学杂志,2020,29(8):599-607.

[12]赵晋波,张晨曦,李小飞.非小细胞肺癌寡转移的外科治疗[J].临床外科杂志,
2018,2603:165-167.

[13]燕相伟,马洪玉,刘雪莹,等.非小细胞肺癌体部寡转移的立体定向放射治疗[J].
现代生物医学进展,2019,1905:983-986.

[14] ROGERS L J, BLEETMAN D, MESSENGER DE, et al. The impact of
enhanced recovery after surgery (ERAS) protocol compliance on morbidity from
resection for primary lung cancer[J]. J Thorac Cardiovasc Surg, 2018, 155 (4):
1843-1852.

[15]CHETAN M R,DOWSON N,PRICE N W,et al. Developing an understanding
of artificial intelligence lung nodule risk prediction using insights from the Brock model
[J]. Eur Radiol,2022.

[16]张逊.人工智能辅助肺癌诊疗一体化解决方案的临床实践与展望[J].中国胸心
血管外科临床杂志,2019,26(12):1167-1170.

[17]YANG W H,XU T Q,ZHANG Y,et al. Application of electromagnetic
navigation bronchoscopy in the early diagnosis and treatment of lung cancer: A
narrative review[J]. Transl Cancer Res,2021,10(3):1583-1593.

[18]马洪海,安舟,胡坚.从人工智能角度看磁导航气管镜的应用和发展[J/OL].中
国胸心血管外科临床杂志,2022,29(1):133-137.

[19]甘武田,应延展,全红,等.肺癌放射治疗中人工智能的应用进展[J].中华肿瘤防
治杂志,2021,28(18):1428-1432.

(温芝华)

第四节　大脑胶质瘤

1.了解大脑胶质瘤的定义、病理生理和临床表现。

2.熟悉大脑胶质瘤的诊断和治疗方法。

3.熟悉大脑胶质瘤治疗相关医工结合的现状及进展。

案例

鞠某,男,57岁,年轻时是机械厂工人,从事一般强度体力劳动,身体健壮,现已退休,因为"言语不利伴右上肢活动不灵1个月"来到医院神经外科住院治疗。

目前情况:1个月前无明显诱因出现言语不利,伴右上肢活动不灵,继而出现口角歪斜,进食时食物易从口角流出。发病2周后,就诊于当地医院,考虑为"脑梗死",行颅脑CT检查示左额叶及放射冠异常密度,给予"阿司匹林"治疗。经治疗后,患者症状无明显改善。行颅脑MRI检查示左额岛叶占位性病变,病变强化明显。门诊以"左额岛叶占位性病变"收入我科,准备手术治疗。

专科检查:神志清,精神可,言语欠流利。双瞳孔等大等圆,存在直接间接对光反射。右侧口角低,伸舌右偏,右上肢活动欠灵活,肌力Ⅳ级,肌张力略低,余肢体肌力Ⅴ级,肌张力正常。闭目难立征(+),右侧巴宾斯基征(+)。

辅助检查:颅脑CT示左额叶、放射冠等、低密度影;颅脑MRI示左额、岛叶长T1长T2占位性病变,呈环形强化,周围脑组织水肿明显。

入院诊断:左额岛叶占位性病变(胶质瘤可能性大)。

患者发病时言语不利、肢体活动不灵,很像急性脑梗死的症状。当地医院行颅脑CT检查后,按照"脑梗死"进行治疗后,患者症状无改善,行颅脑MRI检查后,才明确为颅内占位性病变,收入我科治疗。该病变进展较快,颅脑MRI检查提示脑胶质瘤可能性大。与患者及家属充分沟通后,决定手术治疗。患者病变侵袭岛叶,且术前患者的对侧肢体运动受影响,为最大范围地切除肿瘤且尽可能保存患者功能,我们对患者进行了磁共振DTI检查,并将患者的影像学检查结果导入导航系统,制订手术计划,确定手术切除范围。手术中采用神经导航与神经电生理监测相结合,确定中央前回运动区,避免损伤患者运动功能。患者完善术前检查,排除手术禁忌,于全麻神经导航电生理监测下行左额岛叶占位性病变切除术。

手术过程:患者全麻成功后,取仰卧位,以头架固定,连接神经导航及电生理监测。导航下注册患者信息,标记肿瘤头皮投影及左额部马蹄形切口,电生理监测肢体运动诱发电位。常规消毒铺巾,依次切开头皮各层,颅骨钻孔2个,铣刀铣下骨瓣,见硬膜张力较高。"十"字形打开硬膜,皮层电极及双极神经探头确定中央沟与中央前回位置,于中央前回前方,导航确定肿瘤皮层投影,电灼皮层造瘘,皮层下 2 cm 可见肿瘤组织。肿瘤色灰白,质地韧,血运一般,与周围脑组织边界不清,取少许肿瘤组织送快速病理检查,示"高级别胶质瘤"。神经导航下确定肿瘤边界以及纤维束位置,沿肿瘤周围水肿区分离并切除肿瘤组织至正常脑组织,运动诱发电位提示患者运动功能保存良好。术腔妥善止血,缝合硬膜,复位并固定骨瓣,依次缝合头皮各层。手术顺利,术后患者安返病房。图 7-17 所示为手术显露及术中导航反射球安装及注册。

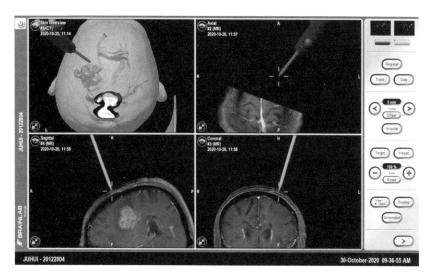

图 7-17 手术显露及术中导航反射球安装及注册

患者术后第 2 天复查颅脑 CT 见肿瘤切除完全,术腔无明显渗血。右上肢肌力Ⅲ级,其余肢体肌力正常,给予甘露醇、甲强龙、针灸及康复治疗后,患者右上肢肌力恢复至Ⅳ级。患者常规病理示"胶质母细胞瘤,WHO Ⅳ级",术后 7 天拆线,恢复良好转放疗科继续治疗。

医工结合点:计算机导航技术是将空间导航技术、计算机图像处理技术与医学影像技术及机器人技术的结合。它是一种人机交互的系统,通过计算机导航系统三维立体空间分析,确定肿瘤在体表以及皮层的位置,选择合适的手术入路及设计相应的刀口,标记肿瘤周围的重要组织结构,术中指导肿瘤的切除。在切除肿瘤的同时,最大程度地减少对周围正常组织结构的损伤,以达到精准治疗的目的,取得更好的手术效果。

思考题

全球范围内对医工结合的探索已有数十年,取得了一些突破性的研究成果,随着现代学科之间相互交叉需求的进一步增加,医工结合逐渐成为引领未来医学创新的主导方向。除了上述案例中神经导航技术的使用,还有哪些医工结合的进展给脑胶质瘤患者带来了益处?

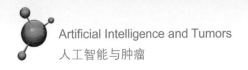

案例解析

一、疾病概述

(一)定义及流行病学

脑胶质瘤是指起源于脑神经胶质细胞的肿瘤,是成人最常见的原发性颅内恶性肿瘤之一。胶质瘤分为局限性胶质瘤和弥漫性胶质瘤,弥漫性胶质瘤中以胶质母细胞瘤最多见,约占恶性胶质瘤的 80%,即使经过手术和放化疗的标准治疗,5 年生存率仍不足 10%[1]。

(二)发病率

世界卫生组织中枢神经系统肿瘤分类将脑胶质瘤分为Ⅰ~Ⅳ级,Ⅰ、Ⅱ级为低级别脑胶质瘤,Ⅲ、Ⅳ级为高级别脑胶质瘤。我国脑胶质瘤年发病率为 5/10 万~8/10 万,其发病率随年龄的增长而递增,45~55 岁达到发病高峰,5 年病死率在全身肿瘤中仅次于胰腺癌和肺癌[2],具有发病率高、复发率高及死亡率高的特点。

(三)病因

脑胶质瘤的病因尚不完全清楚,目前确定的两个危险因素包括:①暴露于高剂量电离辐射;②与罕见综合征相关的高外显率基因遗传突变。此外,亚硝酸盐食品、病毒或细菌感染等致癌因素也可能参与脑胶质瘤的发生[2]。

关于其他风险因素(如暴露于特定化学物质、遗传因素或感染等)的研究还在进行中。

(四)临床表现

脑部胶质瘤的临床症状可分三个方面:

1.颅内压增高的症状

(1)头痛:初期头痛常为间歇性、搏动性钝痛或胀痛,随着肿瘤增大,伴随瘤周水肿,头痛加剧,时间延长,可以变成持续性。头痛可以是局限性或全头痛,常发生于清晨或起床后空腹时,白天逐渐缓解,严重时可伴有恶心、呕吐,呕吐后头痛可减轻。

(2)呕吐:呕吐经常是胶质瘤的首发症状,多发生在清晨空腹时,呕吐前可有或无恶心,且常伴有剧烈的头痛、头晕。有时呈喷射性,多因肿瘤及瘤周水肿引起颅内压增高所致。颅后窝肿瘤因生长空间有限,颅内压增高症状较为显著,出现呕吐较早且频繁,常为唯一的早期症状。

(3)视神经乳头水肿:视神经乳头水肿是颅内压增高的重要客观体征,幕上肿瘤一般肿瘤侧较重,幕下肿瘤两侧大致相同。额叶底部肿瘤直接压迫同侧视神经引起原发性萎缩,对侧因颅压增高引起视神经乳头水肿。视神经乳头水肿可在较长时间不影响视力,随着视神经乳头水肿的加重,出现生理盲点扩大和视野向心性缩小及视神经乳头继发性萎缩。一旦出现阵发性黑矇,视力将迅速下降,要警惕失明的危险。

2.神经功能及认知功能障碍

由于肿瘤刺激、压迫或破坏周围脑组织或颅神经引起神经系统定位症状,如额叶胶质瘤可引起运动区损害、书写及运动语言中枢损害等,顶叶肿瘤胶质瘤引起皮质感觉障碍、失用症、失读症和计算力障碍等,颞叶胶质瘤可引起耳鸣和幻听、感觉性或命名性失语、眩晕等。

3.癫痫发作

癫痫发作多由于肿瘤的直接刺激或压迫引起,发生率约为30%[3]。一般生长缓慢的低级别胶质瘤如星形细胞瘤和少突胶质细胞瘤以癫痫为首发或主要症状,生长快的恶性胶质母细胞瘤癫痫发生率较低。

二、疾病的预防、诊断、治疗和康复

(一)预防

大脑胶质瘤的发病机制目前还不完全清楚,没有有效预防大脑胶质瘤的方法。但研究显示,家族遗传史、个体免疫状况、感染因素、特殊的职业环境暴露史、饮食习惯不良、吸烟、饮酒、头部外伤史、癫痫发作、所接触的电离辐射均可能与大脑胶质瘤的发病有关,可以在日常生活中尽量避免。

(二)诊断

1.症状

首先可以通过患者的临床表现来诊断,脑部胶质瘤的临床症状可分为两方面:一方面是颅内压增高症状,如头痛、呕吐、视力减退、复视、精神症状等;另一方面是肿瘤压迫、浸润、破坏脑组织所产生的局灶症状,早期可表现为刺激症状如局限性癫痫,后期表现为神经功能缺失症状如瘫痪。

2.体格检查

体格检查包括:①生命体征检查,包括体温、脉搏、心率等相关检查;②意识状态的检查,包括嗜睡、昏睡、昏迷或患者是意识模糊、谵妄状态还是朦胧状态等;③精神状态的检查,主要包括患者的记忆力、计算力、定向力、理解力等;④12对颅神经相关方面的检查,如嗅神经、视神经等;⑤运动系统检查,如患者肌张力、肌力情况;⑥感觉系统检查,如痛觉、温觉、触觉、运动觉、位置觉等。另外,还包括有反射自主神经,脑膜刺激征等反射方面的检查。

3.实验室检查

脑脊液细胞学检测所显示的肿瘤细胞一般由脑脊膜表面脱落入脑脊液,因此脑脊液细胞学对肿瘤细胞的阳性检出率与肿瘤是否累及脑膜或室管膜有关。

4.影像学诊断

(1)CT:CT扫描是一种特殊类型的X线检查,是使用计算机来获得身体某一部位的三维图像的检查方法。CT扫描可显示肿瘤的部位、范围、形状、脑组织反应情况及脑室受压移位情况等。对于出现"头痛、恶心、呕吐"的患者,可以首先采用CT作为影像学筛选方法。

(2)MRI:MRI是通过对静磁场中的人体施加某种特定频率的射频脉冲,使人体中的氢质子受到激励而发生磁共振现象,继而从人体中获得电磁信号,并重建出人体信息。

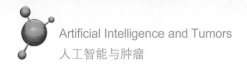
随着 MRI 硬件和软件的不断进步,新的成像技术和扫描序列不断涌现,结构磁共振成像和功能磁共振成像(functional MRI,fMRI)成为磁共振脑影像学的两大分支。

结构磁共振成像采用 T1 加权成像、T2 加权成像、扩散张量成像等扫描序列,反映大脑的解剖结构。磁共振对脑组织的常规扫描包括平扫和增强,平扫用于胶质瘤的初步筛查和定位,增强扫描主要显示胶质瘤的血供和局部血-脑屏障的破坏程度和血管的生成特征,主要应用于胶质瘤的定性、分级和边界确定。低级别胶质瘤常规 MRI 呈长 T1、长 T2信号影,边界不清,周围轻度水肿影,局部轻度占位征象,如邻近脑室轻度受压,中线轻度移位等,病变区域可见出血、坏死及囊变等表现;增强扫描显示病变无或轻度异常强化影。高级别脑胶质瘤 MRI 信号明显不均,呈混杂 T1/T2 信号影,周边可见明显水肿影;占位征象明显临近脑室受压变形,中线结构移位,脑沟、脑池受压;增强扫描呈明显花环状及结节样异常强化影(图 7-18)。

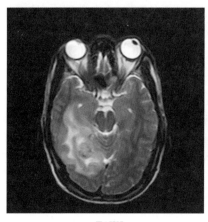
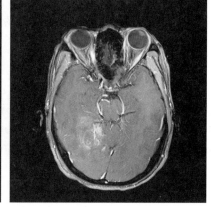

T2WI   增强 T1WI

图 7-18　左侧颞叶高级别胶质瘤术前 MRI

fMRI 在 MRI 的基础上进一步发展。传统磁共振成像主要呈现组织、器官等静态结构的解剖信息,很少包含代谢等过程的生理信息,已无法满足临床需求。fMRI 可评估组织和器官的代谢等活动过程,提供肿瘤的血流动力学、代谢、神经纤维组织受累状况和皮质功能区等信息,对于脑胶质瘤的鉴别诊断、确定手术边界、预后判断、监测治疗效果及明确有无复发等具有重要意义。功能磁共振成像包括 MRS 、DTI、ASL 、磁敏感加权成像(susceptibility weighted imaging,SWI) 等功能性磁共振成像,能反映活体人脑的功能情况、生理状态和代谢水平,使定性及半定量的诊断成为可能[4]。图 7-19 所示为高级别胶质瘤术前多模态 fMRI 图像。

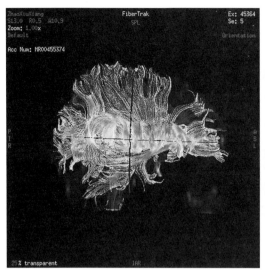

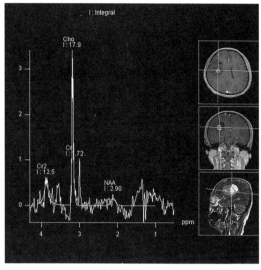

DT1　　　　　　　　　　　　　　　　　　MRS

图 7-19　高级别胶质瘤术前多模态 fMRI 图像

（3）PET：不同级别的脑胶质瘤 PET 成像特征各异，目前广泛使用的示踪剂为^{18}F-氟代脱氧葡萄糖（^{18}F-FDG），但是^{18}F-FDG 在诊断鉴别胶质瘤时具有很大的局限性：①低级别脑胶质瘤与正常脑白质在摄取^{18}F-FDG 时差异较小，导致低级别脑胶质瘤的检出率偏低；②^{18}F-FDG在高级别肿瘤中的摄取量要少于或类似于正常灰质；③由于^{18}F-FDG 的非特异性，不止恶性肿瘤的摄取值高，一些良性病变如炎症等也可出现高摄取值；④正常大脑皮质对^{18}F-FDG 的高摄取导致划分脑肿瘤边界及肿瘤组织浸润范围较为困难。这些都限制了^{18}F-FDG 在脑肿瘤显像中的应用。

近年来，氨基酸类放射性示踪剂不断发展，^{11}C-MET 在诊断肿瘤和正常组织新陈代谢中展现出很高的临床价值。但是 MET 需要^{11}C 同位素（半衰期为 20.4 分钟），储存和运输很不方便，只能在少数拥有回旋加速器的大型医院使用，限制了其发展。相对于^{11}C-MET，^{18}F-FET 具有较长的半衰期（109.8 分钟），显现出更强的实用性和更高的成本效益，为临床实践带来更多的可能性。不仅如此，^{18}F-FET PET 在预估患者生存期、辅助制订患者放射治疗计划、监测患者放疗后的效果以及预后评估等方面有着广阔的应用前景。在此基础上结合先进的结构影像学技术，如 MRI 波谱分析、MRI 灌注和弥散加权成像，可有效提高脑胶质瘤的诊断、定位、鉴别、分级和预后评估的准确性及治疗的精准性[5]。

5.病理诊断

（1）组织学病理：在对胶质瘤病理学认识的漫长历史进程中，组织学形态一直作为肿瘤分类的基础，传统的组织病理学诊断，主要是根据组织 HE 染色的镜下形态、电镜、免疫组化染色来分类。世界卫生组织中枢神经系统肿瘤分类将脑胶质瘤分为Ⅰ～Ⅳ级，组织学上，生长较慢、恶性程度较低的病变，对应于世界卫生组织的Ⅰ级和Ⅱ级，通常被称为"低级别胶质瘤"，而进展较快、恶性程度较高的肿瘤被称为"高级别胶质瘤"。

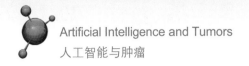
（2）分子病理：在过去的十年中，随着分子生物学和高通量测序技术的发展，人们对脑胶质瘤的分子特征有了极大的认识。在2016年发布的 WHO 中枢神经系统肿瘤分类的更新中，首次在胶质瘤中提出分子标志物检测推荐，将 IDH、1p/19q 等分子标志物纳入脑胶质瘤的诊断，脑肿瘤的诊断模式由原来的传统组织学诊断转变为组织和分子的整合诊断新模式[6]。分子检测已成为脑胶质瘤诊断必不可少的重要环节。对组织学上较难鉴别的混合性胶质瘤，分子诊断可以提供明确分级。目前已经有足够的证据表明，组织形态学特征相同的胶质瘤可以具有不同的分子遗传学背景和极大的预后差异。

在2021版的中枢神经系统 WHO 分类中，已根据 IDH 突变将成人胶质瘤分为星形细胞瘤、少突胶质细胞瘤、胶质母细胞瘤；根据组蛋白 H3 突变，将儿童胶质瘤分为弥漫性低级别儿童胶质瘤和弥漫性高级别胶质瘤；另外，新版分类还将 IDH 野生型、H3 野生型的弥漫儿童高级别胶质瘤、伴 MAPK 通路改变的弥漫性低级别胶质瘤等单独列出，这些分子分型的纳入，与病理分型的整合，充分体现了分子指标在胶质瘤分类及预后中的重要性[7]。

（三）治疗

脑胶质瘤的治疗以手术切除为主，结合放疗、化疗等综合治疗方法进一步杀伤剩余肿瘤组织，并尽可能使其处于不活动、不分裂的"睡眠"和抑制的状态。胶质瘤目前的治疗手段有限，但随着免疫治疗、电场治疗等辅助治疗技术的日臻完善，为脑胶质瘤的个体化精准治疗带来了新的希望。对于初诊的胶质瘤，主要是手术切除联合放化疗，也可以同时选择电场治疗。对于复发转移的胶质瘤，可选择抗血管生成类靶向药物、电场治疗、其他针对性靶向药物、免疫治疗等。

1.手术治疗

手术是胶质瘤治疗的基石。最大安全切除原则是手术的主要原则：在保证患者正常脑功能不受损伤的前提下，尽可能多地切除肿瘤组织，将对正常脑组织的损害降到最低。肿瘤的全切除与患者更长的生存期相关，另外，术后出现神经功能损伤和障碍不仅影响患者的生存治疗，也与更差的预后相关。脑功能区的限制和胶质瘤弥漫性生长导致肿瘤边界难以分辨是影响胶质瘤切除范围的主要因素。临床上，神经肿瘤外科医工交叉的发展使这一愿想成为可能，多模态 MRI、术中神经导航、功能神经导航、术中神经电生理监测等技术提高了对功能脑区的定位和保护，而荧光辅助、术中 MRI 和 IDH 突变快速质谱检测等技术提高了对肿瘤边界的辨别和切除程度。

神经导航技术是通过计算机将患者头颅影像（CT 或 MRI）三维重建，生成一个逼真的数字化头颅模型。手术过程中，神经外科医生只要将导航探针指向手术野任意区域，即可被神经导航仪追踪定位，并同步显示在数字化头颅模型上。就像卫星导航一样，神经导航也可以精准引导脑胶质瘤的手术进程，提高肿瘤切除率。功能神经导航技术不仅可以精准定位脑胶质瘤的边界，还可以定位肿瘤邻近的脑皮层功能区和皮层下神经传导束，在提高脑胶质瘤切除率的同时，降低术后致残率，改善患者远期生存质量。随着荧光显微镜的普及，光敏药物可以在肿瘤部位伴随血液运行而高浓度积聚。使用特定波长的光线照射肿瘤部位，恶性肿瘤随即产生荧光，根据荧光的强度来确定肿瘤的的边界，以提高肿瘤的清除率,减少肿瘤残余,降低肿瘤复发率。

目前,对功能区脑胶质瘤患者进行手术时推荐采用术中唤醒配合术中脑功能定位,在提高肿瘤切除范围及切除精准度的同时,可有效避免患者出现术后永久性功能障碍。术中唤醒术适用于累及脑功能区的脑胶质瘤患者、对功能定位有主观配合意愿者、自愿接受唤醒麻醉手术者。

2.放射治疗

脑胶质瘤具有很强的浸润性,切除范围受解剖部位及与功能区关系的限制,通常很难达到真正的完整切除。只有当肿瘤限制在脑功能的"哑区"或主要侵犯颅盖部脑膜和颅骨时,才有可能行根治手术。因此,放疗是脑胶质瘤治疗的重要补充。

放射治疗是用放射性物质产生的放射线照射肿瘤区域,以杀死癌细胞或阻止癌细胞继续生长。放疗可以单独进行,也可以联合外科手术和(或)化疗共同进行。术中放疗是在手术切除肿瘤后,对肿瘤与正常组织交界区进行单次大剂量的精确照射的放疗手段,能在手术中高效杀灭潜在残存肿瘤细胞,从而达到减少复发并最终提高生存率的目的。术中放疗设备的核心是运用最新微型直线加速器系统,采用由内向外的照射方式,具有表面剂量率极高、剂量率衰减陡峭、高效杀灭瘤床部位残存肿瘤细胞、周围正常器官和组织损伤非常小的特点,在高级别胶质母细胞瘤放化疗后复发患者治疗中具有非常显著的优势。

术后放疗是高级别胶质瘤标准的治疗手段,针对残存肿瘤及周围亚临床病灶的放疗可改善患者的局控率及总生存率;有些不能通过手术彻底切除的肿瘤,手术以后进行放疗可以延迟肿瘤的复发,从而延长患者的寿命。另外,一些肿瘤由于部位比较深,或者位于脑部重要功能区,又或者患者状况不好无法手术,放疗可以作为首选的治疗方法。

3.药物治疗

药物治疗包括化疗、靶向药物治疗、免疫治疗等,胶质瘤最为常用的药物治疗方式是化疗。

替莫唑胺(Temozolomide,TMZ)是一种烷化剂类抗肿瘤药物,本身没有活性,属于前体药物,需要在生理水平 pH 值下转化为活性化合物 5-(3-甲基三氮烯-1-基)咪唑-4-酰胺(MITC),后者进一步水解成活性代谢物方能发挥作用。MTIC 主要通过与鸟嘌呤的第六位氧原子产生主要的 DNA 烷基化(甲基化)作用,同时与第七位氮原子发生次要的附加性烷基化作用而产生细胞毒性。放疗同步加辅助 TMZ 的治疗是目前 70 岁以下、一般状态良好、神经精神状态良好的成人初诊恶性胶质瘤的标准治疗方案。该药是目前唯一一个被证实的加入放疗中可显著改善生存的药物,其疗效与胶质瘤甲基鸟嘌呤-DNA 甲基转移酶(MGMT)启动子甲基化状态相关,MGMT 启动子甲基化患者对替莫唑胺治疗敏感。

靶向治疗药物是目前研发的热点,也是治疗肿瘤的新希望,它通过识别肿瘤细胞特有的靶点表达,特异性地杀伤肿瘤细胞,从而减轻治疗副反应。胶质瘤的靶向治疗目前还处于探索阶段,指南中推荐的主要有抗血管生成靶向药,如贝伐珠单抗单用或联合化疗药治疗复发胶质瘤。

免疫疗法在过去十年极大地改变了肿瘤的临床结局。免疫检查点抑制剂是目前研究最为明确、应用最为广泛的免疫疗法之一,它在大多数肿瘤中都表现出了显著的抑癌效果。此外,还有多种其他类别的免疫治疗也获得了 FDA 的批准,包括嵌合抗原受体(CAR)T 细胞疗法、细胞因子疗法、溶瘤病毒疗法以及肿瘤疫苗。除批准的相关免疫疗法外,还有许多临床研究正在验证其他的免疫疗法。然而,这些具有极大抗癌潜力的免疫疗法在应用于胶质瘤的治疗时,却遇到了严峻的挑战,原因之一是中枢神经系统中存在的特殊结构——血-脑屏障,这种独特的结构阻止了大多数抗肿瘤药物或细胞进入脑内。而更重要的原因是胶质瘤具有免疫抑制性质:一方面,胶质瘤细胞表达高水平的免疫抑制因子,如细胞程序性死亡配体 1(PD-L1)和吲哚胺 2,3-双加氧酶(IDO),这限制了抗原的呈递;另一方面,胶质瘤微环境中存在大量免疫抑制细胞群,主要包括肿瘤相关巨噬细胞(TAM)与调节性 T(Treg)细胞,TAM 分泌白介素 10(IL-10)和转化生长因子 β(TGF-β),可以降低机体免疫细胞的活性,Treg 细胞能够通过耗尽细胞毒性 T 淋巴细胞来抑制肿瘤细胞免疫效应。此外,胶质瘤表现出低突变负荷,向免疫系统提供的治疗靶点很少。胶质瘤这样的免疫特征,导致了免疫疗法在胶质瘤治疗中,无法获得和其他肿瘤类似的治疗效果。目前,胶质瘤的免疫治疗还未取得突破,对胶质瘤生物学、免疫微环境的进一步研究及新的治疗组合方法的出现,可能会改变目前免疫疗法在胶质瘤治疗中的困境。

4.电场治疗

肿瘤治疗电场(tumor-treating fields,TTF)是一种新兴的非侵入性肿瘤治疗方法,作为头戴式的脑肿瘤治疗设备,TTF 通过对肿瘤细胞提供连续低强度中频交变电场,达到破坏有丝分裂或选择性快速杀死癌细胞的目的。与传统的手术、放化疗相比,TTF 拥有许多新的特点和优势,如仅在局部进行,能最大限度地降低系统性不良反应。目前已经证实的 TTF 的直接作用机制包括干扰微管和隔膜蛋白的形成与定位,在治疗过程介导电泳的形成,间接作用包括抑制肿瘤细胞的迁移、侵袭和肿瘤血管的生成,影响肿瘤免疫微环境、细胞膜的通透性和抑制 DNA 修复等,具有安全、副作用小等优点。

(四)康复

脑胶质瘤患者术后大多存在不同程度的功能和社会心理方面的障碍,适当的康复治疗能使大多数患者获得功能和社会心理方面的进步。

1.常见的康复问题和康复模式

脑胶质瘤所导致的康复问题可分为残损、活动限制和参与受限三个层次:①残损主要包括肢体肌肉无力、感觉缺失、平衡障碍、吞咽障碍、构音障碍、失语症、认知障碍和心理障碍等。②活动限制指上述神经残损导致患者在移动和自我照料方面的困难。③参与受限指上述神经残损导致患者在就业、家庭生活及社会融合等方面的困难。目前,推荐采用国内已广泛应用的卒中三级康复治疗体系。一级康复指患者早期在医院急诊室或神经外科的早期康复治疗;二级康复指患者在康复病房或康复中心进行的康复治疗;三级康复指在社区或家中继续进行的康复治疗。

2.康复治疗

针对上述脑胶质瘤所导致的康复问题,推荐采用个体化的综合治疗方案,包括物理治疗、作业治疗、言语和吞咽治疗、认知和行为治疗、心理治疗和康复工程等:①物理治疗:以运动疗法为主,包括正确体位的摆放、关节活动度练习、肌力训练、耐力训练、神经肌肉促进技术训练、平衡及协调性训练、步态训练和呼吸训练等。②作业治疗:应用与日常生活、工作有关的各种作业活动或工艺过程中的某个运动环节作为训练方式,最终以提高患者在生活自理、工作及休闲活动上的独立能力为目的的治疗方法。③言语及吞咽治疗:言语障碍包括失语症及构音障碍,需要根据患者言语康复评定的结果分别采用促进言语功能恢复的训练和非言语交流方式的使用训练;吞咽障碍治疗主要包括营养摄入途径的改变、促进吞咽功能恢复的康复训练、食物性状和进食体位的调整、吞咽康复相关的康复护理和教育。④认知和行为治疗:认知障碍主要表现为注意力、记忆力、执行功能、定向力、结构和视空间功能障碍等。认知康复主要包括增强对认知缺损的认识和理解的教育、减少认知缺损所造成影响的适应性治疗及针对认知缺损的修复性治疗,其中,适应性和修复性治疗应以患者特定生活方式和工作需要为导向。规范的认知康复有助于认知功能的改善。⑤心理治疗:针对脑胶质瘤患者出现的焦虑和抑郁,可通过心理干预的方法来缓解和消除,对于中、重度焦虑或抑郁的患者,可酌情给予抗焦虑和抑郁的药物。⑥康复工程:对于脑胶质瘤患者的肢体无力和平衡障碍,可以通过康复工程制作各种辅助器具,达到改善患者日常生活能力的目的[8]。

三、医工交叉应用的展望

自 2015 年"精准医学"的概念被正式提出以来,疾病的精准诊断与治疗已成为目前临床医学的时代主旋律。神经肿瘤学作为专业性强、实践难度高、培养周期长、学习曲线较陡峭的专科,得益于医工结合研发模式的不断成熟及普及化、常态化、规范化,进入了一个崭新的研究领域——医工交叉领域,医工结合将成为学科创新发展的重要战略高地[9]。

(一)脑肿瘤人工智能技术的发展

对于未来大数据,从传统的影像,包括 X 光、CT、磁共振等影像,免疫组化的图像,到基因测序的结果,甚至上升到组学的层面,数据量越来越大,呈几何级数增长,依靠人力进行整合与分析越来越捉襟见肘,甚至成为诊断精准性的限制性因素。人工智能的出现为推进脑胶质瘤的精准医疗提供了无限的可能性。

人工智能的核心是深度学习,AI 技术使计算机能够模拟人类的思维过程,完成学习、解决问题、规划等任务,解决相对独立的智能问题,代替研究人员更快速精确地进行繁重的科学和工程计算。只要有大规模结构化的数据作为训练集,人工智能就能识别数据中难以肉眼辨别和难以用生物统计学方法提取的特征。

医学影像学的大数据即影像组学。影像组学是高通量地从医学影像中提取大量特征,采用自动或半自动分析方法将影像数据转化为具有高分辨率的可挖掘数据集。与仅仅从视觉层面解读医学影像相比,影像组学可深入挖掘影像的生物学本质,并提供临床

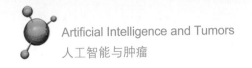
决策支持。采用不同算法可以实现计算机学习影像组学的大数据,将影像学特征整合至预测模型,提高整合效率和精确度,进而实现 AI 诊断。

另外,在人工智能方向上,AI 病理诊断系统正在从胶质瘤领域扩展到整个中枢神经系统领域,从宏观到微观,从形态鉴别到基因组学,从单一技术到融合交叉技术,从病理科医生的主观经验上升到自动化的人工智能辅助系统。数字病理学是将计算机与网络等数字化技术应用在病理学领域,通过现代数字系统与传统影像学技术设备有机结合的技术。其通过全自动显微镜或者光学放大系统扫描采集得到高分辨的数字图像后,再使用计算机对得到的图像智能化地自动进行高精度、多视野、无缝隙拼接和处理,得到优质的可视化数据来应用到病理学的多个领域。计算机技术克服了手工评估的局限性,也为组织学家提供了辅助性的意见[10]。

快速而精准的组织病理学诊断对于脑肿瘤的治疗至关重要。现有的术中快速冰冻切片检查准确性低,常规病理检测周期长。美国纽约大学朗格尼医学中心神经外科的 Todd C. Hollon 等采用受激拉曼组织学(stimulated Raman histology,SRH)技术联合无标签光学成像和深度卷积神经网络(deep convolutional neural networks,CNNs)进行术中实时脑肿瘤诊断。该技术通过受激拉曼散射显微镜收集散乱的激光,使未经处理的生物组织快速生成亚微米级像素、高度模拟传统染色病理切片的新图像,并利用脂质、蛋白质和核酸固有的振动特性产生图像对比,能发现传统的苏木精和伊红染色图像难以辨别的微观特征和组织学特点,同时消除冰冻或涂片组织制备中的固有伪影。精确地提供组织神经病理学诊断,可提高脑肿瘤切除率和保障安全性,是独立于传统病理学诊断的优质互补技术[11]。

(二)神经系统可视化技术的发展

1.多模态影像融合技术

传统的影像学检查,如 CT、MRI 等都是单一模态的检查,每种检查手段对于神经系统的病灶都有独特的描述。例如,CT 扫描对于颅底孔洞、蝶鞍、斜坡等骨性结构的展现有更好的优势,MRI 对于脑组织皮层结构,能更好地展现肿瘤的解剖信息,而磁共振功能成像作为一种新的 MRI 成像技术,其中的 fMRI 对于语言、运动等功能区可进行成像描述。

fMRI 是 20 世纪 90 年代以来在磁共振成像技术的基础上迅速发展起来的、能够反映大脑功能活动的一种磁共振成像方法,它的突出特点是可以利用超快速成像技术,反映出大脑在受到刺激或发生病变时脑功能的变化。它突破了过去仅从生理学或病理生理学角度对人脑实施研究和评价的状态,打开了从语言、记忆和认知等领域对大脑进行探索的大门。

血氧水平依赖技术是 fMRI 的理论基础[4]。对人类来说,大脑大约只占体重的 2%,大脑的氧消耗却大约占全身消耗量的 20%。当大脑在执行一些特殊任务或受到某种刺激时,某个脑区的神经元的活动就会增强。增强的脑活动导致局部脑血流量增加,从而使得更多的氧通过血流被传送到增强活动的神经区域,使该区域的氧供应远远超出神经元新陈代谢所需的氧量,导致血流中氧供应和氧消耗之间的失衡,结果造成了功能活动区血管结构中氧合血红蛋白的增加,而脱氧血红蛋白(deoxy-hemoglobin,DHB)相对减

少。脱氧血红蛋白是一种顺磁性物质,其铁离子有四个不成对电子,磁距较大,有明显的
T2 缩短效应。因此在某一脑区脱氧血红蛋白的浓度相对减少将会造成该区域 T2 信号
的相对延长,使得该区域中的 MR 信号强度增强,在脑功能成像时功能活动区的皮层表
现为高信号,利用快速成像序列就可以把它检出。

2.荧光成像技术

胶质瘤切除程度与患者预后关系密切。由于胶质瘤呈弥漫浸润性的生长方式,与周
围正常组织边界不清楚,普通显微镜下难以辨认肿瘤边界,多由术者术中主观经验判断,
肿瘤全切除变得十分困难。《中国中枢神经系统胶质瘤诊断和治疗指南(2015)》推荐在
荧光显微镜引导下最大程度安全切除肿瘤。荧光引导手术能够帮助术者术中标记识别
肿瘤,客观判断肿瘤与周围正常组织边界,增加肿瘤切除程度,减少术中肿瘤残留,实现
最大范围安全切除肿瘤组织,延长患者无进展生存期和提高生存率[12]。

1948 年,Moore 等首次报道利用荧光染料荧光素钠(fluorescein sodium,FLS)进行
肿瘤标记,在荧光引导下进行脑肿瘤切除。在过去 10 年中,伴随着大量临床前期试验研
究,用于临床恶性胶质瘤荧光引导手术荧光显影的药物主要是吲哚菁绿(indocyanine
green,ICG)、FLS 和 5-氨基乙酰丙酸(5-aminolevulinic acid,5-ALA)等。

以 5-ALA 为例,5-ALA 是血红素合成途径中的一个组成部分,天然转化为原卟啉
IX(PpIX),原卟啉是一种荧光分子。由于血-脑屏障的局部破坏和肿瘤细胞合成 PpIX 的
增加而积聚在胶质瘤组织中。PpIX 荧光在肿瘤核心处呈红色,在 PpIX 浓度较低的边缘
呈粉红色。5-ALA 对 HGG 患者最有效,因为 PpIX 倾向于在恶性组织中积聚。因此,
FDA 批准 5-ALA 作为胶质瘤患者(术前影像怀疑为 WHOⅢ级或Ⅳ级)的光学显像剂,
辅助手术期间恶性组织的可视化。术中通过荧光显微镜发出的蓝色激发光照射,使肿瘤
细胞中原卟啉发出红色的荧光,肿瘤荧光边界和肿瘤浸润范围基本一致。

(三)神经系统医疗设备的发展

1.手术机器人

神经外科手术素来是外科手术中精细化和高难度的代表,在人体大脑这套精密系统
上动刀,犹如豆腐上绣花,稍有不慎就会给患者造成无法挽回的严重后果。近年来,机器
人技术在中国快速发展。为了解决医学领域的相关问题,医用机器人应运而生,包括手
术机器人、护理及康复机器人。手术机器人包括微创手术机器人、显微外科手术机器人、
腔镜手术机器人、微创血管介入手术机器人等,以达芬奇机器人为典型代表。达芬奇机
器人不是传统意义上的机器人,而是辅助术者更好地进行手术的一种高级机器人平台,
其具有视野广阔、操作灵活、稳定性好、精度高、创伤小的优点。但是,目前机器人多数是
依靠编程程序的规定,并不是智能化机器人,并未达到很高的治疗水平,更不可以独立进
行手术。

2.术中唤醒及神经电生理检测技术

位于脑功能区及附近或深部的肿瘤,在手术切除过程中极易造成功能区神经细胞及
其神经纤维的损伤,进而引起患者相应的神经功能缺失症状,严重影响患者生存周期及
生活质量。术中唤醒是指在手术过程中减少或暂停麻醉药物的应用,使患者在清醒状态

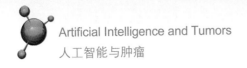

下接受治疗。在手术过程中,当患者处于清醒状态时,通过电刺激观察患者语言、运动功能的变化,可以实时准确地定位病变位置和功能区,能够帮助神经外科医生最大限度地保护重要结构和减少对功能区神经功能的影响。

3.神经导航系统

神经导航(neuronavigation)是凭借电脑图像处理和手术器械追踪定位技术,辅助外科医生优化手术入路、精确操作范围的一种技术。手术导航系统的核心包括图像和定位两部分,分别类似于航行中的"地图"和"罗盘"。首先,医学影像学的图像数据被传输到导航仪,这些数据可以包括 CT、MRI、PET、DSA 等。二维的数据经过导航仪的电脑分析处理,得到三维立体图像,作为导航手术的"地图"。接下来,通过对患者头部标记(marker)的注册(registration),将手术室中的患者实际头部位置和导航仪中的患者头部三维图像对应起来。患者在神经导航系统中的基础图像可以与其他影像学图像(如功能核磁共振、脑磁图等)以及电生理实验结果[如脑皮层功能区电刺激定位图(cortical mapping by electrical stimulation)]相融合,这样使神经导航不仅能充分辅助手术入路设计,还可以减少或避免术中对功能区的损伤,降低手术并发症。

注册完毕之后,手术器械在患者脑部的相对空间位置依赖于其发出的信号被导航仪空间定位设备的捕捉和处理,该位置能在电脑屏幕上实时显示,用于指引术者选择入路到达靶点或靶区域以及在靶点或靶区域的手术操作。神经外科手术器械和导航仪空间定位设备之间的信号传递可以通过多种形式,包括机械(mechanic)定位、超声(ultrasound)定位、电磁(electromagnetic)定位和光学[红外(infrared)]定位。

计算机手术导航、手术机器人、3D 打印个体化导板、步态分析系统、柔性电极传感系统、康复机器人等技术的使用为骨科及康复科治疗领域趋向智能化、微创化、个性化注入了新活力,也为专科发展奠定了坚实的基础。本着专病专治、精益求精的匠人精神,积极引进医工交叉新技术、新方法,为患者解除病痛保驾护航,是所有患者的福音。我们相信,随着科学技术的进步和人工智能的继续发展,医工交叉应用将更好地为患者服务,使患者获得更好的手术和康复治疗效果。

※ 拓展阅读 ※

神经外科手术中的术中唤醒及语言功能区定位技术

摘自《唤醒状态下切除脑功能区胶质瘤手术技术指南(2018 版)》[13]

一、背景及解剖

语言是人类特有的高级认知功能,与运动、感觉和视觉功能不同,语言功能区的分布范围相对广泛,且有较大的个体差异性。因此,术前和术中语言功能区定位对手术具有关键性的指导意义。

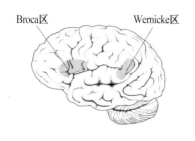

图7-20　大脑内主要的语言功能区

位于额下回的盖部和三角部后半部分布Broca区是大脑的运动性语言中枢,主要功能是言语的形成、启动和协调各发音器官的协调运动,即言语输出;位于颞上回后部1/3区域的Wernicke区是大脑的感觉性语言中枢,参与声音的辨别和理解。除了经典的Broca区和Wernick区外,还有多个区域为语言相关脑区,参与语音、语调、韵律等高级语言功能(图7-20)。

二、手术过程及要点

(一)术前评估

唤醒手术前,进行MRI平扫和增强成像检查,DWI序列成像能显示上纵束、额枕束、弓状束和钩束等与语言处理相关的传导束。术前评估语言基线功能,包括视觉下图片命名(PN)、文字朗读、短词拼写、文字抄写、完成短句、文法、听觉命名和反应命名等。

(二)唤醒手术的技术要点

患者体位:常采取侧卧位或仰卧位,以头架固定,头略后仰,以便再次插管;于患者肩部上方放置支撑架,铺单时注意隔离术野并留出术中观察区,术中监测人员应能清楚看到患者面部及手部。将术前得到的结构和功能图像信息融入神经导航,注册参考架和参考点。

其他:①在术前准备期和术中非任务期可以播放轻音乐,以缓解患者的紧张情绪。②近视的患者需要术中执行图片命名任务时,可佩戴眼镜或拉近屏幕距离,确保患者可以看到清晰的图像。③有癫痫病史的患者术前(手术当日)和术中应使用抗癫痫药物。

(三)唤醒麻醉技术

唤醒手术主要有两种麻醉管理方法:①睡眠-唤醒-睡眠(asleep-awake-asleep,AAA)技术,即通过喉罩或气管内插管等保护性气道装置在患者全麻期间(清醒前/后期)进行间歇正压通气。②监测下麻醉(monitored anesthesia care,MAC)技术,即在清醒前或后期给予患者轻度至中度的镇静,当需要时随时唤醒患者,可采用鼻咽管置入帮助维持气道通畅。

(四)术中电生理监测

直接电刺激也已成为肿瘤切除术中定位运动和语言功能区的"金标准"。其原理为通过对皮质和皮质下结构施加适当电流(双相刺激方波),使局部神经元及其传导束的神经组织细胞去极化,引起局部神经组织的兴奋或抑制,表现为患者相应功能的兴奋或抑制。

电刺激需要在皮质脑电图监测下进行,确保操作安全有效。刺激强度因人而异,通常起始强度为 1 mA,此后以 0.5～1 mA 的幅度递增,直至出现功能阳性刺激反应或脑电后放电;有序刺激每个靶区(暴露的皮质),循环重复刺激每个靶区至少三次,予以确认定位。刺激全程应有专人(神经心理医生或专职护士)密切观察患者的反应,判断患者是否出现阳性反应及相应的阳性反应类型。同一位置的三次刺激中出现两次及两次以上阳性表现的部位被认为是阳性反应区域,用无菌数字标签标记出现阳性反应的刺激区域位置,同时记录阳性反应表现。

(五)术中任务及阳性表现

推荐的语言任务有计数和图片命名。①计数任务:患者在唤醒后电刺激过程中,从 1 数到 10 并一直重复。如果电刺激同时患者出现数数中断,停止刺激后又迅速恢复,则定义刺激区为运动性语言中枢或与构音语言相关(如舌、喉)肌肉的运动区。②命名任务:一组(大于 30 幅)画有常见物体的黑白图片通过屏幕完整呈现给患者。电刺激开始后显示一幅新的图片,每幅图片呈现 4 秒。患者看到幻灯片后立即命名图片,说出物体名称。每两次刺激间至少间隔一幅图片。电刺激过程中,患者出现的异常表现(包括语言中断、构音障碍、命名错误、反应迟钝、语言重复等)均提示该区域为物体命名相关语言中枢。

(六)病变切除策略

在保留重要功能结构的前提下,同时注意保护正常动脉及脑表面重要引流血管,选择适当的手术入路可实现最大限度切除病变。通常先切除重要功能区附近肿瘤,切除过程中持续监测患者功能状态。对可疑存在的皮质下重要功能通路,应及时进行皮质下电刺激,以及时发现重要皮质下功能结构并予以妥善保护。切除病变时,可应用术中磁共振扫描、术中超声或荧光造影等技术观察,确认有无残余肿瘤。

神经导航技术

一、什么是神经导航?

神经外科导航技术(neuronavigation)又称"图像引导神经外科"(image-guided neurosurgery,IGNS),是基于 CT、MRI 等术前影像数据建立图像引导空间,借助光学(或磁学)跟踪仪实时跟踪显示手术器械与脑内重要结构和病灶的位置关系,从而达到直观认识病灶解剖,指导医生进行手术操作的目的。在这个系统中,术前影像就类似于 GPS 道路地图,而光学(或磁学)跟踪设备可以跟踪手术器械,类似于 GPS 定位信号。神经外科导航技术改变了传统的开颅手术模式,实现了脑内病灶的准确定位,对提高脑肿瘤的切除率、降低手术并发症与死亡率具有重要的临床意义。

二、神经导航的发展历史

中枢神经系统是人体中最复杂、最重要的组织结构,对中枢神经系统进行三维定位,在错综复杂的神经血管中准确地寻找和切除病灶而不损伤周边结构,是神经外科医生的梦想和一直面临的挑战。纵观神经外科导航技术的发展史,也经历了由初级向高级、由单功能向多功能的发展历程,从脑表面结构的定位(早期神经外科)、有框架导航外科(脑深部结构定位),向无框架导航外科(脑脊髓的全方位定位)和术中影像导航外科(微侵袭外科)的发展[14]。

在神经外科手术中,对手术野做三维监测应是十分必要和有益的,但因技术发展的限制,早年的 CT 引导的立体定向系统可以为术者提供颅内靶点的三维方向,但并不能对手术野进行实时监测。要做术中监测,术者必须随时了解手术部位在定向仪框架上的坐标,并将之输入计算机,进而获得其在 CT 图像上的相应坐标。

1988 年,Kelly 成功地解决了这一问题。他将立体定向头架固定在患者头部,并与手术显微镜连接,启动计算机,便能实时反馈手术部位与 CT 坐标间的关系[15]。与此同时,Watanabe 等发明了一种不用侵袭性头架的立体定向系统来解决手术中的实时空间监测问题。其后的 20 年间,依托于诸多先进医学影像技术的出现,神经导航技术得到了飞速发展和广泛应用,导航系统由关节臂定位系统发展为主动或被动红外线定位装置,手术显微镜导航由单纯定位发展为动态定位和导航。我国神经外科泰斗周良辅院士曾说:"神经外科医生手中的一把刀,探入的是大脑这个人类最精密、最神圣的领地。追求卓越,是学科发展的必然使命。"我国神经导航起步较晚,但发展迅速。1997 年,复旦大学附属华山医院神经外科在国内率先引进第一台神经导航设备。2005 年,新型的术中磁共振神经导航引入我国。2017 年,在北京签署了《北斗与 GPS 信号兼容与互操作联合声明》,实现了中国北斗卫星导航系统下的神经导航系统的精密操作。经过 20 余年的发展,神经导航外科在设备和技术等方面取得了很大进步,并被广泛应用,使现代神经外科手术更趋于微创、精确、安全和有效。

三、神经导航技术原理

神经导航系统的核心包括图像和定位两部分。首先,患者基于 CT、MRI、PET、DSA 的影像学手段获取资料,随后,医学影像学的数据被传输到导航仪,二维的数据经过导航仪的电脑分析处理,得到三维立体图像,借助解剖标记物或能在图像上清晰成像的人工标记物将患者空间配准到图像空间,利用光学(或磁学)跟踪仪实时跟踪探针在患者空间中的位置,然后,对患者头部进行标记和注册,将患者的实际头部位置和导航仪中患者头部的三维图像对应起来。注册完毕之后,手术器械在患者脑部的相对空间位置依赖于其发出的信号被导航仪空间定位设备捕捉和处理,并且实时显示在电脑屏幕上,医生可通过高分辨率的显示屏从各个方位(矢状位、冠状位、横断位、三维立体模型等)观察探针与病灶以及重要解剖结构之间的位置关系,以便在手术时避开重要功能结构,减少病患的手术创伤[14]。

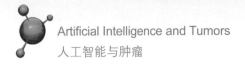
四、神经导航技术组成部分（图 7-21）

（一）工作站

由于需快速处理大量数据图像资料，神经导航系统一般采用 UNIX 操作系统，并配备高清晰度显示器。

（二）定位装置

定位装置包括三维数字转换器和定位工具（如定位探头）。各种运用不同原理的三维数字转换器均要求能提供连续、实时的定位信息。目前主要的定位装置有：

1.关节臂定位装置

关节臂定位装置具有 6 个有位置觉的关节，通过应用三角学原理经计算机算出每个关节的角度位置，从而计算出探头尖的位置和角度，确定其空间位置。

2.主动红外线定位装置

主动红外线定位装置包括定位工具（如探头、标准手术器械如双极等）、发射红外线的二极管（infrared lighting-emitting diodes，IRED），以及位置感觉装置（position sensor unit，PSU）。IRED 小巧，可安装于探头及标准手术器械上，因此较关节臂更灵活轻巧，而且使手术器械起到多功能作用。把 IRED 安装在参考头架（reference arc）上，并把后者固定于头架上，可监测手术中头部与头架之间难以察觉的移动并可及时纠正，即所谓"动态跟踪（dynamic referencing）"。

3.被动红外线定位装置

被动红外线定位装置的基本原理和方法与主动红外线定位装置相同，不同的是定位工具无须连接电缆，而安装几个能反射红外线的铝合金小球。将红外线发射装置和接收装置安装在手术野附近，由前者发出的红外线经小球反射后被接收器接收，再经工作站处理从而确定定位工具的空间位置。

4.手术显微镜定位装置

把上述定位装置如红外线或关节臂感受器安装在手术显微镜上，通过激光测量镜片焦点的长度来确定手术显微镜的位置，即可将手术显微镜的焦点中心看作手持定位装置的探头尖，在显示器上同步显示显微镜焦点的三维位置和动态跟踪（图 7-21）。

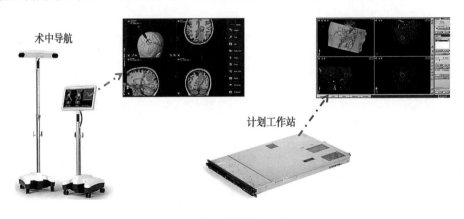

术中导航

计划工作站

图 7-21　神经外科手术导航组成

二、操作流程

产品主要使用过程包括获取患者数据、术前计划、注册配准和术中导航四个部分，使用流程如图 7-22 所示。

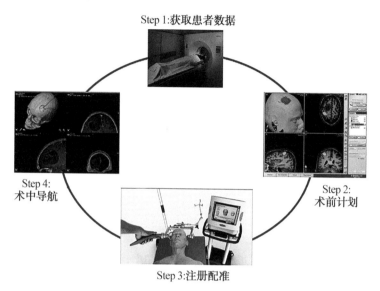

Step 1:获取患者数据

Step 4:
术中导航

Step 2:
术前计划

Step 3:注册配准

图 7-22　神经外科导航工作流程

（一）获取患者数据

由有经验的、并接受正确的导航系统操作技术培训的专家组成导航手术小组，根据临床资料确定适合接受导航手术的病例；术前 1 日患者备皮后在病灶四周贴 4～8 个皮肤标记物，作为术前注册时影像配准的基准点。当患者做头部 CT 或 MRI 时，这些标记物可显示在患者的影像图像上并被计算机识别，从而对患者的解剖进行记忆定位。

（二）术前计划

将影像资料通过专用数据线传输到导航工作站确认为待手术患者的资料。通过导航系统软件调节图像的对比度及灰度，完成头皮、病变、血管等结构的三维重建、头皮标记物的注册、头颅和病灶的图像分割。根据重建的图像确定病变的准确位置和边界，勾勒出其轮廓，利用随机软件计算出病变的直径和体积等数据。

（三）注册配准

患者手术前于导航手术室全麻后安装头架，按手术计划要求摆好体位、固定头部并将参考环（reference arc）固定在头架上确保头部与参考环相对位置固定、牢靠。校对红外线定位系统的角度及距离，使之与参考环之间无障碍物，使红外线信号发射和接收装置处于最佳状态。启动导航系统使计算机图形工作站与显微导航操作系统相互连接。

空间配准是神经导航系统最关键的技术，它通过匹配图像空间与患者空间的共同特征来计算两个空间之间的变换关系。当前最常用的配准方法是点配准方法。在点配准方法中,手术前在病患头部粘贴可在 CT 或者 MRI 图像上清晰成像的人工标记物,并进行 CT 或 MRI 扫描,建立图像引导空间,分别在图像空间和患者空间中获取这些标记物的坐标,并通过对齐对应标记物的坐标来计算两个空间之间的坐标变换关系。另一种空间配准的方法是面配准方法,使用激光扫描仪获取病患空间中面部局部表面点云,然后与图像空间中提取的面部表面点云进行匹配,计算两个空间的坐标变换关系。

(四)术中导航

基于手术规划,使用导航棒或经注册的手术器械指向脑表面或肿瘤上的任何一点,屏幕上可以看到导航棒尖端在三维图像上的实时位置,计算出导航棒与病灶的距离和方向,手术医师可以据此来实时判断导航棒尖端所处的位置、引导术者寻找病灶。发现病变后可在导航实时监测下寻找肿瘤的边界、了解邻近重要神经、血管结构关系及病变的切除范围,观察脑组织的移位等情况;也可以配合经注册的双极电凝、吸引器等引导手术的进程,了解病灶周围邻近结构及切除范围等情况。手术结束后将患者的原始影像学数据、术前计划数据及导航进程的图像及时保存、刻盘。

三、神经导航的局限性及应对方法

神经导航的精度是神经导航手术中最核心的问题。神经导航系统的定位误差主要来源于两个方面:一是图像空间中的图像与术中真实病患的解剖结构存在差异;二是将探针的位置从患者空间变换到图像空间的过程中产生误差。

神经导航术中脑组织结构可能因为各种原因造成移位,这样导航依据术前扫描和注册判定的手术器械位置与真实位置就可能存在差异,这称为影像漂移[又称"脑漂移",(brain shift)],国外统计其发生率高达 66%。为了解决这个问题,可以行术中超声或实时核磁扫描来纠正偏差。另外,掌握尽量减少到达靶点前的脑脊液或囊液流失等实际操作经验可以明显减少漂移的发生,降低对手术精准的影响,这些技巧的获得有赖于充分的技术培训和临床摸索。

电场治疗

一、肿瘤电场治疗的发展历史

电场在细胞的生命活动中起着至关重要的作用。生物细胞中含有大量的极性带电分子和离子,肿瘤细胞在进行分裂增殖的过程中需要合成大量的蛋白质,而这些蛋白质均携带电荷。细胞的电生理活动在许多生理过程中都扮演着重要角色,如有丝分裂、信号转导等。电场治疗不是电离辐射,也不是磁力,更不是电流,而是能够作用于带电物质的一种"力场",其通过吸引或排斥带电粒子,从而影响带电粒子在细胞内的分布与运动。

早在 2000 年，以色列理工学院的 Yoram Palti 教授利用他在生物物理学的研究成果创造出一种全新的治疗实体肿瘤的技术，即 TTF。随后，世界著名胶质瘤专家 Roger Stupp 教授主持了 TTF 用于治疗胶质母细胞瘤的的临床实验 EF-11 和 EF-14。研究表明，TTF 能延长复发胶质母细胞瘤的中位生存期达 3.2 个月[16]，对于新诊断的幕上型胶质母细胞瘤，与替莫唑胺相比，TTF 使患者 5 年生存率达到了 30%，极大地改善了恶性胶质瘤患者的预后。2011 年，"电场治疗"就已经获得美国食品药品监督管理局（FDA）对复发胶质瘤治疗的认可；2015 年，美国 FDA 批准电场治疗用于治疗初诊脑胶质瘤（图 7-23）。

电场治疗始于胶质瘤，但不止于此。由于电场治疗的原理是靶向杀灭所有快速有丝分裂的癌细胞，理论上适用于所有实体肿瘤治疗。继胶质瘤之后，电场治疗在其他实体瘤中的临床实验陆续开展。目前，电场疗法已被 FDA 批准用于治疗复发性胶质母细胞瘤、新诊断的胶质母细胞瘤以及恶性胸膜间皮瘤，并且，目前在六大实体肿瘤包括非小细胞肺癌、非小细胞肺癌脑转移、肝癌、胰腺癌、卵巢癌、乳腺癌的临床试验中都取得了令人鼓舞的数据。

二、肿瘤电场治疗的机制

TTF 是一种中频（100～300 kHz）、低强度（1～3 V/cm）的交流电场，因频率和强度的不同，交变电场具有不同的特性。例如，非常低的频率（<1 kHz）可导致细胞膜去极化，并可兴奋肌肉、神经和心脏组织。心脏除颤器和心脏起搏器就属于低频电场器械；微波消融使用 900 MHz 以上的高频电场能实现肿瘤的热消融。肿瘤电场治疗使用的是一种中频电场，中频的交流电场可靶向作用于对肿瘤细胞周期至关重要的蛋白质，致使肿瘤细胞有丝分裂受阻。

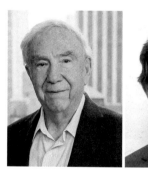
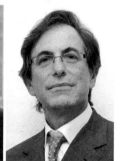

图 7-23　Yoram Palti 教授（左）
和 Roger Stupp 教授（右）

（一）干扰微管蛋白形成

细胞有丝分裂过程需要细胞质中的一种特殊蛋白质——微管蛋白及其聚合物的参与。这些蛋白质在细胞分裂的前期，使染色体均匀排列在细胞中间，随后经过三维排序，能够端点相连形成聚合物链条。最后，这些聚合物链条再将染色体从一个细胞拉进两个细胞里，完成有丝分裂。持续发出的非侵袭性的电场作用于肿瘤区域，从而影响微管蛋白等众多极性分子的排列，从而阻断肿瘤细胞的有丝分裂。

（二）破坏纺锤体形成

在细胞周期分裂的进程中，合成的蛋白质带有正负电荷，从而形成一个距离很近且电量相等的复合体,称为电偶。电偶极矩高低是由蛋白质的电荷量和正负电荷间的距离所决定,如果其电偶极矩高则易受电场作用的干扰,从而发生旋转,进而使微管纺锤体发生紊乱,出现细胞多核化,最终导致细胞发生凋亡。

另外,TTF还能诱导细胞程序性死亡,抗肿瘤细胞迁徙及抗血管生成等多种机制的抗肿瘤作用。

Yoram Palti 教授研究发现,在分裂晚后期或末期阶段的细胞易于被具有特定频率和场强特性的交流电场所破坏,在静止的细胞内,电场是均匀的,振荡低电力只会导致离子和偶极子的震动;相反,分裂细胞内电场强度呈沙漏样非均匀场分布,电场力将所有离子和偶极子推向卵裂沟。因此,特定参数的交变电场(场强范围 1~3 V/cm,频率范围 100~300 kHz)只对分裂较快的癌细胞起作用,而对正常细胞无害。因此,这样就可以做到选择性破坏快速分裂细胞,如肿瘤细胞,而不伤害没有进行分裂的正常细胞。通过使用具有两个或更多频率的电场可以实现改进的结果,使选择性破坏的敏感性和特异性都得到提高。

三、电场治疗设备

目前,生产电场治疗仪器设备的公司是一家叫 Novocure 的生物科技公司,总部位于美国新泽西州。该产品的商品名为 Optune,其一代电场治疗系统设备 Optune 系统包含两个主要部件:电场发生器和电场贴片(图 7-24)。

四、电场治疗的局限性

电场治疗的局限性包括:①为保证治疗效果,患者需要一直携带设备,每天至少使用 18 小时,只有在洗澡等少部分时间可停止使用;②偶尔会因电场贴片而发生轻度皮炎,如果对导电凝胶过敏,则不能使用;③脑瘤患

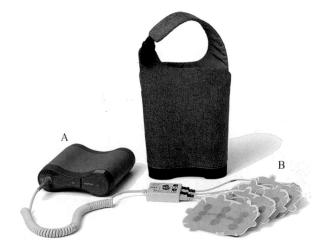

A:电场发生器;B:四片电场贴片

图 7-24 Optune 系统的主要部件

者需要将电极片贴在头部,并需要将头发全部剃除;④脑部使用植入式医疗设备以及颅骨缺损的患者不适合该治疗。

参考文献

[1]LAWS E R,PARNEY I F,HUANG W,et al. Survival following surgery and prognostic factors for recently diagnosed malignant glioma：Data from the Glioma Outcomes Project[J]. Journal of Neurosurgery,2003,99(3):467-473.

[2]周良辅,毛颖,王任直.中国中枢神经系统胶质瘤诊断与治疗指南(2015)[J].中华医学杂志,2016,96(7):485-509.

[3]江洪祥,邓钢,刘宝辉,等.胶质瘤相关性癫痫的诊治研究进展[J].中国临床神经外科杂志,2021,26(10):804-806.

[4]宋双双,卢洁.18F-FET PET 显像在脑胶质瘤中的研究进展[J].中华核医学与分子影像杂志,2021,41(10):632-634.

[5]RUIZ M F,GENNARO M V,BASTONE L C,et al. Molecular biomarkers and integrated pathological diagnosis in the reclassification of gliomas[J]. Molecular and Clinical Oncology,2021,15(2):150.

[6]LOUIS D N,PERRY A,WESSELING P,et al. The 2021 WHO classification of tumors of the central nervous system：A summary[J]. Neuro-Oncology,2021,23(8):1231-1251.

[7]国家卫生健康委员会医政医管局.脑胶质瘤诊疗规范(2018 年版)[J].中华神经外科杂志,2019(3):217-239.

[8]杨军.医工结合:精准医学时代神经外科创新发展的战略高地[J].山东大学学报(医学版),2021,59(9):83-88.

[9]曹勇勇,付饶,吕宏尧,等.基于人工智能的影像组学与数字病理学研究在脑胶质瘤诊断中的应用进展[J].中华脑科疾病与康复杂志(电子版),2020,10(4):230-233.

[10] HOLLON T C,PANDIAN B,ADAPA A R,et al. Near real-time intraoperative brain tumor diagnosis using stimulated Raman histology and deep neural networks[J]. Nature Medicine,2020,26(1):52-58.

[11]孙连杰,杨小朋.荧光显像技术在脑肿瘤切除术中的应用现状与展望[J].中国临床神经外科杂志,2020,25(5):328-330.

[12]李飞,张少军,韩易.神经导航在微创神经外科手术中的应用进展[J].立体定向和功能性神经外科杂志,2015,28(3):188-192.

[13]唤醒状态下切除脑功能区胶质瘤手术技术指南(2018 版)[J].中国微侵袭神经外科杂志,2018,23(8):383-388.

[14] KELLY P J. Volumetric stereotactic surgical resection of intra-axial brain mass lesions[J]. Mayo Clinic Proceedings,1988,63(12):1186-1198.

[15]STUPP R,HEGI M E,MASON W P,et al. Effects of radiotherapy with concomitant and adjuvant temozolomide versus radiotherapy alone on survival in glioblastoma in a randomised phase Ⅲ study:5-year analysis of the EORTC-NCIC trial

[J]. The Lancet Oncology,2009,10(5):459-466.

[16]STUPP R,TAILLIBERT S,KANNER A,et al. Effect of tumor-treating fields plus maintenance temozolomide vs maintenance temozolomide alone on survival in patients with glioblastoma:A randomized clinical trial[J]. Jama,2017,318(23):2306-2316.

（邱晨）

第五节　前列腺癌

学习目的

1.了解前列腺癌的定义、病因及发病机制。

2.熟悉前列腺癌的临床表现和诊断方法。

3.掌握前列腺癌的治疗方法和预后。

4.熟悉前列腺癌相关医工结合的现状及进展。

案例

吴某,男,70岁,年轻时是国企员工,因为"排尿困难1个多月"来到医院住院治疗。

目前情况:患者男性,1个月前出现排尿困难,伴尿急、尿等待、排尿困难,遂来院就诊。既往高血压病史十余年,最高150/90 mmHg,无其他特殊病史。

查体:未见明显阳性体征。

前列腺特异抗原(prostate specific antigen,PSA):70.25 ng/mL。

该患者在门诊进行了盆腔增强MRI扫描、全身骨扫描,泌尿外科住院行超声引导下前列腺穿刺活检(图7-25)。

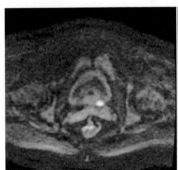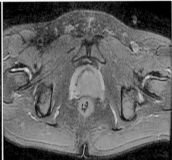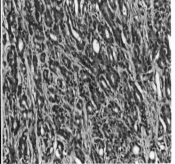

图7-25　患者的MRI影像图片及病理图片

盆腔MRI:前列腺大小为4.3 cm×3.2 cm×3.2 cm(左右×前后×上下径),外周带见多发不规则形等T1稍短T2信号,DWI呈高信号,以左后部为著,突破前列腺包膜,病变局部与中央腺体分界不清,中央腺体内见片状相似信号。双侧精囊未见异常信号,盆腔未见明显肿大淋巴结。

前列腺穿刺:经直肠超声引导下前列腺穿刺活检,前列腺 5 区 13 点随机活检,1～6 针为右侧叶,7～12 针为左侧叶。

前列腺穿刺病理:前列腺穿刺 13 针,第 2、4、8、9、12 针可见前列腺腺癌,格雷森分级系统(Gleason Score)4＋4 分 (总分 8 分),肿瘤所占比例中等,2、8、12 针大于 2/3,第 4、9 针小于 1/3。免疫组化:P504s(＋＋＋),M630(－),AR(＋＋＋)。

全身骨扫描:未见明显异常。

血常规、生化均未见明显异常。

入院诊断:前列腺癌(cT3aN0M0,局限期高危)。

患者采用了图像引导的 TOMO 放疗联合 3 年的内分泌治疗。

放疗过程如下:

定位:患者采用的定位方式是大孔径 CT 模拟定位。定位前排空直肠,扫描前 1 小时先排空膀胱,后饮 500 mL 水充盈膀胱。仰卧于全身体架上,双手上举抱肘置于额前,热塑成型体膜固定下腹部。扫描范围为自腰 2 椎体至坐骨结节下 5 cm。

靶区:GTV 包含前列腺连同包膜整体。CTV 包括前列腺及包膜、2 cm 精囊根部、盆腔淋巴结引流区。考虑到直肠、膀胱的充盈状况,器官生理运动,呼吸运动,摆位误差等,PTV 在 CTV 基础上,上下方向外扩 10 mm,左右、前后方向外扩 5 mm。直肠方向适当缩小,保护直肠。盆腔照射范围包含部分髂内、髂外、髂总及骶前淋巴结引流区、闭孔淋巴结引流区(图 7-26)。

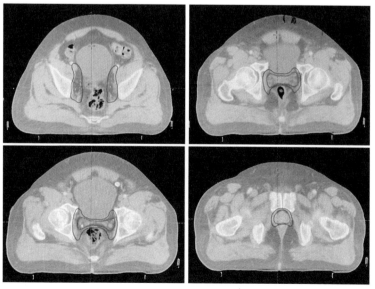

图 7-26　患者的 TOMO 放疗靶区勾画

放疗剂量:患者采用每日图像引导技术,前列腺及精囊区每日照射剂量 2.0 Gy,每周五次,处方剂量 76 Gy。盆腔淋巴结引流区每日照射剂量 2.0 Gy,每周五次,处方剂量 50 Gy。

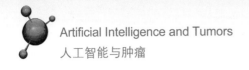

随着放疗的进行,患者出现尿频、尿急、尿痛等尿路刺激症状,伴有大便次数增多及里急后重感。温水坐浴、直肠内应用痔疮膏后缓解。

放疗结束后患者开始比卡鲁胺联合戈舍瑞林内分泌治疗 3 年。后定期复查示病情稳定。

案例解析

一、疾病概述

(一)定义

前列腺癌是一种起源于前列腺的恶性肿瘤,是男性泌尿生殖系统常见的恶性肿瘤之一。在所有肿瘤中,前列腺癌的自然病史相对比较独特,它个体差异大,难以预测。部分患者的预后较好,肿瘤可以潜伏很长时间。按照《WHO 泌尿系统及男性生殖器官肿瘤分类》,将前列腺原发的上皮源性恶性肿瘤分为腺泡腺癌、腺鳞癌、导管腺癌、导管内癌、尿路上皮癌、基底细胞癌、鳞状细胞癌、神经内分泌肿瘤,其中,前列腺腺癌占 95% 以上。

(二)流行病学

根据 2018 年 NCCN 公布的数据显示,前列腺癌在美国已超过肺癌成为男性最常见的恶性肿瘤,发病率居全球癌症发病率的第五位,在男性中居癌症相关死亡原因的第二位[1]。与西方国家相比,亚洲国家的前列腺癌的发病率较低。2020 年世界癌症报告显示,前列腺癌位居我国男性恶性肿瘤发生率的第六位,死亡率居第九位[2]。但与西方发达国家相比,我国初诊前列腺恶性肿瘤患者的临床分期较晚。仅以美国为例,其前列腺癌初诊初治患者中,临床局限期占 3/4。而我国前列腺癌初诊初治患者仅 1/3 属于临床局限期,大部分患者发现疾病时已处于中晚期,导致前列腺癌患者的总体预后水平落后于西方发达国家。近年来,由于我国人口老龄化的发展、人们健康观念的转变及 PSA 筛查的推广等,前列腺癌的发病率和死亡率有逐年增长的趋势。

(三)病因

1.家庭遗传

约 1/10 的前列腺癌存在遗传易感性,前列腺癌患者的儿子患前列腺癌的机会较正常人高 1 倍以上。若家族中有前列腺癌患者,确诊年龄往往比普通人提前 5～7 年。但具体的遗传机制目前仍不明确。

2.年龄

年龄是导致前列腺癌最重要的因素之一,前列腺癌的发病率与年龄有很强的相关性,西方发达国家已经将年龄作为前列腺癌的筛查标准。统计显示,在我国 55 岁以上罹患前列腺癌的中老年人群中,年龄越大,死亡率越高[3]。

3.种族和地域因素

地域和种族也是影响前列腺癌的因素之一,流行病学分析显示非洲裔美国人发病率最高,东亚黄种人发病率相对较低。

4.激素水平的失衡

雄激素水平与前列腺癌密切相关,对一些睾丸发育不全患者的研究显示,缺乏雄激素降低了前列腺癌的发生率,雄、雌激素比例失调影响前列腺癌的发生发展。

5.饮食与营养因素

饮食元素及营养状况与前列腺癌发生相关。研究发现,高脂肪饮食可刺激前列腺癌细胞生长,富含蔬菜和低脂肪饮食可在一定程度上降低前列腺癌的发病风险。

(四)临床表现

前列腺癌初期常无明显症状,随着病情的进展,前列腺癌引起的症状主要包括压迫症状与转移症状。

1.压迫症状

前列腺腺体增大压迫尿道会引起进行性排尿困难,表现为尿流缓慢、射程短、尿线细、尿流中断、排尿不尽、尿后滴沥、排尿费力,此外,还有尿急、尿频、夜尿增多甚至尿失禁。前列腺腺体压迫直肠会引起大便困难甚至肠梗阻,也可压迫输精管导致射精缺乏,压迫神经出现会阴部疼痛,并可向坐骨神经区放射(见图7-27)。

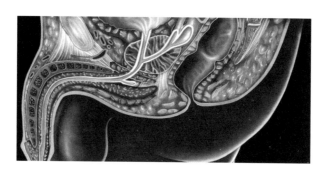

图 7-27　前列腺位置示意图

2.转移症状

前列腺癌发展可侵及精囊、膀胱、血管神经束等周围组织器官,发生血精、血尿、阳痿。盆腔区域淋巴结转移可能导致双下肢水肿。同时,前列腺癌非常容易发生骨转移,导致患者出现骨痛或病理性骨折,严重者发生截瘫。前列腺癌侵犯骨髓可引起贫血或全血象减少。

二、疾病的预防、诊断、治疗、康复

(一)预防

1.戒烟戒酒

烟酒对前列腺有很强的刺激,会引起前列腺血管扩张,导致其充血、水肿。长期的烟

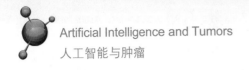

酒刺激可引起前列腺抵抗力降低,形成慢性炎症,而长期的慢性炎症刺激会增加癌变的风险。

2.适当性生活

手淫或性生活过度都可造成前列腺充血,而长期禁欲也会造成前列腺的充血肿胀,亦对前列腺不利。规律的性生活、定期排放前列腺液在一定程度上可预防前列腺癌的发生。

3.多喝水、不憋尿

喝水少或者不喝水导致尿液浓缩,排尿次数减少,而憋尿会进一步加重尿液浓缩,甚至发生尿液反流,这对前列腺是极其不利的。

4.规律运动

前列腺的生理位置决定了在坐姿下其处于受压状态,长期的压迫刺激会导致前列腺产生慢性炎症。办公室族、电脑族、开车族男性应该加强体育锻炼,久坐期间也要注意起身活动一下,减少对前列腺的压迫。

(二)诊断

1.直肠指诊

经直肠对前列腺进行触诊是检测前列腺癌的重要临床方式。前列腺在解剖学中紧贴在直肠的前面,通过直肠触诊可以很方便地了解前列腺的情况。正常状态下前列腺大小约 4 cm×3 cm,质地柔软,表面光滑,无结节感且两侧叶对称。而前列腺癌时前列腺通常表面不光滑,有时可以摸到突出的结节甚至整个前列腺的质地都会变得很坚硬。

2.前列腺肿瘤标志物

血清 PSA 是最重要的前列腺癌肿瘤标志物,其特异性欠佳,在正常人群或其他泌尿系统疾病中也会表达升高。但 PSA 的敏感性较高,目前广泛用于前列腺癌的筛查、诊断及监测复发。当 PSA 升高到一定数值提示存在前列腺癌(目前认为 PSA 4～10 ng/mL 是前列腺癌检出的"灰区",大于 10 ng/mL 怀疑前列腺癌)。

3.影像学检查

前列腺癌的影像学检查主要包括经直肠超声、盆腔磁共振成像和全身骨扫描等。

早期前列腺癌患者可以通过经直肠前列腺超声发现前列腺内部异常的结节,这种结节直肠指诊往往是摸不到的。同时,超声可以判断肿瘤的大致体积以及有没有侵犯前列腺包膜,这对前列腺癌的临床分期及预后判断很有帮助。

MRI 检查能够比较清晰地显示前列腺包膜是否完整、是否突破包膜侵犯了周围其他组织及器官,MRI 一定程度上也可以显示盆腔淋巴结转移情况及是否存在骨转移的病灶。而 MRS 能够根据肿瘤组织中胆碱、肌酐和枸橼酸盐的代谢与正常组织中的差异呈现出不同的波谱线,在区分前列腺癌的诊断中也具有一定价值。

CT 扫描可以获得人体组织一个个截面的信息,它对于前列腺癌局部的判断作用相对有限,但是可以评估肿瘤邻近组织和器官的侵犯情况及盆腔区域淋巴结的转移情况,协助临床医师进行前列腺癌的临床分期。

前列腺癌最常发生的远处转移部位是骨骼。全身骨扫描检查可比常规 X 线片更早地发现骨转移灶。一旦确诊前列腺癌，建议尽早进行全身骨扫描检查（特别对于 PSA＞20 ng/mL，Gleason 评分＞7 的病例），有助于更全面地评估前列腺癌的临床分期。

然而，影像学检查在区分前列腺癌与较大的前列腺增生、前列腺瘢痕、伴钙化的前列腺炎及结核等病变时存在一定困难。无论是经直肠前列腺超声、CT 或是 MRI 等影像学手段，在前列腺癌的诊断方面都存在局限性，最终明确诊断有赖于前列腺穿刺活检取得病理标本进行组织学诊断。

4.前列腺穿刺活检

组织病理学是肿瘤诊断的"金标准"。对前列腺穿刺活检能够获得前列腺组织，是明确是否发生前列腺癌的重要手段。目前主要的穿刺途径包括经会阴和经直肠两种。常规推荐进行 10～12 针的穿刺方案，即将前列腺均匀分区，在每个区域穿刺获取前列腺组织。同时，在肛门指检或影像学检查发现的可疑阳性部位再增加 1～2 针，以获得前列腺的整体信息。医工结合的进步使得各种前列腺穿刺活检术式飞速发展。研究发现，mpMRI 引导、mpMRI 与经直肠超声软件融合、认知融合三种靶向穿刺活检方式可大大提高前列腺癌检出的特异性和敏感性。

而 Gleason 分级系统是对穿刺后获得病理组织的评定方法，WHO 已将此方法作为判断前列腺分化的标准。根据前列腺的组织构型，即按照腺体结构、大小、密度和分布等情况的不同，将肿瘤分为 1～5 级，1 级分化最高，5 级最低。在对肿瘤进行评分时，首先观察到肿瘤中不同分级的结构同时存在，以所占比例最大的和其次的两个级别作为组织学分级标准，两个 Gleason 级数相加即为该例前列腺癌的组织学总分（图 7-28）。

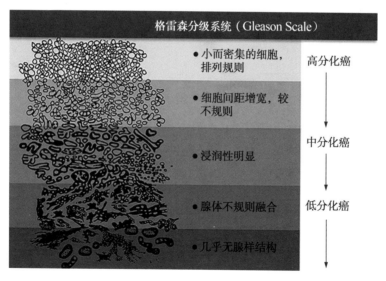

图 7-28　前列腺 Gleason 分级示意图

新诊断前列腺癌男性的初始处理需要考虑到该病自然病程较长，以及进展为潜在致命的播散性病变的风险，需根据以下因素进行危险度分层：①病变的解剖学范围，即 TNM 分期；②肿瘤的组织学分级（Gleason 评分/分级分组）和分子特征；③血清 PSA 水

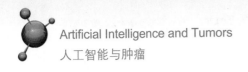

平;④不同治疗方案的预估结局;⑤每种疗法的潜在并发症;⑥患者的一般医学状况、年龄、共存疾病及个人意愿。

根据上述因素的具体情况,前列腺癌可分为极低危组、局限期低危组、局限期中危组、局限期高危组和极高危组。不同分组的治疗方式有一定差异。

（三）治疗

前列腺癌的总体治疗原则如表 7-1 所示。

表 7-1　前列腺癌的总体治疗原则

危险度分级	治疗方案
极低危	预期寿命<10 年:观察等待 预期寿命 10~20 年:积极监测 预期寿命>20 年:积极检测;放疗或近距离治疗;前列腺癌根治术
局限期低危	预期寿命<10 年:观察等待 预期寿命>10 年:观察等待;积极检测;放疗或近距离治疗;前列腺癌根治术
局限期中危	预期寿命<10 年:观察等待;积极检测;放疗±内分泌治疗(4~6 个月)±近距离治疗或单用近距离治疗 预期寿命>10 年:前列腺癌根治术;放疗±内分泌治疗(4~6 个月)±近距离治疗或单用近距离治疗
局限期高危	放疗＋内分泌治疗(2~3 年)(Ⅰ类证据);放疗＋近距离治疗±内分泌治疗(2~3 年);前列腺癌根治术
极高危	放疗＋内分泌治疗(2~3 年)(Ⅰ类证据);放疗＋近距离治疗±内分泌治疗(2~3 年);前列腺癌根治术(仅限于前列腺无固定的患者);一般状况差者仅用内分泌治疗
淋巴结转移	放疗＋内分泌治疗(2~3 年)(Ⅰ类证据);内分泌治疗
远处转移	首选内分泌治疗,放疗科作为减症治疗手段

1.手术治疗

前列腺癌根治术是前列腺癌最有效的治疗方法之一。手术的要点是完整地切除前列腺和精囊,随后进行排尿通路重建,并根据患者的危险度分层和区域淋巴转移情况,决定是否对病变部位附近的淋巴组织及神经、脂肪、肌肉、血管等进行切除(图 7-29)。

（1）传统前列腺切除:在肚脐下切开约 20 cm 的竖直切口,开腹后进行前列腺切除,在极少数情况下,在会阴部位(阴囊和肛门之间的位置)切开。

（2）腹腔镜前列腺切除:在腹部切开几个小口,将手术工具和摄像头通过切口插入,在摄像头监视,通过体外指导切除前列腺。相比于传统的开放手术,该手术具有创伤小、患者住院天数较短、手术并发症少等优点,但是尿失禁和勃起功能障碍发生率较高。

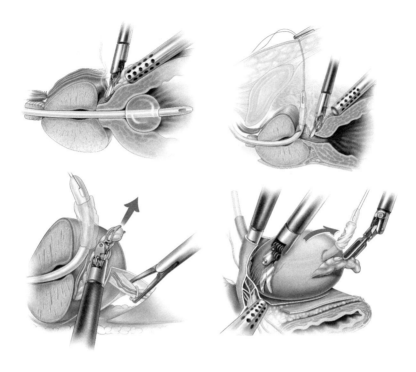

图 7-29　前列腺癌手术示意图

（3）机器人协助手术：将手术器械与机械装置（机器人）相连，通过几个小切口插入腹部，医生通过控制操控系统指导手术，与传统的微创手术相比，可实现更精准的手术切除目的。

2.近距离治疗

前列腺癌内放射治疗包括永久性放射性粒子植入治疗和短暂插植治疗。其中，后者的临床疗效不够明确，本书暂不讨论。放射性粒子植入治疗的原理主要在植入放射性粒子后，通过放射性粒子发出的 γ 射线的直接杀伤效应或通过产生自由基来破坏 DNA 双链。DNA 受损的肿瘤细胞，将会因为无法进行细胞分裂而死亡，相对而言，不分裂的肿瘤细胞则可以存活较长的时间，故处于 M 期和 G2 期的肿瘤细胞较 S 期细胞对放射线敏感。前列腺癌患者在永久植入放射性粒子后可持续地对肿瘤细胞进行杀伤，使肿瘤细胞失去增殖能力，达到治疗肿瘤的目的。前列腺癌内放射治疗在很久以前就已经被提出应用了，其中，1983 年 Holm 首先提出了使用超声引导下经会阴[125]I 粒子植入来治疗前列腺癌，这为现代前列腺癌粒子植入的治疗奠定了基础[4]。相比于其他局部治疗方法，放射性粒子植入实际上是一种全腺体治疗方法，不过随着近年来放射性粒子技术的不断完善、发展，一些研究发现，对于那些低中危、局限性的前列腺癌患者，放射性粒子治疗也能取得较好的效果（图 7-30）。

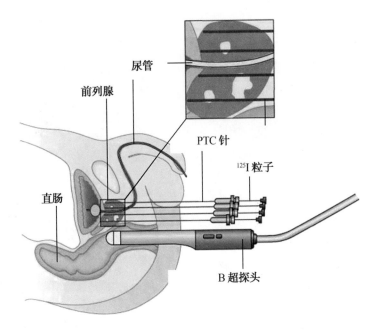

尿管

前列腺

PTC 针

^{125}I 粒子

直肠

B 超探头

图 7-30　前列腺癌粒子植入示意图

3.外照射放疗

放疗是早期和局部晚期前列腺癌的根治性治疗手段。局限期前列腺癌的放疗疗效与手术相当,局部晚期不能手术者,放疗加内分泌治疗是有效的治疗手段。保留器官完整一直是放疗的持久原则,保留原生解剖结构的患者比手术切除器官然后重建的患者具有更好的身体机能,即生存质量更高。前列腺癌的外照射主要包括适形放疗、调强放疗及 TOMO 放疗等。

适形放疗相较于普通放疗能够最大限度地减少对周围器官和正常组织的照射,提高肿瘤局部的受照剂量及靶区内的辐射总量,提高局部控制率,降低放疗相关并发症。

IMRT 是三维适形技术的延伸。其能绘出肿瘤靶区和正常组织的几何模型并勾画数字重建图,进一步提高照射的适形度并使靶区内的剂量分布更加均匀,靶区边缘也可达到相应照射剂量。

TOMO 采用螺旋 CT 扫描方式实施放射治疗,集影像引导调强适形放疗和剂量引导调强适形放疗的优点于一体,能准确地控制照射强度、方向,针对癌细胞的形态、大小进行"精确射击"。由于前列腺癌肿瘤周围有直肠、膀胱等器官,大小便的充盈程度会极大地影响肿瘤靶区的位置,极易导致正常器官的实际照射剂量高于原始治疗计划。TOMO 的自适应放疗和剂量引导放疗系统能全程、动态地监控癌细胞的变化,在每次治疗前不仅能校正摆位误差,还能计算当天实际照射剂量分布,评估和调整分次治疗的计划是否需要调整以及如何调整。这样既实现了对肿瘤病灶的超高精度打击,也最大限度地保护了正常组织,使之不受伤害。

4.内分泌治疗

内分泌治疗是通过降低体内雄激素产生或抑制体内雄激素活性治疗前列腺癌的方

法,包括去势和抗雄治疗。

前列腺癌的激素治疗主要包括以下几种方式:

(1)睾丸摘除术:双侧睾丸切除是去雄激素疗法中最有效、副作用最小的方法,无须使用其他辅助药物便能取得近期治疗效果。但远期疗效则取决于癌细胞对雄激素的依赖性,即癌细胞对于雄激素的依赖性越强,则睾丸切除后对癌细胞的抑制效果越好。

(2)抗雄激素药物:抗雄激素药物可阻止内源性雄激素对前列腺细胞的作用,达到治疗的目的,常用药物有比卡鲁胺、尼鲁米特和氟他胺等。另外,当其他激素失效时,可选择恩杂鲁胺进行治疗。

(3)促黄体激素释放激素激动剂:促黄体激素释放激素激动剂治疗初期会引起睾酮急剧增加,对于明显转移或者可能出现相关症状的患者,初始期应当与抗雄激素联合治疗。随后睾酮降低,可阻断雄激素,抑制肿瘤的发展。现临床上应用的有醋酸亮丙瑞林等。

激素治疗可能导致热潮红、性功能障碍、性欲低下以及骨质脆弱等问题,其他副作用包括腹泻、恶心和瘙痒。

5.化学治疗

化学治疗是通过化学合成药物杀死、抑制前列腺癌肿瘤细胞生长增殖的治疗方法,适用于已经发生转移的或者对激素治疗反应性低的患者。化疗可通过手臂静脉注射给药,也可以通过药丸或两者同时进行。常用的前列腺癌化疗药物有甲氨蝶呤、环磷酰胺、5-氟尿嘧啶等。化疗药物的非特异性杀伤作用会对患者身体产生一定副作用,主要表现为骨髓抑制、食欲下降、肌肉酸痛、乏力等。

6.前沿治疗

近年来,针对 PD-1 或 PD-L1 信号通路和细胞毒性 T 淋巴细胞相关抗原-4(Cytotoxic T-lymphocyte-associated antigen-4,CTLA-4)的免疫检查点阻断疗法引起了广泛关注。通过对免疫检查点信号通路的阻断,能够在一定程度上缓解前列腺癌,具有治疗前列腺癌的潜力。

此外,个性化多肽疫苗是前列腺癌疫苗的新概念,能够降低患者的 PSA 水平,且个性化多肽疫苗和地塞米松联合治疗可以提高患者总体生存期,优于单用地塞米松的对照组[5]。

虽然基于免疫检查点阻断剂或个性化疫苗的免疫治疗已经取得了相当大的成功,然而,由于其低反应率、耐药性、成本高及毒副作用方面的问题,仍需进一步研究。

(四)康复

前列腺癌与小细胞肺癌、肝细胞癌等肿瘤相比,恶性程度低,不易发生远处转移,通过规范的综合治疗,其预后相对较好。早期局限性前列腺癌的患者,5～10 年生存率可达 90%～95%;局部进展期的前列腺癌患者,5～10 年生存率可达 70%～80%;对于晚期转移性的前列腺癌患者,通过联合各种治疗手段进行治疗,仍可获得很好的生存质量和生存率。

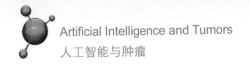
三、医工交叉在前列腺癌中的应用

(一)医工交叉在前列腺癌多点穿刺中的应用

前列腺癌穿刺活检存在抽样误差,超过五分之一的病灶在首次系统活检中容易漏诊。为了改善穿刺活检的阳性率,发明新型诊断成像和活检技术尤为重要,而医学工程学技术的进步推动了各项新技术的出现。

经直肠实时超声弹性成像技术(transrectal real-time ultrasound elastography,TRTE)是一种新式超声成像技术。由于不同硬度的组织在外力作用下产生的形变不同,从而导致其弹性模量存在差异。一般来说,恶性组织的硬度高于良性组织,通过彩色编码的形式显示弹性模量,可对前列腺的良恶性区域进行鉴别诊断。TRTE的原理使得其在前列腺癌诊断上比 TRUS 有更多的优势,一项前瞻性对照研究显示,在传统系统活检的基础上附加 TRTE,前列腺癌活检阳性率明显升高,检出率增加了13.9%[6]。而弹性剪切波成像技术(shear wave elastrography,SWE)则是一种通过声辐射脉冲力产生剪切波的弹性成像技术。根据剪切波在不同硬度的组织中传播速度的不同,可通过剪切波的传播速度识别不同组织的硬度从而判断良恶性。SWE 在操作过程中不需要手动按压探头,提高了该技术的可重复性,减少了操作者依赖,也可提高前列腺癌的诊断效能。

除了超声,多参数 MRI(multi-parametric magnetic resonance imaging,mp MRI)同样是目前最有前景的成像技术之一。mp MRI 包括 T2 加权和动态对比增强(dymatic contrast-enhanced,DCE),能够提供解剖、功能和分子信息等多维度信息。MRI 引导下穿刺活检也被称为 in-bore MRI 引导活检,在 mp MRI 扫描器内,首先根据有诊断价值的 MRI 序列定位到病变组织,然后通过经会阴或者经直肠的方式将活检针穿刺入前列腺组织,再次确定活检针穿刺到已定位病变组织后再进行取样,这就大大增加了前列腺癌的检出率和阳性率。MRI 引导下穿刺活检有两种操作方式:一种是手动调整装置,这会浪费大量的时间;另一种是机器人或操纵器的方式,然而开发兼容 MRI 的机器人是一项艰巨的任务,对图像兼容性、精确度、安全性、无菌性、尺寸和人体工程学等严格的要求都需要考虑,也是未来医学工程学的发展方向。

近些年来,也出现了超声与磁共振融合的精准定位穿刺活检方式,主要包括视觉融合活检和计算机软件辅助融合活检。视觉融合是指穿刺活检之前由放射科医师在 mp MRI 图像上识别可疑病变,然后由手术者在 TRUS 引导下进行靶向定位。因此视觉融合引导活检需要一个经验丰富的手术操作者,能够将 MRI 图像转换成超声图像并加以运用。多项研究结果显示,与传统穿刺活检相比,通过视觉融合进行的 MRI 靶向活检可提高前列腺癌的检测率和准确率。但是,超声图像通常是斜切面,MRI 图像则是轴平面,病灶定位存在一定操作难度,还需要更加先进的技术进步提高可操作性及重复性。

计算机软件辅助融合活检是在穿刺活检之前,使用 mp MRI 图像对前列腺正常组织和可疑病灶进行鉴别和描绘,然后将得到的轮廓图上传到融合软件平台,并将其转换为

2D 或 3D 模型,在实时超声图像下进行融合的技术,这种方法也称为"MRI/TRUS 融合活检"。三个主流的软件平台是 Artemis(Eigen,Grass Valley,California,USA)、Uro Nav(Philips Electronics,Amsterdam,Netherlands)和 Urostation(Koelis,La Tronche,France)(此三个软件平台尚无准确中译名)。Artemis 和 Uro Nav 平台能够实时跟踪和记录活检部位,帮助手术操作者以1~3 mm 的精确度对发现的阳性病灶核心进行再次活检。Urostation 平台是欧洲目前使用的主要平台,主要依赖于 3D 经直肠超声图像跟踪,没有其他外部跟踪装置。其能从不同的位置获得三个 3D 经直肠超声图像,将其融合成一个全景 3D 经直肠超声前列腺图像,再通过全景经直肠超声图像与手动分割的 MRI 图像融合对照建立解剖图谱,可最大限度地减少由于探头变形或患者无意识移动造成的配准误差。

前列腺癌融合活检技术的未来很有前景,医学与工程学的交叉结合有利于推动这项技术更好地应用于临床。

（二）人工智能在前列腺癌诊疗过程中的应用

影像学检查对前列腺癌的诊断和评估具有重要意义。前列腺癌的影像学诊断主要通过肿瘤的大小、形状、密度、肿瘤边缘及与周围组织的解剖关系等来进行,这在很大程度上依赖于影像学医师的经验。近年来,人工智能在自动量化影像模式方面发展迅速,为影像学诊断提供了新的思路。计算机辅助检测是一种基于人工智能的新型检测技术,能够识别图像中的微小特征,避免人为因素导致的观察性疏忽,减少前列腺癌的遗漏误诊。通过计算机辅助检测可以直接将人工智能识别出的可疑影像区域呈现给医师,减少阅片时间,提高影像医师发现异常病变图像的灵敏度。同时,人工智能也可以完成前列腺癌的自动勾画任务。在前列腺癌的诊断和放射治疗实施过程中常常需要勾画出前列腺及肿瘤边界进行评估与后续剂量计算。目前的勾画通常由手工逐层勾画而获得,这种方式存在的问题包括操作者自身差异和操作者间差异,也耗时耗力。人工智能通过量化不同组织结构间的影像学差异能够实现前列腺及肿瘤边界的自动分割,显著提高前列腺癌勾画的效率和可重复性。而在判断疾病进展和评估患者预后方面,人工智能同样大有可为。AI 可以捕获医学影像中的大量特征,这些特征超出了人眼所能识别的范畴。通过自动化前后对比有助于明确是否出现病情进展,而基于量化特征和人工智能方法所构建的模型已被证实可以有效判断前列腺癌患者的预后[7]。

人工智能在前列腺癌病理诊断方面也取得了突破性进展。国际著名期刊《柳叶刀-数字医疗》(The Lancet Digital Health)发布的一项研究成果显示,人工智能算法在识别和鉴定前列腺癌组织切片的准确度方面取得了令人震惊的成果[8]。美国匹兹堡大学的研究者使用上百万份来自前列腺癌患者的活检组织切片训练人工智能系统学习如何识别前列腺癌,每份病理图像都由病理学专家进行标记,帮助人工智能系统分辨正常和异常组织。系统构建完毕后在其他未标记切片的检测结果显示,这一人工智能算法在鉴别前列腺癌方面达到了98%的灵敏度和97%的特异度。同时,该系统除了可进行癌症检测外,还能报告前列腺癌肿瘤分级、大小以及对周围神经的侵犯情况。这些特征都是病理学报告中的一部分,对临床诊断具有重要意义。

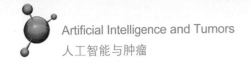

总之,随着对前列腺癌诊疗服务需求的不断增加,临床工作的优化管理变得越来越重要。规范前列腺癌诊疗流程,为患者提供"一站式"全病程管理是目前前列腺癌的发展方向。人工智能可以识别肉眼难以观察到的特征要素,提供将图像解释从单纯的定性主观任务转换为量化任务的机会。此外,人工智能还可以将影像学、病理学、基因组学、电子健康记录等多个数据流聚合成功能强大的多模态前列腺癌诊疗系统。人工智能辅助下的前列腺癌诊疗一体化建设能够提升前列腺癌高危人群的筛查检出率、前列腺穿刺的诊断率,有效降低患者及国家的医疗负担,并利用智能随访系统,减少医生随访工作量,大大提高了医生的工作效率。

（三）医工结合在前列腺癌治疗中的应用

1.前列腺癌的手术治疗

前列腺癌根治术是治疗局限性前列腺癌的最佳治疗方案之一,术后预后相对较好,半数以上患者可达到临床治愈。然而术中出血量较多、术后生理功能的缺失以及机械性损伤是目前仍需攻克的难题。随着医学工程学的不断进步,医学机械设备不断完善,机器人辅助前列腺癌根治术(RALP)在手术切口、创伤程度、术中出血量及恢复时间等方面显示出了巨大优势。因此,在前列腺癌高发地区,机器人辅助前列腺癌根治术的数量明显增加。

机器人辅助腹腔镜下前列腺癌根治术经过了 AESOP、Zeus 及 da Vinci 三个阶段的衍化和发展。da Vinci 系统是现阶段主流且最先进的 RALP 操作系统,由医师操作系统、成像系统和机械臂控制系统构成。医师操作系统是达芬奇手术系统的核心,包括计算机、操作手柄、内窥监视和视频输出等四项基本内容,手术操作者根据腹腔镜提供的视野实时内窥监视,而后通过操作手柄控制床旁机械臂系统完成手术。3～4 组交互式机械臂组成了床旁机械臂系统,根据机械臂的功能可分为工作臂和持镜臂,工作臂有 6 个关节,持镜臂有 4 个关节。在前列腺癌根治术中,机械臂可完全模拟人手的各种操作,关节活动度可达 90°,自由度较高,代替术者完成各项精细操作。成像系统由数字模拟转化器、光源、交互式触摸显示屏、其他辅助设备和 CCU 组成。通过腹腔镜摄像头采集信息,将信息转换为视频信号并扩大 10～15 倍后形成视频图像反馈在交互式显示屏上,为术者提供清晰的手术视野,帮助术者进行更加精细的操作。

机器人辅助腹腔镜下前列腺癌根治术大大改善了传统术式的局限性,为完成有更多精准度需求、更加困难的手术提供了技术支持。其主要的优点包括:①改变以往腹腔镜手术的二维平面成像方式,3D 高清视觉系统的产生使采集到的图像具有更高的分辨率,同时扩大了手术视野,帮助术者更清晰地辨别手术区域。②多个手术臂功能齐全,能够充分暴露手术野,减少手术操作者对助手的依赖,提高术中动作的协调性。③机械臂的精准度高,腕关节旋转极其灵活,可避免损伤周围重要组织,减少术中出血量。④机械臂移动灵活,可以在盆腔中自由穿行,完成各项复杂的动作,在保留 Retzius 间隙的前列腺癌根治术中具有巨大的优势。⑤避免了手术操作者因手术时间过长双手生理性震颤造成的偏差。⑥手术操作者学习曲线较短,改善了因缺乏操作经验而影响手术效果的问题。图 7-31 所示为达芬奇机器人辅助手术系统。

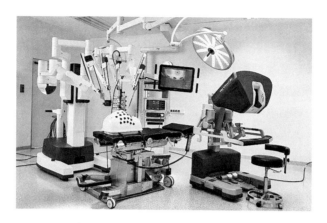

图 7-31　达芬奇机器人辅助手术系统

2.前列腺癌粒子植入

1914 年,Pasteau 等最早使用经尿管镭针治疗前列腺癌,首次拉开了前列腺癌近距离治疗的序幕。但经尿道的近距离照射方式使得尿道剂量高于前列腺靶区剂量,且并发症的发生率也较高。1917 年,Barringer 等在直肠指诊引导下使用经会阴镭针插植治疗前列腺癌,提出了前列腺癌组织间插植放疗的概念。1920 年,Failla 等将镭包埋在微型器皿内,永久性植入前列腺癌内部。但镭的半衰期为 1600 年,永久性植入后防护困难且容易对周围人员造成放射性污染。1972 年,Whitmore 等首创经耻骨后直视下永久性^{125}I 粒子植入前列腺癌术式,为前列腺癌的^{125}I 粒子植入技术奠定了基础。但此术式是在术中直视下经人工植入,操作比较复杂且剂量分布不一,临床医生的接受度较低。后来,随着超声引导的广泛应用,1983 年,Holm 等首创了直肠超声联合模板引导经会阴粒子植入术,并逐步发展,在 1990 年该术式基本完善,此后一直作为前列腺癌粒子植入的标准术式广泛应用于临床工作。

与传统的外照射放射治疗相比,放射性^{125}I 粒子植入治疗有其独特的优势:①剂量分布可依据肿瘤的大小、形态进行调整,使受照射范围尽可能局限在前列腺病灶内,减少对周围正常组织的损伤;②^{125}I 粒子具有较长半衰期,能够保证肿瘤组织接受长时间的照射,提高治疗疗效;③放射性粒子治疗的辐射范围有限,易于防护;④持续低剂量放疗与传统分割放疗相比,对生长较缓慢的前列腺癌疗效更佳。同时,前列腺癌粒子植入可以在门诊进行操作,创伤小,对患者的生理功能影响较小,出现阳痿和尿失禁的比率明显低于传统手术治疗。近几年来,由于放射性粒子技术的不断成熟和完善以及粒子植入具有术后并发症少、患者易于接受及恢复快等优点,放射性粒子植入技术在我国也迅速地开展起来。

而徒手穿刺植入放射性粒子一直以来依赖的是术者的穿刺经验即“手感”,当遇到较大病灶,需要植入多根穿刺针并需反复调整时极为耗时,且粒子植入往往易出现“热区”和“冷区”。随着 3D 打印技术的发展,把该技术与组织间放疗结合的理念产生,3D 打印模具应运而生。

3D 打印技术是新兴的快速成型技术,是以数字化文件为基础,通过计算机设计,将材料逐层沉积或黏合打印出三维物体的成型技术,3D 打印技术已越来越多地应用到医学领域。3D 打印模板是通过影像学数字化信息系统,将患者肿瘤靶区扫描信息传输到计算机治疗计划系统,经过医生和物理师的设计,打印出指导粒子植入治疗的模板。3D 打印机打印出 3D 打印模板(3D-printing template,3D-PT),最后确定为 3D 打印个体化、坐标系、非共面粒子植入引导模板[简称"3D 打印非共面模板"(3D-printing non-coplanar template,3D-PNCT)]、以及 3D 打印共面、坐标系、象限化粒子植入引导模板[简称"3D 打印共面模板"(3D-printing coplanar template,3D-PCT)]。3D 打印模板利用固定针技术,解决了模板与肿瘤靶区位置的关系,利用虚拟针道技术解决了器官运动造成的靶区丢失,结合 CT 模拟机和激光定位系统,将上述误差大大降低,进而全面提高了粒子植入治疗的精度和效率,操作更简便、更安全,真正实现了肿瘤局部剂量更高、周围组织损伤更小的目的,是粒子植入近距离治疗领域的一场革命。目前通过数百例临床试验,建立了 3D-PT 引导 CT 辅助放射性粒子植入治疗技术流程和标准,而且通过严格流程质量控制,实现了术前计划设计要求。

3D-PCT 是通过 3D 打印机打印出的具有坐标系、标识系统和象限分割的平面模板。在借鉴前列腺模板基础上,将坐标系建立在模板中心位置。坐标系末端设计出标示点,CT 扫描时可以清晰显示其 X 轴和 Y 轴,便于模板与术前计划系统吻合。模板是通过计算机软件设计,之后通过 3D 打印机打印出来,针道与针兼容性更好。既不增加针道阻力,也不增加针道框量。同时设计与模板链接的固定导航系统,将该系统与治疗床连接,确保模板位置精准、稳定。临床应用时通过 CT 扫描确定肿瘤中心点,之后与模板坐标系中心点吻合,即可实现粒子植入的象限法则,大大提高了插植针的精度和速度。

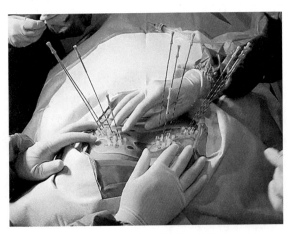

图 7-32　经 3D 打印模板的粒子植入术

3D-PNCT 是通过术前影像学扫描技术获取肿瘤靶区图像,将图像传输到计算机治疗计划系统,设计针道,定义处方剂量,设定危机器官剂量限制,之后通过 3D 打印机打印出的具有坐标系、个体化、非共面模板,通过模板引导进行粒子植入治疗。3D-PNCT 不需要固定导航系统,可以直接与人体贴合,精准实现术前计划设计要求。临床应用时通过 CT 扫描确定中心点,之后通过激光定位系统与模板中心点吻合,大大简化了准备流程。

利用数字的个体化 3D 打印模板和 CT 引导在放射性粒子植入治疗方面很有前景,并将成为标准治疗方法。图 7-32 所示为经 3D 打印模板的粒子植入术。

3.前列腺癌外照射在放疗中的进展

医工结合的发展,也极大地促进了前列腺癌放疗技术的进步。

外照射放疗是前列腺癌根治性治疗手段之一,对于局限期前列腺癌和局部进展期前列腺癌均可达到根治性效果。适形放疗和调强放疗技术虽然实现了更精准的照射,但仍无法避免靶器官周围正常组织接受的低剂量照射。其中,肠道是前列腺癌放疗不可避免的受照射器官之一,由于肠道黏膜有一定的放射敏感性,放疗时常造成黏膜损伤,从而引发放射性直肠黏膜炎,其发生率可高达75%。由于在放疗早期肠黏膜细胞增生受到抑制,小动脉受损、闭塞引起肠壁缺血糜烂,造成肠蠕动增强及肠痉挛,引起便血、便急、便频、腹泻、黏液粪便、里急后重和肛门疼痛等多种临床症状,严重影响患者的生活质量,甚至导致患者治疗中断而影响患者治疗效果。

近年来,肿瘤学家和工程学家共同考虑使用"间隔"(spacing)技术来降低放疗期间周围组织受到辐射损伤的风险。在前列腺癌放射治疗期间,SpaceOAR 水凝胶可以暂时将直肠前壁与前列腺分离,以减少直肠接受的辐射。作为第一个也是唯一一个获得 FDA 许可的前列腺癌间隔装置,长期的临床资料显示,在 3 年和 5 年的放射治疗后,使用 SpaceOAR 水凝胶的患者显示出明显的肠道、泌尿和性功能获益[9](图 7-33)。

除了防护措施外,医学工程学的发展也推进了靶向性更好、更加精确的放射设备出现。TOMO 采用放疗照射与 CT 同源的影像引导放疗系统,成像精度高达±0.1 mm,远远高于常规加速器。其独有的扇形束兆伏级 CT 的影像质量也明显优于常规加速器的锥形束千伏级 CT 影像质量。同时,该影像系统具有剂量计算和验证功能,保证前列腺癌患者每次治疗时,治疗计划在位置和剂量上具有双重高精度。TOMO 在放疗过程中能以 360°全方位强调射线,并可以设计出多个角度的螺旋式强度调控放射治疗技

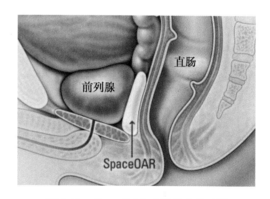

图 7-33　SpaceOAR 水凝胶在前列腺放疗过程中对直肠的保护作用

术,能准确区分需要接受放射治疗的范围,避开正常组织,聚焦集中攻击肿瘤细胞,为前列腺癌患者提供高效而安全的治疗选择。同时,在治疗前列腺癌的过程中,是通过多子野的螺旋断层照射方式,可以实现一次照射多个肿瘤病灶,降低了因为计划复杂而带来的正常组织受到反复照射的风险。

1946 年,Robert 率先提出质子具有物理学优势,可用于治疗肿瘤[10]。直线加速器产生的 X 线(光子)是现代放射治疗的最常用射线,其缺点在于肿瘤前的入射剂量过高而肿瘤后还有显著的剂量残留。与光子相比,质子经过组织时只有很低的入射剂量,然后其在很短的距离内(0.5~1 cm)释放出大部分的剂量,即 Bragg 峰,而在 Bragg 峰之后的组织则几乎没有剂量。鉴于这种物理特性,质子可以更好地保护靶区后的正常组织。多峰叠加可产生扩展的 Bragg 峰(spread-out Bragg peak,SOBP),以完整覆盖靶区。虽然 SOBP 的入射剂量会有所增高,但出射剂量仍可以保持很低。质子的有利剂量分布使得它们在治疗前列腺癌中的应用具有吸引力,并且质子治疗的经验也在不断增长,近些年

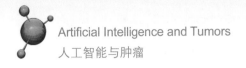
来,质子放疗已被用于治疗前列腺癌。

(四)^{68}Ga/^{177}Lu-PSMA 在前列腺癌诊疗一体化中的进展

前列腺癌早期诊断和及时治疗可有效延长患者的生存期及提高生活质量,但目前尚未发现亲和力更优异的前列腺显像剂。直至^{68}Ga 标记的前列腺特异性膜抗原(prostate-specific membrane antigen,PSMA)PET/CT 在前列腺癌患者中的成功应用,因其特异性的显像效果及病灶高浓聚优势,受到了临床医师的关注及追捧。PSMA 表达于前列腺癌细胞表面,是一个有效的前列腺癌靶点,因为它的表达会随着前列腺癌细胞发育异常的增加而增加。它由前列腺癌上皮细胞分泌,是一种由 750 个氨基酸组成的 Ⅱ 型跨膜蛋白,其中羧基末端为 707 个细胞外氨基酸,跨细胞膜段为 24 个跨膜氨基酸,氨基末端为 19 个细胞内氨基酸。PSMA 在正常前列腺及其他组织中仅少量表达,而在前列腺癌组织中的表达是前者的 100~1000 倍。有研究表明,这可能与其胞外段具有叶酸水解酶活性及谷氨酸酶的活性有关。此外,PSMA 在体内的表达水平与前列腺癌的恶性程度成正比,而且受 Gleason 分级、血清 PSA 水平等因素影响[11]。

配体与 PSMA 结合后,将会启动细胞液内生化循环和细胞内吞反应,转移至前列腺癌细胞内部,这使得标记的放射性示踪剂能够在细胞内聚集,且不会快速降解。这些生物学特性是使 PSMA 能够成为有效靶点的重要原因。Afshar Oromieh 等在 2012 年研究出以^{68}Ga 标记 PSMA 为示踪剂并应用于前列腺癌 PET/CT 的显像,并与^{18}F-FECH PET/CT 进行比较,发现^{68}Ga-PSMA 可以检出后者未检测出的病灶[12]。此后,该方法被越来越多的研究证实,并被很多中心投入临床研究中。相较于 MRI、CT、骨扫描等传统影像手段,PSMA PET/CT 及 PSMA PET/MRI 对复发病灶检出的敏感性及特异度都有着较大的优势,尤其对不易检出的小体积和隐匿性转移灶,PSMA PET 是更加有效的成像工具。图 7-34 所示为前列腺癌 PSMA 显像。

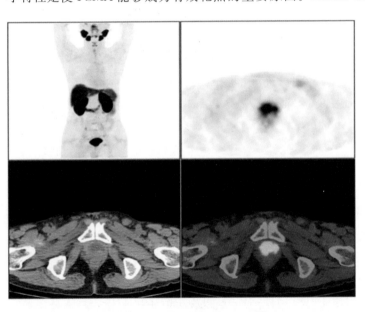

图 7-34 前列腺癌 PSMA 显像

雄激素剥夺治疗(androgen-deprivedtreatment,ADT)是临床上成熟的前列腺癌患者的主要治疗手段,但近年来研究表明,在治疗过程中,近乎所有患者都会对 ADT 产生耐药,而发展成去势抵抗性前列腺癌(castration-resistant prostate cancer,CRPC)。前列腺癌是对放疗敏感的肿瘤,且癌细胞大量表达 PSMA 以及 PSMA 小分子抑制剂这些条件使得 PSMA 配体耦联放射性核素治疗前列腺癌迅速成了热点。目前,用于前列腺癌放射性治疗的核素主要包括 ^{131}I、^{90}Y、^{177}Lu,而其中又以 ^{177}Lu 的发展最具前景,因 ^{177}Lu-PSMA 具有骨髓抑制性低、生物稳定性更强等优点。有多个研究已经证实,^{177}Lu-PSMA 能使患者 PSA 水平明显下降约 50%,同时相较于阿比特龙、多西他赛、恩杂鲁胺等治疗常引起的不良反应而言,^{177}Lu 放射治疗后的患者少有明显的不良反应,且程度更轻[13]。而目前对于核素治疗后的疗效评价尚无统一标准。为此,标记放射性物质,通过对 PET/CT 显像参数进行分析,得到了一种新的 PET/CT 实体肿瘤评价标准。而以 PSMA 配体作为示踪剂的 PSMA PET/CT,在这个评价标准中,有着更好的应用前景。研究表明可采用 ^{68}Ga-PSMA PET/CT 评估 ^{177}Lu 治疗后反应,灵敏度约为 85%,特异度约为 60%。

总之,^{68}Ga-PSMA 对前列腺癌有优异的显像效果,^{177}Lu-PSMA 在前列腺癌治疗中有良好的前景。早在 2015 年就有研究中心提出将 ^{68}Ga-PSMA 和 ^{177}Lu-PSMA 结合为 ^{68}Ga/^{177}Lu-PSMA I&T,同时作用于前列腺癌的显像和治疗,以期待能够发挥前列腺癌诊疗一体化的全程管理作用[14]。此后,马菲·斯特凡(Maffey Steffan)等构建出一种新型的前列腺癌诊疗一体化探针(^{68}Ga/^{177}Lu-PSMA I&T),并投入临床研究[15]。其中,2 例患者被纳入该研究,应用这种新型探针显像中发现骨转移、淋巴结转移及其他脏器转移等 PSMA 的表达,且应用 ^{68}Ga/^{177}Lu-PSMA I&T 进行内放疗的效果良好,基本无不良反应。因此,^{68}Ga/^{177}Lu-PSMA I&T 作为一种新型诊疗一体化探针对转移性前列腺癌具有良好的诊断和治疗潜能,并对前列腺癌患者的转归有帮助,但是否能够投入临床应用,仍需多中心大样本的前瞻性研究来支持。

（五）医工结合展望

前列腺癌发生发展的遗传因素复杂多样,存在显著的肿瘤异质性,不同患者的肿瘤在基因组序列、表观遗传学等分子水平上存在巨大差异。这种差异直接导致了相同病理类型的前列腺癌患者对治疗的反应不尽相同。前列腺癌基因组的大样本测序研究发现,3/4 的前列腺癌可根据其关键癌/抑癌基因的突变分为 7 个分子亚型,包括 ETS 家族基因融合（ERG、ETV 1、ETV 4 或 FLI 1）,SPOP、FOXA 1 和 IDH 1 基因点突变,另有 1/4 的前列腺癌是由其他未知的遗传改变驱动。其中,2012 年 SPOP 被首次发现在大约 10% 的前列腺癌样本中发生点突变,研究者对其生物学功能及如何导致前列腺癌等问题知之甚少,亟待解决。

我国复旦大学生命科学学院的青年研究员王陈继教授和海军军医大学孙颖浩院士联合研究聚焦于 SPOP 突变的前列腺癌分子亚型,首次发现 BET 蛋白是 SPOP 的作用底物。BET 蛋白是以表观遗传蛋白为靶点的抗肿瘤药物设计的"明星分子"。BET 小分子抑制剂如 JQ1、iBET 对多种肿瘤细胞表现出极佳的杀伤效果,已在前列腺癌中开展一期临床试验。在正常细胞中,SPOP 通过蛋白酶体途径促进 BET 蛋白的泛素化降解,将 BET 蛋白维持在较低水平。SPOP 突变导致其与 BET 蛋白的相互作用,促进 BET 蛋白泛素化降解的能力大为降低,BET 蛋白在肿瘤组织中大量积累,同时也导致 BET 抑制剂对前列腺癌细胞的杀伤作用大为减弱。这一研究阐明了 SPOP 突变促进肿瘤恶性增殖的分子机制,同时揭示了 SPOP 突变亚型前列腺癌对 BET 抑制剂存在天然耐药现象,为

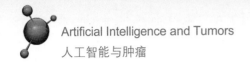
该亚型前列腺癌的精准治疗提供了理论指导，也为医工结合在前列腺癌精准治疗领域的应用打下基础。

参考文献

[1]SIEGEL R L，MILLER K D，JEMAL A. Cancer statistics，2018[J]. CA：A Cancer Journal for Clinicians，2018，68(1)：7-30.

[2]SIEGEL R L，MILLER K D，JEMAL A. Cancer statistics，2020[J]. CA：A Cancer Journal for Clinicians，2020，70(1)：7-30.

[3]LIU X，YU C，BI Y，et al. Trends and age-period-cohort effect on incidence and mortality of prostate cancer from 1990 to 2017 in China[J]. Public Health，2019，172：70-80.

[4]HOLM H H，NORTHEVED A. An ultrasonic scanning apparatus for use in medical diagnosis[J]. Acta Chirurgica Scandinavica，1968，134(3)：177-181.

[5]YOSHIMURA K，MINAMI T，NOZAWA M，et al. A Phase 2 randomized controlled trial of personalized peptide vaccine immunotherapy with low-dose dexamethasone versus dexamethasone alone in chemotherapy-naive castration-resistant prostate cancer[J]. European Urology，2016，70(1)：35-41.

[6]WANG R，CHEN J J，HU B. Transrectal real-time elastography-guided transperineal prostate biopsy as an improved tool for prostate cancer diagnosis[J]. International Journal of Clinical and Experimental Medicine，2015，8(4)：6522-6529.

[7]BIBAULT J E，HANCOCK S，BUYYOUNOUSKI M K，et al. Development and validation of an interpretable artificial intelligence model to predict 10-year prostate cancer mortality[J]. Cancers，2021，13(12)：3064.

[8]PANTANOWITZ L，QUIROGA-GARZA G M，BIEN L，et al. An artificial intelligence algorithm for prostate cancer diagnosis in whole slide images of core needle biopsies：A blinded clinical validation and deployment study[J]. The Lancet Digital Health，2020，2(8)：e407-e416.

[9]ARMSTRONG N，BAHL A，PINKAWA M，et al. SpaceOAR hydrogel spacer for reducing radiation toxicity during radiotherapy for prostate cancer：A systematic review[J]. Urology，2021，156：e74-e85.

[10]WILSON R R. Radiological use of fast protons[J]. Radiology，1946，47(5)：487-491.

[11]FUNG E K，CHEAL S M，FAREEDY S B，et al. Targeting of radiolabeled J591 antibody to PSMA-expressing tumors：Optimization of imaging and therapy based on non-linear compartmental modeling[J]. EJNMMI Research，2016，6(1)：7.

[12]AFSHAR-OROMIEH A，HABERKORN U，EDER M，et al. [68Ga]Gallium-

labelled PSMA ligand as superior PET tracer for the diagnosis of prostate cancer：Comparison with 18F-FECH[J]. European Journal of Nuclear Medicine and Molecular Imaging,2012,39(6):1085-1086.

[13]RAHBAR K,SCHMIDT M,HEINZEL A,et al. Response and Tolerability of a Single Dose of ^{177}Lu-PSMA-617 in Patients with Metastatic Castration-Resistant Prostate Cancer：A Multicenter Retrospective Analysis[J]. Journal of Nuclear Medicine：Official Publication,Society of Nuclear Medicine,2016,57(9):1334-1338.

[14]WEINEISEN M,SCHOTTELIUS M,SIMECEK J,et al. [68]Ga- and ^{177}Lu-Labeled PSMA I&T：Optimization of a PSMA-Targeted Theranostic Concept and First Proof-of-Concept Human Studies[J]. Journal of Nuclear Medicine：Official Publication,Society of Nuclear Medicine，2015，56(8):1169-1176.

[15]MAFFEY-STEFFAN J,SCARPA L,SVIRYDENKA A,et al. The (68)Ga/(177)Lu-theragnostic concept in PSMA-targeting of metastatic castration-resistant prostate cancer：impact of post-therapeutic whole-body scintigraphy in the follow-up[J]. European Journal of Nuclear Medicine and Molecular Imaging,2020,47(3):695-712.

（郭美莹）